編集
前﨑繁文 | 埼玉医科大学感染症科・感染制御科
光武耕太郎 | 埼玉医科大学国際医療センター感染症科・感染制御科

ここが知りたい
院内感染対策
Q&A

中山書店

序

　現在の医療において，感染対策は医療安全対策とともにきわめて重要な日常業務となっている．感染対策は医師，看護師，薬剤師，臨床検査技師など，多くの職種が関係するチーム医療の中心的な業務で，病院内のさまざまな現場で遭遇するあらゆる問題に適切に対処する必要がある．

　日本感染症学会では厚生労働省からの委託により，2003年から「施設内感染対策相談窓口」事業を行ってきた（2015年3月で終了）．この事業の主なものは感染症学会のホームページにおいて，さまざまな施設からの感染対策に関する質問を受け付け，その質問に対してふさわしい回答者を選び，回答をするという事業で，私は責任者のひとりとして全国の医療現場から寄せられる院内感染対策に関する多くの相談に対応してきた．その相談と回答の内容は毎年，日本感染症学会により冊子としてまとめられているが，これら多くの医療従事者から寄せられた相談は，そのときどきのエポックな話題の内容もあるものの，重複する内容も多いことに気がついた．そこで，この事業に寄せられた相談をもとに，医療現場に普遍的にある，日常の感染対策での疑問とその回答を一冊の本にまとめてみようと思い立ち，本書を企画した．

　また，私は埼玉県から委託され「埼玉県院内感染防止相談窓口」事業にも携わっているが，その相談内容もきわめて多岐に及ぶ．わが国オリジナルの感染対策の一環として地域連携が行われており，保険診療上の報酬も後押しして，多くの医療機関の間で，互いに感染対策に関わる疑問を検討する場が設けられている．本書のように，Q & A方式で簡単に自らの疑問に対する回答にたどりつければ，多くの施設にとってきわめて有効な感染対策になる，という考えもあった．

　本書，『院内感染対策Q & A』は，それぞれのQuestionに対して，医師に限らず，専門的な知識をもつさまざまな職種の方々に回答を寄せていただいた．ぜひ傍らにおいて，感染対策に関わる疑問が浮かんだ際には，頁を開いて欲しい．

　感染対策に関わる多くのエビデンスは日々更新され，また薬剤耐性菌や治療薬などについても新しい知識が必要となる．本書も新たな情報とともに今後常にブラッシュアップできればと考えている．本書を一読して，新しい疑問が浮かんだら，ぜひお知らせいただきたい．

　最後に，執筆にご協力いただいた多くの先生方，ならびに本書の出版に尽力いただいた中山書店の編集部の方々に心からお礼を申しあげたい．

2016年4月

編者を代表して
埼玉医科大学感染症科・感染制御科
前﨑繁文

CONTENTS

1章 病院施設と感染管理チーム

- Q1 ICTを含む，院内での感染対策における組織体制での留意点について教えてください　2
- Q2 院内での感染対策情報の共有および活用時の留意点を教えてください　4
- Q3 環境整備，ラウンドにおける留意点について教えてください　6
- Q4 感染対策上，聴診器や血圧計，体温計の管理で注意すべき点はありますか．また，これらが原因となったアウトブレイク事例はありますか　8
- Q5 アウトブレイクの判断基準や行政への報告基準，また収束の判断について教えてください　10
- Q6 抗菌薬を適正に使用するにあたって，薬剤師にはどのようなことができるでしょうか　13
- Q7 医療施設の建築や改築による感染を防ぐにはどうすればいいでしょうか　16

2章 洗浄・消毒・滅菌と環境整備

- Q8 感染性廃棄物の分別・移動・保管はどのように行いますか　24
- Q9 リネンを介した感染事例はありますか．また，リネンの管理について注意点を教えてください　26
- Q10 ディスポーザブル製品の再使用にはどのような基準がありますか．また，どうすれば再使用してもいいのでしょうか　28
- Q11 耳鼻科や泌尿器科で使用する内視鏡の洗浄・消毒・保管について，決まった方法があれば教えてください　30
- Q12 流しで使う洗浄用スポンジはどのように管理したらいいでしょうか　34
- Q13 開封した消毒薬に有効期限はありますか．管理方法も教えてください　36

3章 サーベイランス

- Q14 サーベイランスでは，どのような疾患・種類を対象にしたらいいでしょうか　42
- Q15 サーベイランスの結果を生かすには，どうしたらいいでしょうか　45
- Q16 アクティブサーベイランスとはどういうものでしょうか　48
- Q17 誰がBSI，VAP，UTIを診断するのでしょうか．医師から感染を起こしていないと言われ，困ったことがあります　50
- Q18 カテーテル抜去後にBSI，VAP，UTIと診断された場合はサーベイランスに該当しない（カウントしない）のですか．また，病棟を移動した患者の扱いについても教えてください　52

4章 職業感染

- **Q19** HIV陽性患者に使用後の注射針で針刺しをしてしまいました．どのような対応が必要でしょうか … 58
- **Q20** 誰に使ったかわからない注射針で針刺しをしてしまいました．どのような対応が必要でしょうか … 60
- **Q21** HCV陽性患者に使用した注射針で針刺しをしてしまったり，血液が眼に入った場合，どれくらいのリスクがありますか．どのような対応が必要なのかも教えてください … 62
- **Q22** 手術予定患者に，術前HBVやHCV，HIVの抗体検査は必要でしょうか．また，偶然陽性と判明した場合，どのような対応が必要でしょうか … 64
- **Q23** 手術室は針刺し・切創事故の多い部署ですが，どのような原因が多いのでしょうか．また，その対処方法には，どのようなものがありますか．新人教育についても教えてください … 66
- **Q24** 経験年数3年目の若い看護師が，当院入職時の検査でIGRA陽性と判明しました．潜在性結核感染症として直ちに治療すべきでしょうか … 70
- **Q25** 新入職者のウイルス感染対策として麻疹・水痘・風疹・ムンプスの抗体検査を実施しようと思うのですが，どのようなことに注意して行えばいいでしょうか … 72

5章 標準予防策と感染経路別予防策

- **Q26** いつ頃から標準予防策が使われ始めたのでしょうか．背景とその理由を教えてください … 78
- **Q27** 接触予防策と標準予防策との違いを教えてください．また，なぜ標準予防策だけではいけないのでしょうか … 80
- **Q28** 手指衛生の遵守率向上に努めていますが，なかなかうまくいきません．何か効果的な方法はないでしょうか．また，実施状況の評価として，どのような方法があり，どれくらいの遵守率があればいいでしょうか … 82
- **Q29** 手指衛生について厳しく指導されますが，実際に感染症を減らすことは可能なのでしょうか … 86
- **Q30** 手術時手洗いの一般的な方法を教えてください … 88
- **Q31** 個人防護具（PPE）はどのような場面で使用するものでしょうか … 90
- **Q32** マスク着用時の留意点を教えてください．また，インフルエンザ対策として職員一律のサージカルマスク着用は有効でしょうか … 92
- **Q33** 陰圧室の入退室について基準（目安）はありますか … 94

6章 合併症としての感染予防策

- **Q34** N95マスク着用時，フィットテスト，フィットチェック（ユーザーシールチェック）はどのようにすればいいでしょうか … 100

- Q35 マキシマルバリアプリコーション（MSBP）とはどのようなものでしょうか．また実際，効果はあるのでしょうか．小児でも必要ですか　102
- Q36 CV 留置カテーテルの挿入部ケア，ドレッシングの使用法について教えてください　104
- Q37 感染対策のため，輸液ルート（セット）の交換頻度はどれくらいがいいでしょうか　106
- Q38 カテーテル留置時，ハブ・ポートの消毒方法に決まりはありますか　108
- Q39 末梢・中心静脈カテーテル，ポート留置中の患者のシャワー浴は可能ですか．どのような点に注意すればいいでしょうか　110
- Q40 鼻腔に MRSA を保菌している維持透析患者がいます．カテーテル感染を起こさないために，どのような予防策をとればいいでしょうか　112
- Q41 自動畜尿装置（測尿機械）の使用方法と，アウトブレイクのリスクも含めて管理の注意点を教えてください　114
- Q42 尿カップを患者が洗って棚に置いておくことは不適切だと指摘されました．どんなリスクがあるのでしょうか．また，適切な尿カップの管理について教えてください　116
- Q43 VAP の予防策について教えてください　118
- Q44 周術期の患者における抗菌薬の選択と投与方法について教えてください　120
- Q45 移植患者が自宅で生活する際の注意点を教えてください　124
- Q46 脾摘患者に必要なワクチンについて教えてください　126

7章 病原菌，ウイルスへの対応

- Q47 入院患者がインフルエンザを発症した場合，周囲の（発症前の）患者に予防的にオセルタミビル（タミフル®）を投与したほうがいいでしょうか．その場合の基準や方法を教えてください　132
- Q48 入院患者からインフルエンザが複数発生しました．患者や職員への対応はどのようにしたらいいでしょうか　134
- Q49 小児病棟で水痘や麻疹が発生した場合，患者や職員はどのように対応したらいいでしょうか　136
- Q50 嘔吐・下痢で入院している児がロタウイルス陽性とわかりました．どのように対応したらいいでしょうか　138
- Q51 RS ウイルスはどのような患者で問題となりますか．小児病棟での発生時はどうすればいいでしょうか　140
- Q52 ヒト・メタニューモウイルス（hMPV）による施設内感染事例はありますか　142
- Q53 流行性角結膜炎のアウトブレイクを予防するには，どのような対策が必要ですか．また，アウトブレイクが起きた場合，どのように対応したらいいでしょうか　144
- Q54 病棟内で複数の患者が胃腸炎症状を訴えた場合，まず何をすべきでしょうか　146
- Q55 ノロウイルスの検査方法やその感度について教えてください　150
- Q56 高齢者における IGRA の有用性について教えてください　152
- Q57 入院1か月の患者が疥癬と診断されました．今後，どのように対応すべきでしょうか　154

- **Q58** 療養型の病院で患者が角化型疥癬（ノルウェー疥癬）と診断され，ほかに数人の患者と職員の感染も判明しました．アウトブレイク対策としてイベルメクチンの予防投与は，どのようにすればいいでしょうか … 156
- **Q59** 病院内で真菌が原因となったアウトブレイク事例はありますか … 158
- **Q60** 免疫不全宿主におけるニューモシスチス肺炎の予防について教えてください … 160

8章 耐性菌への対応

- **Q61** 乳・小児 ICU で，MRSA 対策として常時手袋を着用することに意義はあるのでしょうか … 166
- **Q62** 迅速に報告すべき病原微生物や耐性菌にはどのようなものがありますか … 168
- **Q63** 鼻腔や喀痰から MRSA が検出された患者は，全員を個室管理すべきでしょうか．対応できるだけの個室がありません … 170
- **Q64** MRSA や MDRP，ESBL 産生菌などの保菌者が介護施設に入所した場合，病院のようには対処できないので困っています．どのように扱えばいいでしょうか … 172
- **Q65** ICU 内での耐性菌のスクリーニングや接触予防策にはどれくらいの効果がありますか … 175
- **Q66** クロルヘキシジン（ヒビテン®）浴は耐性菌対策として有効なのでしょうか．また，どのように行えばいいでしょうか … 178
- **Q67** 患者の血液培養を行ったところ，MRSA が検出されました．全例に心エコー検査を行うべきでしょうか … 180
- **Q68** 複数の入院患者から MDRP が検出（喀痰，蓄尿 1 例ずつ）されました．今後の対応はどのようにしたらいいでしょうか．ほかの患者も調べるべきでしょうか．その際，検体は何を調べたらいいですか … 182
- **Q69** カルバペネム系薬とキノロン系薬耐性（いわゆる 2 剤耐性）の緑膿菌が患者の喀痰から検出されました．どのような対策が必要でしょうか … 184
- **Q70** 入院患者の尿から VRE が検出されました．特に下痢はしていないので，標準予防策の対応だけでもいいでしょうか．また，ほかの患者のスクリーニングが必要であれば，その方法も教えてください … 186
- **Q71** 尿，便から VRE が検出された患者に対して，予防策の解除の基準はありますか … 188
- **Q72** 人工呼吸管理中の患者から MDRAB が検出されました．今後の感染対策はどうしたらいいでしょうか．ほかの患者を調べる際には，どの検体を調べればいいでしょうか … 190
- **Q73** 尿から ESBL 産生菌が検出された患者は，無症状でも個室隔離での対応が必要でしょうか … 192
- **Q74** ESBL 産生菌による感染症治療では，カルバペネム系薬が第一選択として推奨されていますが，ほかの薬剤を使用してはいけないのでしょうか … 194
- **Q75** カルバペネム系薬が効かない腸内細菌とはどのようなものでしょうか … 196
- **Q76** カルバペネム系薬耐性の肺炎桿菌が患者の尿から検出されました．無症状なので，標準予防策での対応でいいでしょうか … 198

わかりやすい抗菌薬の基礎知識

- ❶ 抗菌薬は種類が多い．とりあえずこの違いだけ覚えてみよう ……… 19
- ❷ 抗菌薬を使う前に考えること ……… 39
- ❸ 抗菌薬を選ぶときに考えること ……… 54
- ❹ "広域スペクトル"は使ってはいけないか ……… 74
- ❺ "薬剤耐性菌"はどんな菌なのか ……… 96
- ❻ 抗菌薬を賢く使うためのPK/PDとは ……… 128
- ❼ 抗菌薬の適正使用のために何が必要か ……… 162

再確認！

- ●一人ひとりが主役── 5
- ●微生物検査室との連携── 15
- ●国際的な病院評価機構JCIが示す単回使用医療機器の再使用における考え方── 29
- ●内視鏡の適正管理── 33
- ●洗浄用スポンジ管理の難しさ── 38
- ●サーベイランス活動を長く続けるために── 47
- ●サーベイランスで気をつけていること── 53
- ●予防対策が重要！── 63
- ●接触予防策の遵守を促すためのポイント── 81
- ●あごひげとN95マスク── 91
- ●咳エチケット── 93
- ●陰圧室の管理── 95
- ●末梢静脈カテーテルと静脈炎── 107
- ●感染管理センターは駆け込み寺── 109
- ●N95マスクを選択する際には── 115
- ●人工鼻── 119
- ●一般病棟に活動性結核を持ち込まないために── 123
- ●造血幹細胞移植後の長期フォローアップ（LTFU）外来の役割── 127
- ●インフルエンザ院内感染防止のための当院の取り組み── 135
- ●乳児のロタウイルス感染症─公衆トイレのおむつ替え台に注意！── 139
- ●やめよう！ 腕マスク，あごマスク── 141
- ●角化型疥癬とノルウェー疥癬── 155
- ●角化型疥癬を見逃したつけ── 157
- ●感染症診療には微生物検査室とのコミュニケーションを── 169
- ●完全陰性化── 171
- ●ESBL産生菌の検出と感受性結果の読み換え（解釈基準の変更）── 174
- ●経食道心エコーの有用性── 181
- ●MDRP検出の臨床的意義── 183
- ●MDRPの耐性機構── 185
- ●VRE選択培地にコロニーを確認したときの対応── 187
- ●早期発見のための継続したVREスクリーニングの実施── 189
- ●日本におけるカルバペネム耐性腸内細菌科細菌感染症── 199

参考文献 ……… 200
索　引 ……… 212

1章

病院施設と感染管理チーム

Question 1

ICTを含む，院内での感染対策における組織体制での留意点について教えてください

Answer　院内感染対策委員会で感染対策のビジョンをつくり，全体的な方針を決定し，それらを院内で共有する役割をICTや感染制御部が担います．ICTや感染制御部は，病院中枢部と現場とをつなぐ架け橋です．病院はICTや感染制御部の活動を保証し，ICTや感染制御部は現場とフラットな関係で話し合い，必要な意見は吸い上げて病院全体の方針に反映させる．そのような組織づくりが大切です．

院内での感染対策における組織体制は，各病院で感染対策のビジョンをつくり，共有し，徹底されることを目的として整えられるべきである．医療法施行規則[1)]や厚生労働省通知[2)]で求められているから整えるというのは心許ない．そもそもなぜ院内感染対策の組織づくりをするのか？

すべては患者のため——ここを出発点に，病院中枢部，ICT（infection control team）や感染制御部，現場が三位一体となって感染対策に取り組めるような組織体制を考えていくべきである．

組織体制

院内感染対策委員会で感染対策のビジョンをつくり，全体的な方針を決定し，それらを院内で共有する役割をICTや感染制御部が担う．さらに，現場の感染制御担当者を指名して束ねる組織があると，現場での感染対策は徹底しやすい．

●院内感染対策委員会

医療法施行規則において，病院等の管理者は院内感染対策のための体制を確保するために院内感染対策委員会を開催することが求められている．構成員については，厚生労働省通知のなかで，病院長等の医療機関の管理者が積極的に感染制御にかかわるとともに，診療部門，看護部門，薬剤部門，臨床検査部門，事務部門等の各部門を代表する職員とされている．

●ICT，感染制御部

ICTや感染制御部は，院内感染対策委員会に代表される病院中枢部の感染対策の考え方と現場とをつなぐ架け橋として活動することになる（❶）．円滑に活動するには，病院幹部によるサポートと現場の協力の双方が欠かせない．ICTが現場に赴いて指摘をしても，「うちの部署では長年このようにやってきているし，問題ありません」「どのような権限があってそのように指摘するのですか」という声が返ってくるようでは，感染対策は進んでいかない．

ICTや感染制御部の活動に一定の権限を与えたり，病院の総意としての活動であることを院内全体に理解してもらう必要がある．一例として，感染制御部を病院長直属の機関として設置し，感

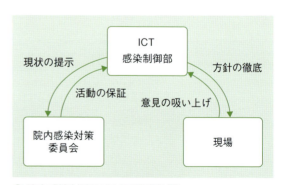

❶ 院内感染対策における組織体制

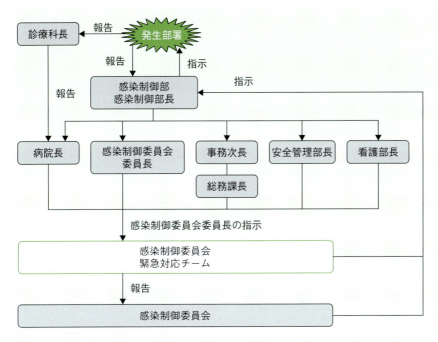

❷ 医療上迅速対応が必要な感染症発生時の院内報告の流れ（診療時間内）

染制御部の活動は病院長代理としての活動と位置づける，といった方法も考えられる．ただし，ICTや感染制御部の側も病院の代表として高圧的に現場に接することのないように注意することは言うまでもない．建築における構造上の問題，人的資源の問題などから理想通りに感染対策を進められないことも多い．だからこそ，現場と一緒に考えて知恵を出し合い，必要な意見は院内感染対策委員会でも取り上げて，院内全体の方針とすることが大切であり，その点こそがICTや感染制御部の存在意義ともいえる．

感染制御担当者の選出

感染対策の最前線は，一人ひとりの患者と対峙している現場である．普段から感染対策を徹底するためには，現場のスタッフ一人ひとりが感染対策の主役であるという自覚が必要である．そのためにも，現場から感染対策担当者を選出してもらい，ICTなどの指導を受けながら活躍してもらえれば，これほど心強いことはない．人員の確保はどの病院でも頭を悩ます問題ではあるが，リンクナースという形で担当者を決めているところも多く，リンクナース会などの形でICTメンバーが軸となりながら定期的に会議を開いたり，指導や意見交換を行っているところも多い．

看護師以外の職種については，そのような担当者を設けることは難しいかもしれないが，当院では全部署で感染制御担当者（病棟では医師・看護師1人ずつ，外来では看護師，各専門部署では専門職1人ずつ，初期研修医も各学年1人ずつ，事務部門）を選出している．

連絡体制の明文化

アウトブレイクなどの緊急事態が発生した場合の連絡体制もあらかじめ明文化しておく必要がある．「誰に連絡をとるべきか」を緊急時に漏れなく思い出すのはストレスがかかる．明文化することによって漏れがなくなるだけでなく，緊急対応に集中することができる．一例として❷に当院の連絡体制を示す．

（松永直久）

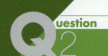

院内での感染対策情報の共有および活用時の留意点を教えてください

どの情報を，どの部署と共有するかをはっきりさせ，情報が確実に共有できるよう通知方法を確認します．経路別予防策が必要な患者情報は，当該部署以外のスタッフにもわかるようにしておくことが重要です．病院全体で情報を共有する必要がある場合は，電子カルテの初期画面への掲示など，皆が見られる工夫をします．外部に出す重要な情報は，まず施設内で共有することが大切です．

確実な感染対策を実行するためには，どの情報を扱うか，どの部署と共有するかという点について振り返り，明確にしておくことが重要である．

共有すべき情報の明確化

まず，個別の患者について微生物検査室から報告すべき項目は何かを明確にする必要がある．耐性菌検出，抗酸菌塗抹検査陽性，クロストリジウム・ディフィシル（CD）トキシン陽性など，施設によって異なる．耐性菌検出についていえば，微生物検査室によって検出できる耐性菌の種類は異なっている．基質特異性拡張型 β-ラクタマーゼ（ESBL）産生菌は検出できるが，AmpC型 β-ラクタマーゼ過剰産生菌については検出できないという施設があるかもしれない．外注検査の契約上，ESBL産生菌がわからないという施設もあるかもしれない．施設ごとに報告すべき耐性菌の基準をつくっておく必要がある．

報告先・通知方法の確認

報告すべき微生物の情報をいつ，どこに，どのように報告すべきかも決めておく必要がある．リアルタイムか翌日か，現場・ICT（infection control team）などのどの範囲にまで連絡するか，伝達方法は電話かFAXか手渡しかなどと具体的に決めておく．何らかの理由で然るべき人に連絡がつかない場合には誰に連絡するか．「連絡をしたがつながりませんでした」という言い訳のもとに，結局その情報が病棟の誰にも伝わっていないという形になるのは厳に慎まなければならない．

また，ICTや感染制御部に伝えることで，現場に伝えたとみなすのは避けたほうがよい．ICTや感染制御部が何らかの理由で多忙なときには病棟に伝わらない可能性もあるため，複数の情報チャンネルを独立にもつほうが安全である．

嘔吐・下痢，発熱，眼の充血などの症状に関する情報を，患者に限らず職員も対象にして各部署からICTや感染制御部に提供することを明示しておくことも大切である．それによって，感染性胃腸炎，インフルエンザ，流行性角結膜炎の流行拡大防止に努めることができる．

●経路別予防策の通知方法

病棟での情報の共有という面では，経路別予防策を施行すべき患者は誰か，当該病棟のスタッフだけでなく，他の部署のスタッフにもわかる形にしておくことが感染対策の徹底には大切である．病室でのポータブル検査を行う放射線技師，病室でリハビリテーションを行う理学療法士，患者の退院・転院後の相談のためにソーシャルワーカーなどが病室を訪れるかもしれない．病院を横断的

病院施設と感染管理チーム

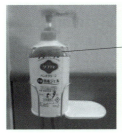

①空気感染対策：水色テープ
②飛沫感染対策：黄緑色テープ
③接触感染対策：黄色テープ

❶ 病室入口への感染経路別色分けテープの標示方法
感染症の有無と感染対策がわかるよう，病室の入り口の速乾性擦式アルコール製剤に色分けテープを貼っている．
水色テープは空気感染対策，黄緑色テープは飛沫感染対策，黄色テープは接触感染対策が必要ということを示している．

に動くスタッフは，微生物を横断的に運ぶリスクを抱えているともいえるため，情報共有は欠かせない．病棟マップでの掲示，病室入口の表示（❶），オーダー時の「接触予防策施行中」のコメント記入などで，少なくとも二重に経路別予防策に関する情報が伝わるようにできるのが理想的である．

● 重要な案件の通知方法

　感染対策委員会などの場では，病棟ごとの耐性菌検出状況，速乾性擦式アルコール製剤の使用状況，抗菌薬の使用状況などを月報という形でルーチンに情報共有している施設も多い．しかし，重要な案件が発生して病院全体で情報を共有する必要がある場合には，書類での通知や感染対策委員会での共有だけでなく，皆が見られる電子カルテの初期画面への掲示，個人へのメール配信など，通知方法を工夫する必要がある．

　院外に出さなければいけない重要な情報の場合は特に，まず院内で共有しておく．重要事項を院外からの情報で初めて知らされた場合には，院内のスタッフの士気が低下して当然である．そのような状況で重要案件に院内全体で取り組むのはさらに難しくなる．

（松永直久）

再確認！ 一人ひとりが主役

　「感染制御部のいう通りにしますので，指示してください．何をすればいいんですか」，現場が完全に受け身となっている例である．この場合，現場のこと，患者のことを一番よく知っているのは現場のスタッフだと自覚し，自負してもらうのが大切と考えている．
　ICTや感染制御部の指摘は外の世界から見たものである．現実離れすることもあるし，外部の目線ゆえに見えることもある．だからこそ，現場のスタッフが普段考えていること，行っていることを率直に語ってもらい，意見交換していくことで，各現場に合った感染対策をつくっていける．
　ICTや感染制御部，病院のために感染対策を行うのではない．目の前にいる自分たちの患者のために行うのである．さらに，何かあったら自分たちの病院にみてもらおうと思ってくれている未来の患者のために行っているともいえる．そのことが病院全体で意識できたとき，感染対策の質は格段に向上していくと信じて活動している．

（松永直久）

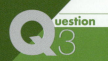

環境整備, ラウンドにおける留意点について教えてください

病院内の環境整備の基本は, 常に清掃しやすい環境にしておくことです. また, 汚れがなく定期的に清掃が行われ, 整理整頓されている環境を保持することも重要です. ラウンドには環境整備や標準予防策の遵守状況を確認・評価することを目的としたものと, アウトブレイクの早期発見や防止を目的として薬剤耐性菌保菌者などの対象者に焦点を当てたものがあります.

　環境に存在する微生物と院内感染が直接関連している可能性は少ないと考えられているが, 感染対策を行ううえで, 環境整備と清掃はとても重要である. 一般的な清掃に消毒薬を用いる必要はないが, 日常的な清掃ではほこりや汚れを取り除き, 清潔な環境にしておく必要がある.

　緑膿菌やアシネトバクターなどのグラム陰性桿菌は, 水回りなどの湿潤環境を好むため,「水はねはすぐに拭き取る」「濡れている物品を置いたままにしない」「シンクや汚物槽の周囲は定期的に清掃し, 汚れがないようにしておく」ことを環境整備の基本にするとよい. 一般病棟における環境整備で特に留意が必要と思われる場所を以下に述べる.

環境整備の留意点

●汚物処理室

　汚物処理室は尿や便などの排泄物や体液などを処理し, それらで汚染した物品をベッドパンウォッシャーなどで洗浄・消毒, さらに乾燥後の物品を保管する場所である. 多剤耐性緑膿菌などの温床になりやすい環境なので, 臭気に注意して乾燥した環境を保つ. また, 排泄物の処理時には個人防護具の装着が必要なため, すぐに使用できるように室内に必要な個人防護具を設置しておくことが望ましい. さらに, 手指衛生を行うための製品や環境を整えておく.

●手洗い専用シンク

　手洗い時の水はねが多くみられる場所である. シンクの外周が濡れていないように常に乾燥を心がける. また, 水はねの危険性がある場所に「滅菌物を置かない」「点滴調製台を配置しない」などの注意も必要である. さらに, ペーパーホルダーを整備し, 手洗いの手順を示したポスターを掲示するなど, 正しい手洗いが行える環境を整備しておくことも重要である.

●点滴調製台

　点滴調製台は, ミキシング時のコンタミネーション防止の点から, 清潔と不潔が混在する, または交差するような環境をつくらないようにゾーニングを徹底し, 整理整頓に努める. ミキシングに不要な物品は置かないことを徹底するなどの注意も必要である.

●薬品用冷蔵庫

　薬品のみを保管し, 定期的に清掃・整理整頓をすることが基本となる. 薬品用冷蔵庫内には, 薬品以外の血液検体や飲食物などを保管しないように注意する.

●滅菌物の保管

　扉のない棚で滅菌物を保管する場合は, ほこりによる汚染を防止するために床から20 cm以上の

高さで保管する．また，水や汚染物の飛散の可能性がある場所で滅菌物を保管しないよう配慮する．

● 感染性廃棄物容器の管理

環境への汚染を防止するために感染性廃棄物容器中の廃棄物が8割以上にならないように注意し，ふたはしっかりと閉める．また，点滴調製台や滅菌物を保管する棚などの清潔管理が必要な物品と隣接した場所に感染性廃棄物容器を設置しない．常にハザードマークを表側にして使用する．

ラウンドにおける留意点

● チェックシートの作成

ラウンドは，目的ごとに確認する内容や方法が異なる．環境整備の確認を目的としたラウンドであれば，年間計画を立案しチェックシートを作成しておくとよい．チェックシートは，前述したことを基本として部門ごとの特性を踏まえた内容を入れ込むことで確認する内容に漏れがなくなる．また，事前にそれぞれの場所がどのような環境であることが望ましいかをラウンドメンバー間で認識しておくと，共通の視点で効率的にラウンドを行うことができる．

ラウンド時に不適切な状況が確認された場合は，現場の管理者やリンクナース，コメディカルスタッフにインタビューをしてその場で具体的な改善策をアドバイスすることも必要である．長時間のラウンドは双方の負担になるので，予定時間内で終了するよう努力する．ラウンド終了後にはフィードバックする内容をラウンドメンバー間で確認しておくとよい．

● 薬剤耐性菌保菌者への対応

アウトブレイクの早期発見や防止を目的として，薬剤耐性菌保菌者などの対象者に焦点を当てたラウンドは，事前に患者情報を収集し，確認すべき感染防止策の内容や指導事項を記載したチェックシートを作成するなどして，実施状況の見落としや指導内容の不足がないようにする．さらに，院内マニュアル通りに予防策が実施できているかを現場のスタッフにヒアリングするとともに，病室の環境整備や清掃方法が適切であるかを確認・指導する．

薬剤耐性菌の伝播リスクは，保菌部位や排菌状況，処置やケアの頻度，患者の日常生活動作の自立度，手指衛生に対するコンプライアンス，病室環境などにより異なる．それぞれの患者に適した予防策の内容を検討し，現場の状況に見合った実施可能な予防策をラウンド時に提示することが重要である．指導した内容については，その後の実施状況を必ず確認する．

● フィードバック

ラウンド結果のフィードバックは，改善点のみを指摘するのではなく，「なぜ改善が必要なのか」「改善に向けてどのように取り組めばよいのか」を具体的にレポートにしてフィードバックすると現場での検討がスムーズに進む．レポートは改善点をカラー写真などで示すとともに，簡潔で見やすく理解しやすい記載を心がけ，ラウンドからあまり時間をおかずにフィードバックする．また，レポートした内容について，現場でどのような改善や取り組みをするのかを書面で提示してもらい，ラウンドで改善状況の確認を行うことも効果的である．

● 現場スタッフへのかかわり方

ラウンドは環境整備や感染対策の実践状況の評価のみを行うのではなく，評価を通して現場へのアドバイスや指導・啓発が行える絶好の機会である．ラウンドを効果的なものにするために，ラウンドを行う人は，現場のスタッフが積極的に改善活動を進めることができるような働きかけや，かかわりをしていくことも重要である．

〔吉原みき子〕

Question Q4

感染対策上，聴診器や血圧計，体温計の管理で注意すべき点はありますか．また，これらが原因となったアウトブレイク事例はありますか

Answer
聴診器や血圧計，体温計など，患者間で共有される物品は，適切な洗浄や消毒が必要になります．特に目に見えて汚染がある場合は，汚染除去の目的で洗浄してから消毒し，次の患者へ使用します．薬剤耐性菌が検出されている患者や感染性胃腸炎など，接触予防策が必要な場合は，これらの物品を患者間で共有せず，個人専用とします．専用にしていた物品は，接触予防策を解除した後に適切な洗浄・消毒が必要です．

聴診器，血圧計，体温計の洗浄と消毒

医療現場で使用する医療器材・器具などは，Spauldingの分類によって3つのカテゴリーに分けられ，消毒・滅菌方法が提示されている（❶）．

聴診器や血圧計，腋下体温計は，Spauldingの分類のなかでノンクリティカル器材となり，患者間で共有する場合は使用後の管理が重要であり，接触面に対しての洗浄および中水準もしくは低水準での消毒が必要になる．

聴診器は，患者の正常な皮膚に触れることが多いが，手術後の聴診など，傷に近い部分に使用する場合は，より清潔に保つことが必要である．使用ごとに，消毒用エタノールまたは70％イソプロパノールでの清拭消毒を行う．ただし，患者に直接接触しない部分は水拭きでもよい．

血圧計のマンシェットは，布製であれば通常水拭きを行うが，消毒する場合は，熱水洗濯や次亜塩素酸ナトリウムに浸漬消毒（0.01％で60分，0.1％で30分以上）となる．また，ゴム球や外装の部分は，消毒用エタノールまたは70％イソプロパノールでの清拭が必要になる．

腋下体温計や耳式体温計は，消毒用エタノール

❶ Spauldingの分類

カテゴリー	対象器材		消毒・滅菌方法
クリティカル （無菌組織や血管に挿入）	手術器具 植え込み器材 カテーテル など	滅菌	高圧蒸気滅菌 EOG滅菌 過酸化水素低温ガスプラズマ滅菌 化学的滅菌
セミクリティカル （粘膜，創傷のある皮膚と接触）	呼吸器系に接する器材 眼圧計，内視鏡 創傷のある皮膚および粘膜に使用する体温計	高水準消毒	フタラール 70～90％消毒用エタノール 0.1％次亜塩素酸ナトリウム
		中水準消毒	0.01～0.05％次亜塩素酸ナトリウム（血液汚染は1％） 70～90％消毒用エタノール
ノンクリティカル （創傷のない皮膚に接する，もしくは接触しない）	聴診器，便器 血圧計，腋下体温計 松葉杖 ドアノブ ベッド柵 など	中水準消毒	0.01～0.05％次亜塩素酸ナトリウム（血液汚染は1％） 70～90％消毒用エタノール
		低水準消毒	0.1～0.5％クロルヘキシジン 0.1～0.5％両性界面活性剤 0.1％第四級アンモニウム塩

EOG：エチレンオキシドガス （Spauldingの分類を基に筆者作成）

または70%イソプロパノールでの清拭消毒が必要だが，製品によっては浸漬消毒や水洗いが可能な場合もあるため，製品説明書を確認し，洗浄・消毒を行う．外来などでは患者ごとに消毒するが，入院の場合，患者ごとに1本で，退院まで継続して使用する施設もある．入院期間中，他の患者と共有する場合は，使用ごとに消毒する．

直腸体温計や口腔体温計は粘膜に接触するため，使用ごとに次亜塩素酸ナトリウム（0.01%で60分，0.1%で30分以上）や0.3%過酢酸に5分間の浸漬消毒を行う．直腸体温計は，挿入部位にカバーを装着しておくと粘膜への直接接触がないため，消毒用エタノールまたは70%イソプロパノールでの清拭消毒で十分とされている．体温計のケースも定期的に洗浄・消毒を行う．

感染予防策の必要な患者への物品の扱い

薬剤耐性菌が検出されている患者は，保菌状態であっても看護ケア用品は患者間で共有せず，専用にすることが望ましい．また，感染性胃腸炎，流行性角結膜炎など，接触感染で伝播する感染症でも，患者間で共有せず専用にする．特に，ノロウイルス，クロストリジウム・ディフィシル，流行性角結膜炎のアデノウイルスなどは，アルコールにある程度耐性を示すものがあり，消毒用エタノールや70%イソプロパノールでの清拭消毒は，効果が弱い．さらに，薬剤耐性菌や接触予防策の必要な病原微生物のなかには，環境で生息する期間が長いものもある（❷）[1,2]．したがって，このような微生物が検出された場合は，物品を他の患者と共有せず，専用にする．

アウトブレイク時の対応

病原微生物の伝播経路で一番多いのは，接触感染といわれている．保菌患者と医療従事者の手指を介した直接接触によるものと，保菌患者が使用

❷ 菌種別の環境での生存期間

菌種（属名）	環境での生存期間
アシネトバクター属菌	3日～5か月
大腸菌	1.5時間～16か月
肺炎桿菌を含むクレブシエラ属菌	2時間～30か月以上
緑膿菌	6時間～16か月（乾燥局面：5週間）
セラチア・マルセッセンス	3日～2か月（乾燥局面：5週間）
メチシリン耐性黄色ブドウ球菌	7日～7か月
バンコマイシン耐性腸球菌	5日～4か月
クロストリジウム・ディフィシル	5か月
ノロウイルス	8時間～7日

（サラヤHygiene Shop．環境衛生について；日本環境感染学会多剤耐性菌感染制御委員会編．多剤耐性アシネトバクター・バウマニ（multiple drug-resistant *Acinetobacter baumannii*）等を中心とした多剤耐性グラム陰性菌感染制御のためのポジションペーパー 第1版．環境感染誌 2011；26 Suppl：S11-3.）

した器具・器材や二次的に汚染された環境表面を介した感染がある．

体温計や血圧計，聴診器を介したアウトブレイク事例は少ないが，患者共有の医療器材からクロストリジウム・ディフィシルなどが検出されたとの報告もあり，日常的に使用し患者で共有することが多い物品が感染源になる可能性は否定できない．

院内でアウトブレイクが発生した場合，疫学的手法による調査を行う．当院では，①時間（流行曲線），②場所（MAP），③人（患者一覧表）の調査を行う．患者一覧表の作成に関しては，集団の特性を把握し原因や感染経路の推定に役立てるためにも，担当した医療従事者，共有する医療器材，患者の部屋の配置などにも着目する．次に，アウトブレイクで検出された病原微生物の特徴，伝播経路，感染力，施設の特徴や患者の状態を含めて検討する．また，医療従事者のケアや処置の手技，医療器材・器具の配置や管理方法については，アウトブレイク発生前の状況を確認する．

患者が共有する物品がアウトブレイクの感染源とならないためにも，適切な洗浄・消毒方法をマニュアル化し，管理方法を施設内で統一することが重要である．　　　　　　　　　　（三田由美子）

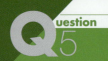

アウトブレイクの判断基準や行政への報告基準，また収束の判断について教えてください

ある時期の患者数がベースラインよりも多い場合をアウトブレイクと判断します．行政（保健所）への報告・相談は，院内感染対策後に10人以上の患者が検知された場合，または因果関係が否定できない死亡者が確認された場合に行います．薬剤耐性菌の場合は，感染症法に基づく届け出も必要です．ヒトが感染源となっている場合は潜伏期の2～3倍の期間，薬剤耐性菌の場合は感染経路を遮断後2～3か月新規の感染者が発生しなくなった段階で収束と考えます．

アウトブレイクの本来の意味

アウトブレイクとは，「ある一定期間（Time）に，特定の場所（Place）で，特定の集団やグループ（Person）において，通常予測されるよりも多くの事象（Event）が発生すること」と定義される．通常の予測値は，過去の発生状況のベースラインから求めることができる．したがって，一定期間内に（週単位または月単位），一定の場所（部署または病棟など）で，何人の患者または感染者が発生しているかをサーベイランスしておくことでベースラインの値を知ることができ，比較が容易になる．インフルエンザやノロウイルスなど季節性の発生をみるような疾患は，ベースラインが直線ではないため，立ち上がりが例年より早い，ピークが大きい，季節はずれの発生を認める，というように用いる．

通常の予測値が0である場合は，1例でもアウトブレイクである．たとえば，人類にとって初めての感染症である新興感染症，食品や添加物，包装などが原因で発生する食中毒，意図的な病原体の散布であるバイオテロ，バイオセーフティから逸脱した病原体の漏れ事故などの場合である．医療施設内で発生する感染症のうち，針刺し・切創，体液曝露事故の発生はもちろんのこと，医療環境の整備不良に起因する感染症，インフルエンザやノロウイルスの水平伝播による患者発生，清潔手術による術後感染症，新たな薬剤耐性菌の出現などは狭義の意味でアウトブレイクといえるだろう．

薬剤耐性菌の場合は，①単に感染者数が増加した場合，②水平伝播による患者が発生した場合，③耐性菌の出現そのもの，のいずれの場合においてもアウトブレイクとしての対応を求められることが多い．

最近の薬剤耐性菌の出現

2010（平成22）年9月，都内のある大学病院における薬剤耐性アシネトバクターの集団発生事例が大きく報じられ社会問題となった．アシネトバクターは，元来，環境常在菌であり，ヒトの皮膚にも定着している．したがって，健常者では問題とならないが，免疫状態が悪化している宿主の場合には日和見感染を発症する．本事例では，ICUに入院している患者での保菌をきっかけに他の病棟において菌が検出され，さらに因果関係が否定できない死亡患者の存在が明らかとなった．

2010（平成22）年8月，インドおよびパキスタンへの渡航歴を有する人からニューデリー・メタ

❶ 医療機関で問題となる薬剤耐性菌感染症

区分	薬剤耐性菌感染症の病原体	法に基づく届け出		備考
5類全数	カルバペネム耐性腸内細菌科細菌（CRE）	すべての医師が診断後7日以内に報告	「医療機関における院内感染対策について」（平成26年12月19日，厚労省医政局地域医療計画課長通知）	院内感染の疑い事例の速やかな報告
	バンコマイシン耐性黄色ブドウ球菌（VRSA）			
	バンコマイシン耐性腸球菌（VRE）			
	薬剤耐性アシネトバクター属（MDRA）			
5類定点	ペニシリン耐性肺炎球菌（PRSP）	基幹定点医療機関の管理者が月単位の発生を届け出	「薬剤耐性菌による院内感染対策の徹底及び発生後の対応について」（平成19年10月30日，厚労省医政局総務課長・指導課長通知）	
	メチシリン耐性黄色ブドウ球菌（MRSA）			
	薬剤耐性緑膿菌（MDRP）			
規定なし	ニューデリー・メタロ-β-ラクタマーゼ-1（NDM-1）産生菌		「『我が国における新たな多剤耐性菌の実態調査』の結果について」（平成23年1月21日，厚労省健康局結核感染症課事務連絡）	国立感染症研究所に相談が可能である旨通知

ロ-β-ラクタマーゼ-1（NDM-1）産生耐性菌が欧州で発生していることが医学誌『Lancet』に掲載された．厚生労働省は，国内での発生に備えて，医療機関への注意喚起と国立感染症研究所で検査が可能である旨の周知を行った．その結果，都内のある大学病院が保存検体を調査したところ，NDM-1産生多剤耐性大腸菌が検出された．

これらの事例を受けて，耐性菌に関するサーベイランスの強化（感染症法上の届け出範囲の検討，実態調査の実施），全国の病院における院内感染防止策の実施が行われた．2010（平成22）年12月には第10回院内感染対策中央会議が開催され，「院内感染対策に関する提言」が行われた．翌年6月17日には「医療機関等における院内感染対策について」（厚生労働省医政局指導課長通知，医政指発0617第1号）が発簡されて，感染制御チームの役割，医療機関の連携，アウトブレイク時の対応が示された．

2012（平成24）年11月には，欧州各国で問題となっていたプラスミド媒介性のOXA-48型カルバペネマーゼを産生する肺炎桿菌などが国内で初めて分離された．これを受けて翌年3月22日に「腸内細菌科のカルバペネム耐性菌について」（厚生労働省医政局指導課・健康局結核感染症課）が発簡され，海外の医療機関において入院治療を受けていた患者を受け入れる際には，各種の耐性菌のスクリーニングを実施するように依頼がなされた．

2014（平成26）年8月に開催された第11回院内感染対策中央会議では，プラスミドによる伝播は原因菌種が複数にまたがる可能性があるとされ，アウトブレイクの疑い基準や保健所への報告基準を再検討する必要が出てきた．同年9月には，感染症法が改正されて，カルバペネム耐性腸内細菌科細菌感染症は5類全数把握疾患となり，すべての医師が診断後7日以内に報告する疾患と位置づけられた．

2014（平成26）年12月19日に，「医療機関における院内感染対策について」（厚生労働省医政局地域医療計画課長通知，医政地発1219第1号）[1]）が示され，アウトブレイクの定義やアウトブレイク時の対応，国および地方自治体，中核医療機関に求められる役割などが規定された（❶）．

アウトブレイクを疑う基準

前述したように，第11回院内感染対策中央会議では，プラスミドによる伝播では原因菌種が複数にまたがる可能性があるため，アウトブレイクを疑う基準や保健所への報告が，同一菌種，同一

菌株ではなくなることが焦点となった．したがって，医政地発1219第1号通知[1]では，アウトブレイクを疑う基準を「同一医療機関内又は同一病棟内で同一菌種の細菌又は共通する薬剤耐性遺伝子を含有するプラスミドを有すると考えられる細菌による感染症の集積が見られ，疫学的にアウトブレイクと判断した場合」とした．また，アウトブレイクの判断にかかわらず，「1例目の発見から4週間以内に，同一病棟において新規に同一菌種による感染症の発病症例が計3例以上特定された場合又は同一医療機関内で同一菌株と思われる感染症の発病症例（抗菌薬感受性パターンが類似した症例等）が計3例以上特定された場合」は，アウトブレイク時に準じて院内感染対策を実施することとしている（カルバペネム耐性腸内細菌科細菌〈CRE〉，バンコマイシン耐性黄色ブドウ球菌〈VRSA〉，多剤耐性緑膿菌〈MDRP〉，バンコマイシン耐性腸球菌〈VRE〉および多剤耐性アシネトバクター属〈MDRA〉の5種類の多剤耐性菌については，保菌も含めて1例目であっても狭義のアウトブレイクとして対応する）．

アウトブレイクに対する感染対策を実施した後に，新たな感染症の患者を認めた場合には，院内感染対策に不備がある可能性があると判断して，通常時からの協力関係にある地域ネットワークの医療機関等の専門家に支援を依頼しなければならない．

行政への報告

行政（保健所）への報告は，医療機関内での院内感染対策を実施した後に，同一医療機関内で同一菌種の細菌または共通する薬剤耐性遺伝子を含有するプラスミドを有すると考えられる細菌による感染症の発病症例（前記の5種類の多剤耐性菌は保菌者を含む）が多数にのぼる場合（目安として1事例につき10人以上となった場合），または当該院内感染事案との因果関係が否定できない死亡者が確認された場合には，管轄する保健所に速やかに報告すること，また，このような場合に至らない時点においても，医療機関の判断のもと，必要に応じて保健所に連絡・相談することが望ましいとしている[1]．

（加來浩器）

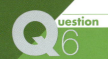

抗菌薬を適正に使用するにあたって，薬剤師にはどのようなことができるでしょうか

薬剤師は，治療における使用薬剤の選択，処方設計，有効性・安全性の評価，さらには耐性菌を視野に入れた院内採用薬剤の選択や情報共有を行うことにより，抗菌薬適正使用に積極的にかかわることができます．その教育と活動を支援するための主な認定制度には，感染制御専門薬剤師・感染制御認定薬剤師制度（日本病院薬剤師会），抗菌化学療法認定薬剤師制度（日本化学療法学会）があります．

薬剤師と抗菌薬適正使用

　薬剤師は，医薬品の専門家として，それらの化学的特性，薬物動態，薬物活性，相互作用など，感染症治療に用いられる医薬品についての知識と情報を有しており，その背景を生かした感染症対策，抗菌薬の適正使用に果たす役割は大きい[1-3]．

　2012（平成24）年度の診療報酬改定で新設された感染防止対策加算においては，感染防止対策チームには「3年以上の病院勤務経験をもつ感染防止対策にかかわる専任の薬剤師」が認定要件となった．また，病棟薬剤業務実施加算が新設され，病棟に専任配置されている薬剤師は薬剤の専門家として，治療支援から施設全体の感染制御に関するマネジメントまで，下記のような幅広い活動を行っている．

- ICT（infection control team）による院内ラウンドの実施
- 薬物血中濃度モニタリングを含んだ抗菌薬治療の支援
- 抗菌薬使用ガイドラインの策定
- 抗菌薬使用や感染制御に関するモニタリングおよびサーベイランスの実施

　以下，具体的な活動を紹介する．

●治療薬物モニタリング（TDM）

　PK/PD（薬物動態/薬力学）理論に基づく臨床での活動としては，治療薬物モニタリング（therapeutic drug monitoring：TDM）があげられる．薬剤師はTDMに基づいた投与設計を医師に提案・助言し，さらに，抗菌薬の選択や至適投与計画を提案することで治療のプロセスを支援するなど，積極的な適正使用の推進に寄与している．

　TDMの総論と各論については，日本化学療法学会・日本TDM学会合同で策定された『抗菌薬TDMガイドライン』に詳しい[4]．毒性，副作用回避とともに有効性を高め，薬剤耐性菌の出現回避も視野に入れた投与法にも言及しており，実際の活動に役立つ内容となっている．

●抗菌薬の使用状況の調査

　患者それぞれへの介入に加え，施設単位での抗菌薬適正使用の推進，薬剤耐性菌制御のための活動を行う際に指標となるのが，抗菌薬の使用状況調査である．広域スペクトラム抗菌薬やメチシリン耐性黄色ブドウ球菌（MRSA）治療薬などを調査対象とし，ATC/DDD（anatomical therapeutic chemical/defined daily dose）システムを用いたantibiotic usage density（AUD）やdays of therapy（DOT）といった指標を用いて使用状況を標準化することにより，より客観的に評価できるだけでなく，他施設との比較が可能になる

❶ 抗菌薬使用量の標準化のための指標

antibiotic usage density（AUD）	一定期間のある抗菌薬の総使用量（g）÷その抗菌薬のDDD（g）÷同期間の延べ入院患者日数×1,000 ※DDD（defined daily dose）：WHOが抗菌薬ごとに設定した1日投与量
days of therapy（DOT）	一定期間のある抗菌薬の延べ使用患者日数÷同期間の延べ入院患者日数×1,000

(Polk RE, et al. Clin Infect Dis 2007；44：664-70；WHO. ATC/DDD Index 2014；私立医科大学病院感染対策協議会/薬剤師専門職部会編. 感染対策に携わる薬剤師のためのICTラウンドガイド. 2014.)

❷ 感染症治療や抗菌薬適正使用に関連する薬剤師の資格の概要

正式名称	抗菌化学療法認定薬剤師	感染制御専門薬剤師	感染制御認定薬剤師
英名	infectious disease chemotherapy pharmacist（IDCP）	board certified infection control pharmacy specialist（BCICPS）	board certified pharmacist in infection control（BCPIC）
認定機関	日本化学療法学会	日本病院薬剤師会	日本病院薬剤師会
発足年	2008年	2005年	2008年
主な申請基準	・通算5年以上の研修実績があること	・感染制御認定薬剤師あるいはICD制度協議会が認定するインフェクションコントロールドクター（ICD）の資格を有していること	・薬剤師として5年以上の実務経験 ・生涯研修履修認定薬剤師であること ・3年以上感染制御活動に従事していること
主な申請要件	・薬剤管理指導・TDM（治療薬物モニタリング）・DI（医薬品情報）などの業務を通じて感染症患者の治療（処方設計支援を含む）に自ら参加した25例以上の症例を報告	・関連学会での学会発表が3回以上（1回以上は発表者） ・複数査読制のある学術誌に感染制御領域に関する学術論文が2編以上（1編以上は筆頭筆者）	・感染制御に貢献した業務内容，薬学的介入により実施した対策の内容を20例以上報告
試験	年1回	年1回	年1回
更新制度	あり（5年ごと） ・学会，セミナーへの参加記録が必要	あり（5年ごと） ・学会発表または学術論文が必要（共同演者，共著者可）	あり（5年ごと） ・感染制御，薬学的介入の内容の報告が20例以上必要 ・学会発表または学術論文が必要（共同演者，共著者可）
2015年4月現在の認定者数	671人	246人（うち更新者179人）	784人（うち更新者101人）

（日本化学療法学会. 抗菌化学療法認定薬剤師制度について；日本病院薬剤師会. 専門薬剤師制度，感染制御専門薬剤師部門. を基に筆者作成）

（❶）[5-7]．さらに，臨床での疑問（clinical question）を研究の疑問（research question）として取り上げ，データ収集・解析を行い，活動の評価，ひいては研究結果の社会への還元に結びつけることも可能である．

感染症治療や抗菌薬適正使用に関連する薬剤師の資格

薬剤師が感染症治療や感染対策にその専門性を生かした活動をするための教育や養成を目的とした認定制度には，日本化学療法学会による抗菌化学療法認定薬剤師制度と日本病院薬剤師会の専門薬剤師・認定薬剤師認定制度による感染制御専門

薬剤師・感染制御認定薬剤師制度がある（❷）[8,9]．また，学位を有する薬剤師であれば，ICD (infection control doctor) 制度協議会によるインフェクションコントロールドクター（ICD）の認定取得もできる[10]．

●抗菌化学療法認定薬剤師制度

日本化学療法学会により 2008（平成 20）年に発足した制度である[3]．この制度は，抗菌化学療法の知識と適正使用の経験に優れ，さらに実践・指導・教育を行うことができる薬剤師の育成を通して感染症診療の向上を図ることを目的としており[8]，2015（平成 27）年 3 月現在，671 人が認定を受けている．認定に際しては，感染症治療に必要な病態・疾患・治療に対する総合的な知識と実践力が求められており，処方変更などの具体的な治療介入を含む 25 例の症例報告が必要要件となっている．

●感染制御専門薬剤師・感染制御認定薬剤師制度

感染制御専門薬剤師制度は，日本病院薬剤師会により感染制御全般に関する高度な知識，技術，実践能力をもって感染症治療と感染症対策に貢献できる薬剤師の育成と実践を目的として 2005（平成 17）年に発足し，2008 年からは感染制御認定薬剤師制度が新たに加わった[9]．2015 年 4 月現在，感染制御専門薬剤師 246 人（うち更新者 179 人），感染制御認定薬剤師 784 人（うち更新者 101 人）が認定されている．認定に際しては，感染制御専門薬剤師は指導薬剤師の役割を求められていることから，論文や学会発表などの学術面での活動も申請要件に含まれる．一方，感染制御認定薬剤師には，感染症診療や対策の実践力が期待されることから，介入や対策の事例の提出が求められる．

おわりに

薬剤師は，薬剤の専門家として，抗菌薬の適正使用に対して積極的に介入することができる．種々の認定制度は，感染症を専門とする薬剤師の育成と活動の支援に大きな役割を果たしている．

（吉田眞紀子）

微生物検査室との連携

各種サーベイランスを行うにあたり，微生物検査室との連携が欠かせないことはいうまでもなく，自施設で最善の方法を一緒に考え，迷ったら相談できる関係を築くことが重要である．

外注検査に微生物検査を委託している施設では，その業者が「院内感染対策に有益な情報」をどのようにとらえ，たとえばメタロ-β-ラクタマーゼ（MBL）産生菌や基質特異性拡張型β-ラクタマーゼ（ESBL）産生菌スクリーニング，確認試験はどのように行っているのかなどを把握する．MBL産生菌や ESBL 産生菌であれば，菌名とともにこれを明記し，非産生菌と明確に区別して確実に報告してもらうよう調整を図る．「検出されていなかった」のではなく「報告されていなかった」では，施設内で適切な感染予防対策が行えず，アウトブレイクを見逃すことにもつながる．さらに患者に適切な抗菌薬治療が提供されないという危険性にもつながる．

（西内由香里）

Question 7

医療施設の建築や改築による感染を防ぐにはどうすればいいでしょうか

Answer
医療施設の建築や改築では，特に免疫不全患者において，アスペルギルスなどによる感染のリスクがあります．建築や改築の際には，計画段階から感染対策担当者が関与し，ICRAマトリックスを用いて感染リスクと必要な対策についてアセスメントを行うことが勧められます．

建築・改築に伴う感染リスク

医療施設の建築・改築の際には，特に免疫不全患者において，アスペルギルス症，ムコール症，レジオネラ症などの感染リスクが生じる．特にアスペルギルス症については，アウトブレイク事例の約半数が，施設内や周辺で行われた建築・改築作業に関連して起きている[1]．

アスペルギルス症は，自然界に広く存在する糸状菌であるアスペルギルスが原因で起こるアレルギーや感染症の総称である．疾患が発生する部位や重症度は，宿主の免疫状態に左右される[2]．このなかでも侵襲性アスペルギルス症は，血液腫瘍や移植後などの免疫不全患者が，主に空気中に飛散したアスペルギルス胞子を吸入することで起こり，その致命率は少なくとも30％前後，感染部位により90％以上と高いことが知られている[3]．

リスク低減のためのICRAマトリックスの活用

建築・改築による感染症を予防するために，ICRA（infection control risk assessment）マトリックスを参考にすることが勧められる[4]．ICRAマトリックスは，建築・改築の種類や規模に応じて生じる感染リスクやリスク低減のための

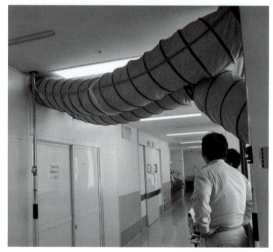

❶ 病院内の工事の様子
工事エリアを隔壁で囲い，排気ダクトを使用してエリア内を陰圧に保っている．

対策を明らかにするツールであり，以下の14段階に分かれている．工事開始後も，必要とされている対策が実施されているか，定期的に現地を確認することが重要である（❶）．

● ICRAマトリックスの手順

第1段階：建築作業の種類（❷）[4]を選択する
第2段階：作業により影響を受ける患者集団（❸）[4]を選択する
第3段階：第1・2段階の結果から，感染予防策の種類（❹）[4]を明らかにする

クラスⅢまたはⅣに該当する場合は，感染対策

❷ 建築作業の種類

Aタイプ	目視による確認作業，非破壊作業 ・天井の点検口を天井裏の目視確認のために開ける（4.6 m² あたり点検口1か所以下） ・塗装（研磨を除く） ・壁面の壁紙補修，配線作業，部分的な排水管の修理など，天井裏へのアクセスでも塵埃が立たず，壁切断を要しない作業
Bタイプ	少量の塵埃が生じるが小規模で短期間の作業 ・電話やコンピューターケーブルの設置 ・（配線用の）溝へのアクセス ・壁や天井の切断（塵埃の飛散が制御可能）
Cタイプ	中等度から大量の塵埃を生じるか，既存の建築物の一部の取り壊しや除去を要する作業 ・壁塗装，壁紙仕上げのための下地の研磨 ・床材，天井板，造り付け家具・扉の除去 ・新たな壁面の設置 ・天井裏における限局的な配管作業や配線作業 ・大規模な配線作業 ・一日で終了しない作業
Dタイプ	大規模な取り壊しあるいは建築プロジェクト ・連日の作業を要する建築作業 ・大規模な取り壊しや配線システムの除去 ・新規の建築作業

(American Society for Healthcare Engineering. Infection Control Risk Assessment Matrix of Precautions for Construction & Renovation.を筆者訳)

❸ 作業により影響を受ける患者集団

低水準リスク	事務エリア
中水準リスク	循環器内科，心臓超音波検査，核医学，リハビリテーション部門，放射線科/MRI，呼吸療法部門
高水準リスク	循環器系集中治療室（CCU），救急外来，産科病棟，検体検査部門，内科および外科病棟，新生児室，外来手術室，小児科，薬局，術後回復室
最高水準リスク	免疫不全患者のケアを行うエリア，熱傷ユニット，心臓カテーテル検査室，中央滅菌室，集中治療室，陰圧室，腫瘍科，手術室

複数該当する場合は，よりリスクの高いグループを選択．
(American Society for Healthcare Engineering. Infection Control Risk Assessment Matrix of Precautions for Construction & Renovation.を筆者訳)

部門の承諾を得る．
第4段階：作業エリア周囲のエリアを明らかにし，作業が与える影響を評価する（❺）[4)]
第5段階：作業を行う具体的な場所を明らかにする（例：病室など）
第6段階：停電が起きた場合の換気，水道，電気系統に関連する問題を明らかにする
第7段階：作業エリアを隔離する方法を，第6段階までの評価結果から明らかにする（隔壁の種類，HEPAフィルターの必要性）

第8段階：壁，天井，屋根などの構造を取り壊すことによる水漏れの可能性があるか
第9段階：作業時間；診療時間外に作業可能か
第10段階：建築計画において，十分な数の隔離/陰圧室を確保することを検討したか
第11段階：建築計画において，必要な手洗い設備が設置されることを検討したか
第12段階：感染対策担当者から，必要最小限の手洗い設備の数について了解を得ているか
第13段階：感染対策担当者から，清潔エリアおよび汚染エリア（汚物処理室など）に関する計画について了解を得ているか
第14段階：以下の隔離に関する課題についてプロジェクトチームで検討する：人の流れ，清掃，破片やがれきの撤去（いつ，どのように）

（坂本史衣）

❹ 感染予防策の種類（クラス）

患者リスク群（❸）	建築作業の種類（❷）			
	Aタイプ	Bタイプ	Cタイプ	Dタイプ
低水準リスク	Ⅰ	Ⅱ	Ⅱ	Ⅲ/Ⅳ
中水準リスク	Ⅰ	Ⅱ	Ⅲ	Ⅳ
高水準リスク	Ⅰ	Ⅱ	Ⅲ/Ⅳ	Ⅳ
最高水準リスク	Ⅱ	Ⅲ/Ⅳ	Ⅲ/Ⅳ	Ⅳ

感染予防策の具体的内容

	作業期間中	作業完了時
クラスⅠ	1．塵埃の飛散量が最少限になるよう作業を行う 2．目視確認のために取り外した点検口は，速やかに取り付ける	1．作業エリアを片づける
クラスⅡ	1．塵埃の浮遊を防ぐための対策を講じる 2．壁面の切除作業の際は，塵埃が生じるのを防ぐために霧吹きで作業面を湿潤させる 3．使用しないドアはダクトテープで目張りする 4．排気・換気を遮断し，排気口・換気口に目張りをする 5．作業エリアの入口と出口にダストマットを置く 6．作業エリア内の空調システムを停止または単独にする	1．作業面を消毒薬で清拭する 2．作業により生じた廃棄物は，ビニール袋に入れて密閉して搬送する 3．作業エリアにモップをかけるか，HEPAフィルターの付いた掃除機で清掃する 4．作業エリアの空調システムを復旧する
クラスⅢ	1．配管系の汚染を予防するため，作業エリア内の空調システムを停止または単独にする 2．作業開始前に，隔壁（石膏ボード，ベニア板，プラスチックなど）を設置するか，control cube方式（ビニールカバーで覆ったカートを作業エリアに接続し，HEPAフィルター付きファンで排気）を用いる 3．作業エリア内部では，HEPAフィルターユニットを使い，陰圧を維持する 4．作業時に生じた廃棄物は，ビニール袋に入れて密閉して運搬する 5．搬送用容器やカートにはカバーをかぶせる．ふたを閉めない場合は，テープで密閉する	1．隔壁は施設の感染対策部門が確認し，施設の清掃作業担当者による清掃が終了してから取り外す 2．隔壁は，作業時に生じた泥や破片などが飛散しないよう注意深く取り外す 3．作業エリアはHEPAフィルターの付いた掃除機で清掃する 4．低水準消毒薬を使ってモップがけをする 5．作業エリアの空調システムを復旧させる
クラスⅣ	1〜3．クラスⅢと同様 4．穴，配管，ダクト類は適切な方法で閉鎖する 5．前室を設置し，全作業者に作業エリアを出る前に前室を通ることを義務づける．これにより，作業エリアを離れる前にHEPAフィルターのある掃除機をかけるか，作業中に着用した布または紙製カバーオールを取り外すことが可能になる 6．作業エリアに入るすべての従業員はシューカバーを着用する．シューカバーは作業エリアを出るたびに交換しなければならない	1〜5．クラスⅢと同様 6．作業時に生じた廃棄物は，ビニール袋に入れて密閉して運搬する 7．搬送用容器やカートにはカバーをかぶせる．ふたを閉めない場合は，テープで密閉する

（American Society for Healthcare Engineering. Infection Control Risk Assessment Matrix of Precautions for Construction & Renovation.を筆者訳）

❺ 作業エリア周囲のエリア

下部	上部	右側	左側	後方	前方
患者リスク群	患者リスク群	患者リスク群	患者リスク群	患者リスク群	患者リスク群

（American Society for Healthcare Engineering. Infection Control Risk Assessment Matrix of Precautions for Construction & Renovation.を筆者訳）

わかりやすい抗菌薬の基礎知識 ①

抗菌薬は種類が多い．
とりあえずこの違いだけ覚えてみよう

　抗菌薬は抗生物質とも呼ばれ，感染症患者の治療において，原因となる微生物の増殖を抑制したり，殺滅したりして効果を示す薬剤である．抗菌薬は細菌感染症に使用する薬剤のほかに，ウイルス感染症には抗ウイルス薬，真菌感染症には抗真菌薬，寄生虫感染症には抗寄生虫薬が使用される．

　抗菌薬は，さまざまな治療薬のなかでも数や種類がきわめて多い薬剤である．そのため，すべての抗菌薬を覚えることは不可能であり，ましてやそれらすべてを使い分けることも現実的にはできない．

　抗菌薬を大まかに分類してみても，ペニシリン系薬やセフェム系薬などのβ-ラクタム系薬，マクロライド系薬，テトラサイクリン系薬，アミノグリコシド系薬，キノロン系薬など，その抗菌薬の化学構造式の違いからさまざまに分類される．さらには，たとえばセフェム系薬でも，第一世代から第四世代セフェム系薬に分類され，キノロン系薬でもオールドキノロン系薬とニューキノロン系薬，さらにはレスピラトリーキノロン系薬と細分化され，頭のなかはさらに混乱してしまう．

実践的な抗菌薬分類法

　確かに，このような分類は薬理学的に正確で整然とした分け方だが，実際の患者の治療に対してはあまり意味のない分類でもある．そこで，数ある抗菌薬を考えるとき，この点についてその違いを覚えておけば実際の処方の際に役立つ特徴を覚えてみよう．

　　その特徴とは，
　　①殺菌性と静菌性
　　②経口薬と注射薬
　　③腎排泄と肝排泄
　　④用量依存の副作用と非依存の副作用
の4つである．

殺菌性と静菌性

　まず，抗菌薬の殺菌性と静菌性の違い．これはその抗菌薬の作用機序の違いから考えられる．

　たとえばペニシリン系薬などは，細菌の細胞の骨格を作る部位に作用し，薬剤にさらされた細菌は細長い細胞になってしまうが，増殖することは可能で，完全

に細胞を死滅させるわけではない．それに対してキノロン系薬は，細菌の核にあるDNA合成に必須の酵素の働きを阻害することによって，DNAの複製が阻害され，細菌は細胞分裂することができなくなり，増殖ができないため，殺菌的に作用することになる．

　では，この殺菌性と静菌性の違いを，治療に際してどのように使い分ければよいのだろう．単純に考えると，静菌性の薬剤よりも殺菌性の薬剤がより強力で，治療効果も高いように考えられる．確かに，患者が免疫不全状態であったり，きわめて重症の基礎疾患を有している場合などは，感染症の治療をより急いで行う必要があり，また完全に菌を患者の体内からなくす必要があるため，殺菌性の薬剤を選ぶほうがより効果的と考えられる．しかし，そのような場合でも静菌性の薬剤が有利な場合もある．殺菌性の薬剤を使用すれば菌体は完全に破壊されるため，たとえば，菌体内に蓄積されていた毒素や有害な物質が菌体の外である患者の体内に放出されてしまうが，菌体は破壊されても，その副産物によって病態が悪化する場合もある．このように，あえて静菌性の薬剤が有利な状況もあるのである．

経口薬と注射薬

　次に経口薬と注射薬の違い．

　一部の抗菌薬には，同じ成分で経口薬と注射薬の2種類の剤形があるが，ここで注意しなくてはいけないことは，経口薬が吸収されて血中に移行するかどうかである．例をあげると，メチシリン耐性黄色ブドウ球菌（MRSA）の治療薬であるバンコマイシン塩酸塩は，経口薬と注射薬があるが，経口薬は腸管から吸収されずに，血中にはまったく移行しない．そのため，経口薬はMRSA腸炎の治療には有効だが，その他のMRSA感染症にはまったく効かない．それに対して，同じMRSAの治療薬であるリネゾリドも経口薬と注射薬の2つの剤形があるが，経口薬はほぼ100％に近い濃度が血中に移行するため，すべてのMRSA感染症に対して注射薬と同等の効果を期待することができる．そのため，入院中は注射薬を使っていた患者に，外来で経口薬での治療継続をすることができるのである．

腎排泄と肝排泄

　その次は，腎排泄と肝排泄の違い．

　これは抗菌薬を安全に使えるかどうかのポイントになる．すなわち，腎排泄の抗菌薬は，腎臓が悪い患者に使用すると，腎臓から十分に排泄されないため，血中濃度がどんどん高くなり，副作用が出現しやすくなる．同じことが肝臓の悪い患者に肝排泄の薬剤を使った場合にも起こる．そこで，腎機能障害のある患者に腎排泄の薬剤を，肝機能障害のある患者に肝排泄の薬剤を使用するときには，あらかじめ投与量を減量しておくことが重要となるが，そもそもそのような薬剤は使用しないことも考える必要がある．

用量依存の副作用と非依存の副作用

　最後の違いも安全に抗菌薬を投与するときに重要な視点である．抗菌薬の副作用は，用量に依存する場合と依存しない場合がある．

　用量に依存する副作用は，たとえばアミノグリコシド系薬の腎機能障害などで，投与量が多く，血中濃度が異常に高くなったときに生じる．ただし，この副作用は血中濃度を測定するいわゆるTDM（therapeutic drug monitoring）を行うことによって，未然に防ぐことが可能な薬剤もある．

　用量に依存しない副作用は，ペニシリンショックに代表されるような副作用で，残念ながら未然に防ぐことはきわめて困難である．以前は，抗菌薬のアレルギー反応を検査するために皮内反応を行っていたが，それでは，このような副作用を予見することは不可能であることが証明され，現在では実施されていない．そのため，すべての抗菌薬で初回投与1時間程度は患者の状態を慎重に観察し，副作用に対処できる準備を整えておくことが重要になる．

　数ある抗菌薬をこの4つの違いから自分自身で整理して分類しておけば，実際の治療に際して効果的に抗菌薬を選択できることは間違いない．

〈前﨑繁文〉

2章

洗浄・消毒・滅菌と環境整備

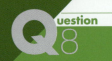

感染性廃棄物の分別・移動・保管はどのように行いますか

医療機関における感染性廃棄物の分別・移動・保管は，廃棄物処理法に基づいて行うことが義務づけられています．感染性廃棄物の具体的な取り扱いについては「廃棄物処理法に基づく感染性廃棄物処理マニュアル」に解説されており，医療機関の職員と利用者，処分委託業者の三者に対する安全性に配慮することが求められています．

廃棄物の定義

　医療施設から出るゴミは，「廃棄物の処理及び清掃に関する法律（廃棄物処理法）」に基づいて「産業廃棄物」と「一般廃棄物」に大別され，これらのなかで「感染性廃棄物」とは，「医療関係機関等から生じ，人が感染し，若しくは感染するおそれのある病原体が含まれ，若しくは付着している廃棄物又はこれらのおそれのある廃棄物」[1] と定義されている（❶）[1]．

感染性廃棄物の分別・移動・保管

　感染性廃棄物の分別・移動・保管についても廃棄物処理法で規定されており，医療機関の裁量に任されている部分は多くはない．医療機関内での感染性廃棄物の分別・移動・保管について，法律上規定されている事項を要約し（❷），法を遵守しつつ，安全に管理するための取り組み例（❸）を紹介する．

（坂本史衣）

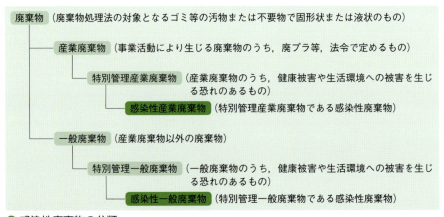

❶ 感染性廃棄物の分類
（環境省大臣官房 廃棄物・リサイクル対策部．廃棄物処理法に基づく感染性廃棄物処理マニュアル．2012．を基に筆者作成）

❷ 廃棄物処理法で規定されている感染性廃棄物の取り扱い

分別	・感染性廃棄物は他の廃棄物と分別する ※「感染性廃棄物の判断基準」については，「廃棄物処理法に基づく感染性廃棄物処理マニュアル」[1]を参照されたい ・感染性廃棄物は「鋭利なもの」「固形状のもの」「液状または泥状のもの」に分別する ・針やガラスくずのような鋭利物は，感染性廃棄物として扱う ・感染性廃棄物は，密閉性があり，収納しやすく，損傷しにくい容器に密閉する．また，内容物が識別できるよう，バイオハザードマークを貼付するか，内容物や取り扱い上の注意点を記載した表示を行う
移動	・医療機関内で感染性廃棄物を移動する際は，移動の途中で内容物が飛散・流出する恐れのない容器で行う ・感染性廃棄物は，廃棄時に直接容器に入れることが望ましいが，やむなく容器へ移し替える場合は，飛散・流出しないように注意する
保管	・施設内での感染性廃棄物の保管期間は極力短期間とする ・感染性廃棄物の保管場所は，関係者以外立ち入れないように配慮し，感染性廃棄物は他の廃棄物と区別して保管する ・感染性廃棄物の保管場所には，関係者の見やすい箇所に感染性廃棄物の存在を表示し，取り扱いの注意事項などを記載する

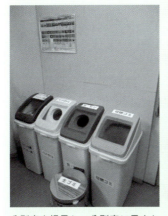

分別表を掲示し，分別表に示されているものと同じ廃棄物容器を準備する．廃棄物容器には，感染性であるか否かにかかわらず，用途を表示すると利用者にとってわかりやすい．

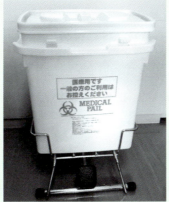

廃棄時にふたに手を触れる必要がないよう，足踏みペダルでふたが開く感染性廃棄物容器を使用する．内容物が識別できるようバイオハザードマークを貼付するだけでなく，患者や訪問者が取り扱うことがないよう注意書きを加えるとより安全である．

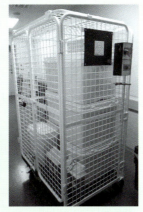

感染性廃棄物容器を医療機関の集積所に移動するためのカゴ車にもバイオハザードマークを貼付し，移動中に第三者が取り扱うことがないよう施錠する．

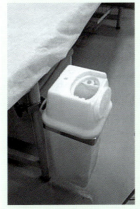
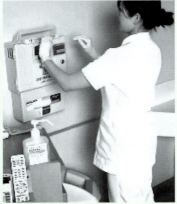

鋭利物を廃棄する容器は，耐貫通性，防水性があるものを使用し，倒れないよう固定する．

❸ 廃棄物の分別・移動・保管に関する取り組み例

Question 9

リネンを介した感染事例はありますか．また，リネンの管理について注意点を教えてください

Answer セレウス菌によるリネン汚染を背景とした感染事例は国内でも数多く報告されています．筆者らの施設でも，汚染リネンから末梢静脈ラインを介して菌血症を発症したと推測される患者のアウトブレイクを経験しています．洗濯委託業者に任せる場合は，業務工程を確認し，洗濯後の水とリネンの細菌数モニタリングを定期的に実施します．当院では清拭車を廃止しましたが，使用する場合は管理方法を確認します．

リネンを介した感染事例の発生と経過

　当院において，セレウス菌が血液検体から検出された患者数が2006年4月から急増したため，アウトブレイクと判断し環境調査などを実施した．その結果，未使用リネン，特にタオル類から大量のセレウス菌が検出されたために，洗濯委託業者の工場への立ち入り調査を実施した．この工場では，連続槽洗濯機という，洗濯からすすぎまでを自動で行う大型の洗濯機を使用しており，連続槽洗濯機内の水とリネン，特にタオル類から同菌が大量に検出された．また洗濯過程の最終段階に向かうほどセレウス菌が多く検出された．

　一方，病院における調査では，菌血症発症者にはすべて末梢静脈カテーテルが挿入されていることがわかった．さらに，患者に使用中の輸液製剤からもセレウス菌が検出され，遺伝子タイピングによってリネンから検出されたセレウス菌と同じタイプと判明し，汚染したリネンから末梢静脈ラインを介して患者の体内へ侵入したと考えられた．菌血症を起こした患者が特に多く発症した病棟の聞き取り調査では，末梢静脈ライン管理が適正に行われていなかったことが判明し，静脈ラインの取り扱いがアウトブレイクの原因の一つであった可能性が示唆された．

原因と対策

　リネン汚染の原因として，洗濯槽の汚染と使用後リネンの集配の問題があげられた．

●洗濯槽への対応策

　洗濯槽内部の清掃が10年以上一度も行われていなかったことが判明し（洗濯機の仕様書には内部清掃に関する明確な記載がなく，メーカーへの問い合わせでは洗浄の基準はないとの回答であった），数回にわたり洗濯槽の清掃を実施した．また，一日の業務終了時には洗濯物が槽内に残ったまま運転を中止し翌日まで放置されていることが判明したため，業務終了時には洗濯層内にリネンを残さず，清掃・洗浄を実施するように改善した．

　また，連続槽洗濯機の特徴として，一度使用した水を内部でリサイクルして再使用するしくみになっていることも問題視されたため，洗濯に使用した水は再使用せず運転を行うように改善された．

　これらの対策の結果，連続槽洗濯機で洗濯されたリネンは汚染されなくなった．また，現在に至るまで洗濯後の水とリネンの細菌数モニタリングを継続している．なお，細菌数に関する基準はなく，笹原らは「各施設は独自の異なる方法でタオル汚染の状況を比較しているため，施設間でタオル汚染の状況を比較することはできない．さら

に，測定方法の優劣の比較も十分に行われていない」と述べている[1]．

● 使用後リネンの集配

週末には，濡れたままのタオルが集配され，一時保管されている状況であったが，改善された．

● 当院の取り組み

院内で使用していたリネンをすべてオートクレーブ処理または新品に交換し，汚染リネンを院内から根絶した．清拭車を利用した清拭用タオルを使用していたが，清拭車の使用を全面廃止，すべての部署にタオル専用電子レンジを配備し，使用直前に清拭用タオルを準備する方法へ変更した．さらに，清拭用タオルは患者本人のものを使用することを原則とし，ディスポーザブルガーゼなどを用いた清拭も導入した．

汚染リネンから末梢静脈ラインを介してのセレウス菌の血流感染が示唆されたため，静脈ライン操作の手順として以下を周知した．

① 血管内へのカテーテル挿入や注射の際には，ディスポーザブルの処置シーツを用いる．
② 採血や注射の際は，皮膚や薬液のゴムキャップなど針刺入部位，薬液注入部位に対しアルコール綿を用いて，2回以上の清拭消毒を実施する．
③ 血管内留置カテーテルは治療終了後，できる限り速やかに抜去する．

なお委託業者は県内の数か所の医療機関の洗濯業務を請け負っていたため，当院の状況について各医療機関へ情報提供を行った．

微生物検査室との連携

通常とは違う微生物検出状況を早期にキャッチするためには，微生物サーベイランスの実施が重要である．当院が経験したアウトブレイクでは，サーベイランスの情報をもとに早期介入できた経緯がある．セレウス菌に限らず，薬剤耐性菌など特殊な微生物が検出された場合の情報共有および日常的微生物サーベイランスによりベースラインを把握することは感染対策上きわめて重要である．

洗濯委託業者との協力体制

アウトブレイクの一因として不十分な洗濯機の管理があげられたが，この結果を踏まえ，現在でも委託業者による安全なリネンの提供のための企業努力が継続して実施されている．具体的には，定期的な細菌検査モニタリングと結果報告，工場内の施設見学等の情報公開，職員への感染対策教育などである．業者と情報交換を行いながら協力体制を維持していくことが重要である．

リネン管理についてのまとめ

① セレウス菌はリネンを介して感染症を起こすことがある．
② 洗濯委託業者に業務を任せる場合は，業務工程の確認と洗濯後のリネンが清潔であることを確認する．
③ 清拭車を使用する場合は，清潔なタオルを提供するための管理方法を確認する．

筆者の施設では清拭車を廃止しているため，具体的な清拭車の管理方法を示すことはできないが，今回のアウトブレイクの経験から，タオルと清拭車の管理が重要であるといえる．

● タオルの管理

・湿潤したタオルは温度管理を十分に行う（中心部温度75℃以上を維持させる，など）．
・汚染した手指では取り扱わない．
・湿潤タオルは清拭車の加湿・加温直前につくり，使わなかったタオルは翌日に持ち越さない．
・清拭タオルは損傷した皮膚には使用しない．

● 清拭車の管理

・時間を決めて使用し，使用時の温度と加湿に注意する．
・未使用時には，水抜きをして清掃し，乾燥させておく．

（渡辺美智代）

Question 10

ディスポーザブル製品の再使用にはどのような基準がありますか．また，どうすれば再使用してもいいのでしょうか

Answer 再使用には，感染と医療安全のリスクが伴います．ディスポーザブル製品，つまり，単回使用医療機器は再使用しないことが大原則です．

　単回使用医療機器（single use devices：SUD）・器材は再使用しないことが原則である．単回使用機器は，簡便性や感染防止の視点から医療機関で汎用される．だが，経済性，資源の有効活用，ゴミ削減などの視点から，医療機関内で洗浄・再滅菌の上，再使用される実態がある．

　厚生労働省は，2014（平成26）年6月19日，厚生労働省医政局長通知として「単回使用医療機器（医療用具）の取り扱い等の再周知について」を発出した[1]．「医療機器（医療用具）の使用に当たっては，感染の防止を含む医療安全の観点から，その種類を問わず，添付文書で指定された使用方法等を遵守するとともに，特に単回使用医療機器（医療用具）については，特段の合理的理由がない限り，これを再使用しない」旨が記載されている．単回使用の医療機器については，これまでにも，感染防止，医療安全の観点から注意喚起や添付文書の記載に従うことを求める通知が出されていた[2,3]．しかし，国立病院機構近畿中央胸部疾患センターで，添付文書に「再使用禁止」と記載のある器具を洗浄・滅菌を行ったうえで再使用していたことが判明したのを受け，今回の対応がなされた．

単回使用医療機器の再使用の実際

　単回使用医療機器の再使用については，小林らが2000年以降，その実情および傾向を把握するために国内調査を行ってきた[4]．2013年に実施された調査では，参加した医療施設の81％が何らかの単回使用医療機器の再使用を行っていた．そのうち，再滅菌・再使用に伴う有害事象が発生した際の責任の所在が決められている施設は40.3％で，その多くは使用部門あるいは担当医師などであった．再滅菌・再使用が多くみられるのは，内視鏡検査や内視鏡下手術に使用される器材であった．

単回使用医療機器に関する規制

　医療機器に関連する日本国内の法律は薬事法である．薬事法第1条で医療機器を対象とすることが明記され，第63条の2第1項で医療機器の添付文書の記載について規制されている．また，単回使用医療機器の製造販売に関して，厚生労働省から行政通知が示されている．2005（平成17）年3月10日付医薬食品局安全対策課長通知（薬食安発第0310001号）「医療機器の添付文書の記載要領について」において，「単回使用の医療機器については，作成又は改訂年月日の下に『再使用禁止』と記載するとともに『禁忌・禁止』の項にも記載すること」「再使用することができる旨の承認を受けたものにあっては，滅菌条件等再使用のために

必要な措置に係る事項を記載すること」としている[5]．

注意したいのは，これらは製造販売業者に対する製造販売についての通知であり，製品を使用する側の医療施設への通知ではないことである．

医療機関における単回使用機器の再使用の考え方

日本手術医学会の「手術医療の実践ガイドライン（改訂版）」では，「単回使用器材は1回使用を目的として作成された器材であり，洗浄・滅菌して使用すべきではない」とされている．また，開封非使用（open-but-unused：OBU）器材については，そのまま業者に返却するとし，「単回使用器材/機器の再生処理は医療施設内で行わない」と記載されている[6]．

医療施設においては，滅菌担当部門（中央材料室，手術室など）と協力して，現在再使用されている品目があればリスト化し，添付文書の記載に合わせた運用を行う必要がある．再使用が可能な機器については，再生回数や，使用した患者が追跡できるシステムを構築する．

今後購入する器材についても，院内でのルールを決めておきたい．新規購入時，あるいは新規採用時に，単回使用製品，再使用可能製品の区分を確認したうえで審議されるしくみを構築することが必要であろう．

（吉田眞紀子）

国際的な病院評価機構JCIが示す単回使用医療機器の再使用における考え方

JCI（Joint Commission International）は，1994年に設立された非営利機関（NPO）である．医療と患者安全の質を評価し改善することを目的として活動している国際的な病院評価機構である．JCIの評価基準 第5版（Joint Commission International for Hospital. 5th edition）では，感染の予防と管理（Prevention and Control of Infections：PCI）の章で，単回使用機器について以下のように言及している[7]．

感染の予防と管理（JCIの評価基準 第5版）
PCI 7.1.1「法律や規制で許可されている場合，病院は期限切れや単回使用医療機器の再使用のためのプロセスを明確にし，実行する」

単回使用医療機器の再使用には，2つのリスクが伴う．感染リスクが高まることと，再使用時にその性能が不十分あるいは不適切になっているリスクがあること，である．そのため，再使用にあたっては，その基準について病院規定を定める必要がある．病院規定はその国の関係法規と整合性があり，専門的基準が示され，以下の項目についても明記される．
a) 再使用しようとする器具・器材
b) 再使用しようとする器具・器材ごとの再使用回数の上限
c) 再使用不可と判断する摩耗，亀裂，そのほかの状態
d) 使用後直ちに開始する洗浄プロセスとその後の明確なプロセス
e) 再使用器材を使用した患者が特定できること
f) 単回使用器材の再使用に対する予防的評価．病院は，再使用しようとする器具・器材の使用に関連する感染管理データを収集してリスクを特定し，リスクの軽減とプロセスの改善のための活動を実行することが求められる．

(Joint Commission International. JCI Accreditation Standards for Hospital. 5th ed. Oakbrook Terrace：Joint Commission Resources；2014. p.155 より抜粋)

（吉田眞紀子）

Question 11

耳鼻科や泌尿器科で使用する内視鏡の洗浄・消毒・保管について，決まった方法があれば教えてください

A 耳鼻科領域で使用する内視鏡は，観察用スコープ（鉗子チャンネルなし）と処置用スコープ（鉗子チャンネルあり）に大別されますが，いずれも「高水準消毒」が必要です．また，泌尿器科領域で使用する内視鏡は軟性鏡と硬性鏡があり，前者は「高水準消毒」，後者は「高圧蒸気滅菌」を基本とします．両領域で使用する内視鏡共通で，消毒・滅菌前に確実な洗浄を行い，保管の際は乾燥状態を保ち清潔に管理します．

　日本においてエビデンスとなるデータが少ない領域の管理であり，自施設の現状優先で実施している部分も少なくない．「自分が患者となり目の前の内視鏡を使用することになった場合でも躊躇することがない」内視鏡管理の実践が基本である．

内視鏡の特徴，感染リスク，器材処理のガイドライン

●耳鼻科

　耳鼻科領域では，鼻内・咽喉頭・耳内などの詳細な観察や処置を目的に，内視鏡（❶）の使用頻度はきわめて高い．よって，1本の内視鏡を同日に繰り返し使用することになり，必然的に処理に要する時間的配慮が必須となる．また，内視鏡を使用する部位は，常在細菌ばかりでなく病原性を有する細菌も多く検出されること，鼻出血や咽頭出血などの出血部位の診断に用いるため血液曝露も多いことなど，内視鏡自体の汚染リスクも高い．よって，運用面や感染リスクを十分に認識したうえで，確実な処理が求められる．

　一方で日本には，耳鼻科の内視鏡管理に関するガイドラインは現時点では存在しない．海外では2012年に鼻咽頭内視鏡再処理ガイドライン[1]が発表されている．自施設でのマニュアルを作成し，それに基づく確実な運用が重要である．

●泌尿器科

　泌尿器科領域では，尿路粘膜の観察，生検，腫瘍切除などの目的で内視鏡が使用される．尿道膀胱鏡，尿管鏡，腎盂鏡などがあり，さらに硬性鏡と軟性鏡（❷）に区分される．尿路内視鏡は基本的に無菌領域に使用される器具であり，Spauldingの分類ではクリティカルに分類される（**Q4**参照）．よって「滅菌処理」を基本とするが，軟性鏡は熱処理が難しいこともあり，「高水準消毒」を確実に行う．

　日本における泌尿器科領域のガイドラインとして，「泌尿器科領域における感染制御ガイドライン」[2]があり，内視鏡に関する処理方法が記されている．

耳鼻科領域のスコープの処理

●観察用スコープ（鉗子チャンネルなし）

　観察用スコープは「挿入部」だけを筒型容器に入れて高水準消毒する「鼻咽喉ファイバースコープ用洗浄消毒器」が多用されてきた（❸）．本方法では「操作部」が十分に洗浄・消毒されない問題[3]があり，スコープ全体を浸漬して洗浄・消毒する方法が推奨される．鼻咽頭内視鏡再処理ガイドライン[1]にある「酵素系洗浄剤を用い5分間以上洗浄する」「十分にすすぎを行う」などを参照し，

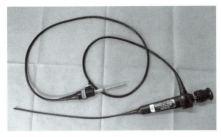

❶ 耳鼻科観察用内視鏡

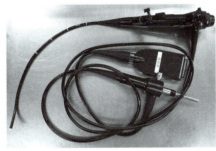

❷ 泌尿器科軟性内視鏡

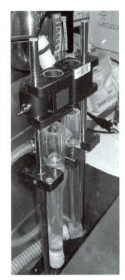

❸ 鼻咽喉ファイバースコープ用洗浄消毒器
挿入部のみの消毒となる．

❹ 耳鼻科領域のスコープ（観察用，処置用）の処理過程

工程	観察用スコープ （鉗子チャンネルなし）	処置用スコープ （鉗子チャンネルあり）	備考
洗浄	・使用直後に専用スポンジと洗浄剤を用いてスコープ全体の表面をこすり洗いする	・チャンネル内を適切なブラシを用いて十分にブラッシング洗浄する ※ブラシに目に見える汚れがない状態になるまで	
浸漬洗浄	・酵素系洗浄剤を用い浸漬洗浄（5分以上）する	・チャンネル内にシリンジを用いて洗浄剤を注入，すすぎも十分に行う	自動洗浄消毒装置では一連の工程は連続管理される
	・管理された水道水ですすぐ ・ディスポーザブルガーゼなどで水分を拭き取る		
高水準消毒	・高水準消毒薬により，スコープ全体を浸漬消毒する ※作用時間は消毒薬資料に準ずる	・チャンネル内にシリンジを用いて消毒薬を注入する	
すすぎ	・管理された水道水で十分にすすぐ	・チャンネル内も十分にすすぐ	
乾燥	・ディスポーザブルガーゼなどで水分を拭き取る	・チャンネル内の水分除去の後，消毒用エタノールを注入する	※自動洗浄消毒装置での実施も可
保管	・常温，常湿でかつ直射日光の当たらない清潔な場所に保管する ・スコープホルダーに垂直にかけて保管する		

(Cavaliere M, Iemma M. Guidelines for reprocessing nonlumened heat-sensitive ear/nose/throat endoscopes. Laryngoscope 2012；122：1708-18. を基に筆者作成)

処理手順の一例を❹[1)]に示す．なお，観察用スコープであっても，自動洗浄消毒装置の使用（❺，後述参照）が望ましい．

● 処置用スコープ（鉗子チャンネルあり）

観察用スコープとの処理上の違いは，観察用スコープの処理に追加して，チャンネル内のブラッシング洗浄・消毒・すすぎ・乾燥を確実に行うこ

Q11

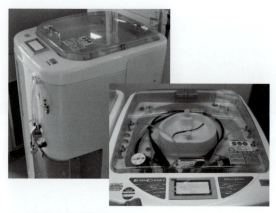

❺ 自動洗浄消毒装置

とである（❹）[1]．チャンネル内の処理は，「消化器内視鏡の感染制御に関するマルチソサエティ実践ガイド　改訂版」[4]を参考に行うことができる．

●使用する消毒薬とその使用方法

　使用する高水準消毒薬は，フタラール，グルタラール，過酢酸の3剤である．過酢酸は専用の自動洗浄消毒装置にて使用する．浸漬消毒する場合は，タイマー使用により時間を厳守する．グルタラールの残存と思われる腐食性咽喉頭炎の報告などもあるため，すすぎを十分に行う．用手洗浄では個人差が生じること，洗浄時に汚染や曝露の問題があること，消毒薬の副作用の問題から自動洗浄消毒装置の使用が望ましい．自動洗浄消毒装置の使用にあたっては，日々のメンテナンス，メーカーによる適切な保守・点検，フィルターなどの消耗部品の管理，消毒薬の使用期限などを厳守する．自動洗浄消毒装置の運行履歴（トレーサビリティ）を管理する．

泌尿器科領域のスコープの処理

●使用する消毒薬とその使用方法

　軟性鏡の処理に使用可能な高水準消毒薬は，過酢酸とグルタラールである．フタラールはアナフィラキシーショックの報告に基づき，尿路内視鏡の消毒は禁止されている．また，従来多用されてきたホルマリンガスによる消毒（ホルマリンボックス）は，消毒の不確実性，患者および医療従事者への健康被害等を考慮し使用しない．

　高水準消毒薬の使用方法は，前述の耳鼻科領域の処置用スコープと同様である．すすぎでは，「膀胱鏡においては2分間の流水（15L程度の水が必要）による全体の洗浄と50mLの注射筒により5回にわたって管内を洗浄することで，内視鏡に付着した消毒薬をほぼ無視できる程度にまで除去することができる」[2]との記載がある．

●滅菌

　硬性鏡は滅菌処理が必要である．滅菌法には，高圧蒸気滅菌，エチレンオキシドガス（EOG）滅菌および過酸化水素低温ガスプラズマ滅菌があるが，最も確実で経済的，安全な滅菌法である高圧蒸気滅菌法を第一選択とする．現在販売中の硬性鏡はすべて高圧蒸気滅菌対応である．フラッシュ滅菌（短時間高圧蒸気滅菌）は，不完全な滅菌となる可能性があるため日常的には行わない．硬性鏡の使用頻度が高くフラッシュ滅菌を使用せざるをえない場合は，インジケータを必ず使用し，滅菌後速やかに使用する．

　手術で使用するなど，軟性鏡で「滅菌レベル」を要する場合は，EOG滅菌または過酸化水素低温ガスプラズマ滅菌で対応する．各滅菌方法の手順（管腔内への水分の残存がないかなど）を厳守し，機器の破損や故障，不完全な滅菌にならないよう十分に留意する．

内視鏡の乾燥・保管

　管腔を有する場合，すすぎ水に混入しているかもしれない微生物による内視鏡の再汚染の減少や，乾燥を促進する目的でアルコールフラッシュを行うことは効果的である．アルコールフラッシュ直後に患者に使用する場合は，アルコールの残存に留意する．

　軟性鏡の保管は乾燥状態の保持が重要であり，

2章
洗浄・消毒・滅菌と環境整備

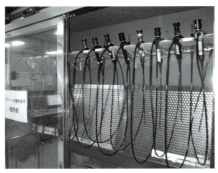

❻ 耳鼻科外来の扉付き保管庫に収納された内視鏡

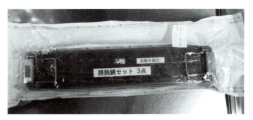

❼ 高圧蒸気滅菌後の硬性鏡

垂直に立てかけて保管する．周囲からの汚染を受けないよう扉付きの保管庫への収納（❻）が望ましいが，耳鼻科領域の観察用スコープなどは，すぐに使用できるように処置台にセットされていることも多い．よって，周囲環境も整備し，可能な範囲で汚染防止に意識的に努める．

滅菌済みの硬性鏡（❼）は，滅菌バッグを汚染・破損しないよう扉付き保管庫に収納しておく．

洗浄・消毒エリアの環境整備

グルタラールでは，自動洗浄消毒装置を用いたとしても，厚生労働省の通達（空気中の濃度は0.05 ppmを超えない）に準じた排気設備を設置する．過酢酸に関する規制はないが，十分な換気設備を設置することが望ましい．使用する3剤いずれも蒸気での比重は空気より重いため，排気口は低い位置に設置する，もしくは洗浄消毒装置のふたの付近での強制排気が望ましい．また，いずれの場合もマスク，手袋，ガウンなどの個人防護具を適切に装着して取り扱う．

各診療科の外来や病棟の処置室等で内視鏡の処理を行っている場合，患者の処置台と近接している，排気設備が十分でないなど，さまざまな問題が発生している現状がある．医療従事者間で同じ課題認識をもち，より良好な管理ができるよう取り組む必要がある．

（小野和代）

再確認！
内視鏡の適正管理

内視鏡の適正管理は，リスクマネジメントの視点でもきわめて重要な課題となっている．従来は，使用した場所でそれぞれが処理・保管する方法が行われてきたが，内視鏡処理レベルを担保することや，効率性を考え，内視鏡室などが一括管理する方法が取り入れられてきている．本方法には，内視鏡の搬送，それに伴う時間的制約上の課題やマンパワーの問題などクリアすべき課題が多いことも確かである．しかし，その目標が「適切な処理・管理がなされた内視鏡を患者に提供すること」であることを踏まえ，自施設での内視鏡管理を見直してみたい．その際に大事なことは，「できない理由を探すことに終始するのではなく，どのようにすればできるようになるのかを前向きに議論すること」だと考える．医療従事者間で内視鏡にかかわる標準的な安全・感染対策に関する知識を共有し，理解・協力し合うチームワークのなかで，自施設にとって最良の方法を検討していきたい．

（小野和代）

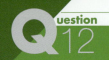

流しで使う洗浄用スポンジはどのように管理したらいいでしょうか

洗浄などに使用したスポンジは，湿潤状態のままで放置しておくとグラム陰性桿菌の温床となるので，乾燥状態を保持し，長期間の使用は避け，できるだけ早く破棄しましょう．院内で統一したルールを設けて管理することが必要ですが，スポンジの管理にポイントをおくよりも，スポンジで洗浄後，器材器具を流水で十分に洗浄し，速やかに水切りすることのほうが重要です．

スポンジの汚染

　医療現場において，器材器具の洗浄や流しの清掃をするためにスポンジは必要な用具である．1回ごとに破棄する，または可能な限りスポンジを使用しないで代用品を使用する，洗浄・乾燥したものを使用することが望ましいが，経済的にも単回使用されることは少なく，管理方法が難しいのが現状である．

　使用後の洗浄用スポンジが関与したと考えられる医療関連感染事例の報告はないが，湿っているスポンジを常時水回りなどの流し（シンク）に放置しておくことは，細菌の温床となりうるため使用する際には，注意が必要である．

　スポンジの微生物汚染について調べたところ，スポンジの中は高頻度で緑膿菌で汚染されており，長期にわたって生存し，バイオフィルムを形成するため乾燥に対しても抵抗性を示すため取り除くのは難しい[1]といわれている．

管理のポイント

　一般細菌は70℃で30秒，エイズウイルスは80℃で1分，B型肝炎ウイルスは98℃で2分で殺滅できる[2]ため，使用後のスポンジの管理方法として，70〜80℃で10分間の熱水消毒をすることが勧められている．あるいは，0.1％次亜塩素酸ナトリウムによる30分以上の浸漬消毒後，十分に乾燥してもよい[3]．ただし，一度汚染されると消毒後に乾燥させても清潔にはならない．長期間の使用は避け，できるだけ早く廃棄する[4]．常に乾燥した状態で保管する[5]など，管理方法には注意する．器材センターや関係部署と十分に話し合いをしながら現場での器材器具の洗浄を減らし，一時洗浄の廃止など業務を見直すことも必要である．一番スポンジを使用している職種（主に看護助手）や一番使用している部署の意見を聞きながら，業務がスムーズに遂行できるように自施設の現状に合った対策を検討する．

●スポンジの材質に合った消毒法の選択

　スポンジの主な素材はナイロンやポリウレタンであるが，次亜塩素酸ナトリウムを使用すると劣化する．また，耐熱温度が70℃のスポンジは，熱水消毒ができない．使用するスポンジの材質を考慮したうえで消毒法を決める．

●器材器具の洗浄を徹底する

　汚染されたスポンジで洗浄した器材器具や洗浄者の手指には，スポンジを介して汚染が移行するが，移行した汚染は，適切な流水洗浄により臨床上問題がないレベルまで細菌を減らすことができる[6]．そのため，スポンジの管理を重要視するよ

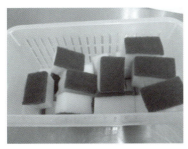
❶ 8ツ切りにしたスポンジ

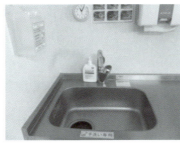
❷ 整理されたシンク

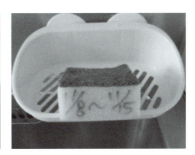
❸ 使用期限を記入したスポンジ

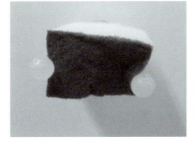
❹ スポンジの水切り

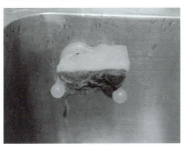
❺ 劣化したスポンジ

りも，スポンジで洗浄後，器材器具を適切に流水洗浄し，速やかに水切りすることが現場に則した対策といえる．

●スポンジの交換頻度

スポンジの交換時期に明確な基準はない．スポンジは一度でも使用すると細菌汚染されることを念頭に置いて使用し，自施設で統一したルールを決めておく．

●水回りの管理

グラム陰性桿菌である緑膿菌，アシネトバクターなどは湿潤環境を好むため，蛇口周囲や水切りかご，乾燥機のウォータートラップ内など水が停滞しないように常に清掃し乾燥させておくことを心がける．スポンジに限らず，シンクや洗浄後の器材器具の保管容器などの清掃も重要となる．

当院のスポンジ管理法の一例

不織布を1回ごとに使用したり，環境クロスで代用したりしている施設もあるが，当院では，スポンジを小切り（8ツ切り，❶）にカットして使用している．ただ，小さくカットしても使用するごとに細菌が増加し，汚染度が増すためその都度廃棄している．また，小さくカットすることで細かな部分の洗浄もしやすくなる．1回ごとに廃棄するためシンク内の整理整頓ができ，清掃しやすい環境が担保され，水の停滞がなくなる（❷）．

1回ごとに廃棄できない場合は，長期間使用しないように1週間の期限を設けて使用している（❸）．また，シンク周囲に保管する場合は，直置きせず，水切りできるようなアイテムを活用し，できる限り乾燥を促すような工夫をして管理している（❹）．明らかに色が変色し，表面がすり減り劣化したもの（❺）は，泡も立たず洗浄効果も低下する．水はねの影響のある場所で保管していると乾燥が十分に行えず，常に湿っていることになる．水はねを放置しない管理が必要である．

（松本千秋）

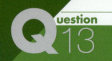

開封した消毒薬に有効期限はありますか．管理方法も教えてください

現在，一般的には開封後の消毒薬の有効期限について規定はありません．それぞれの製品の特徴や保管状況（光，温度）を考慮したうえで，院内統一のルールを設け，遵守することが必要です．それには消毒薬の力価低下や細菌混入などのリスクを考慮し，開封日や調製日の記載を徹底するなど病院スタッフへの教育も必要となります．

　消毒薬は，保管状況や濃度により経時的な力価低下を起こす可能性や，開封時の手技によっては細菌混入のリスクがある．実際，消毒薬内への細菌混入により感染症が誘発された報告も多くみられる[1]．製薬メーカーの提示している期限は未開封時のものであり，上記を考慮すると，臨床現場で開封後の期限として使用することはすべての消毒薬に対しては適正ではないと考えられる．

　代表的な消毒薬の管理における注意事項と，当院の管理方法を紹介する．

高水準消毒薬（過酢酸，グルタラール，フタラール）

　過酢酸とグルタラールは，実用液とした後は経時的な分解が生じる[2,3]．光により分解が促進するため，遮光下での保管が必要となる．また，同じ成分であっても，製品（緩衝剤）によって濃度低下の速度が異なるため注意する．

　フタラールは経時的な分解は起こらないとされているが[4]，前者2剤も含め，内視鏡自動洗浄機を使用する際には洗浄水混入による濃度低下が生じる[5]．

　以上のことから，使用の際は各社の濃度確認ツールを使用し，薬液の交換頻度の目安とすることが勧められる．

中水準消毒薬（アルコール，ポビドンヨード，次亜塩素酸ナトリウム）

●アルコール

　薬液中の細菌混入に関する報告はわずかしかなく[1]，数か月間の保管が可能である．しかし，アルコール含浸綿やガーゼを保管する際は，揮発するアルコールの性質から経時的な薬液量と濃度低下を起こすことへの注意が必要である[6]．保管容器から清潔操作で取り出すことを前提としても，開閉頻度や密閉条件によって交換頻度を決めることが望ましい．また，交換時も保管容器の汚染リスクへの配慮が必要となるので，使用頻度が高い場合は個包装製品の導入を推奨する．

　アルコールは引火性，揮発性があるので，直射日光は避けて保管する．

●ポビドンヨード

　光により消毒効果を示す遊離ヨウ素濃度が低下し，有機物の存在で不活化される．アルコールよりは緩徐であるが，綿やガーゼに含浸させて保管する場合は薬液の揮発に注意する[7]．希釈液を保存する場合は，散光下より遮光下のほうが，また希釈倍率が低いほうが安定性に優れている[8,9]．

　10％液を含浸させた綿球を万能つぼで保管する場合は有機物の混入を避け，7～14日程度を期限とする．

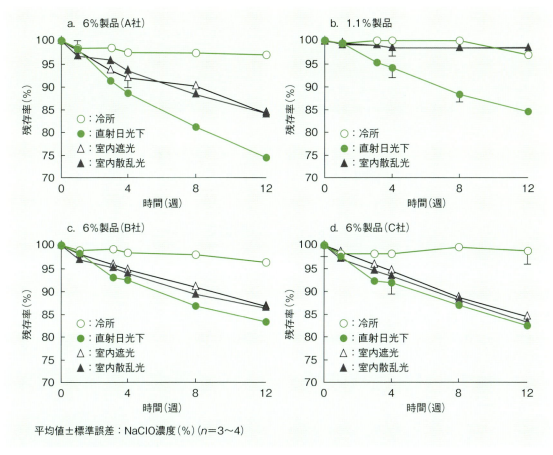

❶ 保存環境による次亜塩素酸ナトリウム（NaClO）の安定性の違い（改）
（今村理佐ほか．富山県における次亜塩素酸ナトリウム製剤の使用実態およびその安定性に関する検討．日病薬誌 2009：45：89-92．）

●次亜塩素酸ナトリウム

光や温度の影響を受け，経時的な濃度低下を起こす（❶）[10]．

発売されている製品には冷所保存のものと，室温保存のものがあり，室温保存とされている製品は冷所保存のものよりメーカーによる有効期限は短く設定されている．細菌混入後の繁殖リスクは小さいが，有機物の混入により不活化される．希釈液を保存する場合も，冷暗所で保管するほうがより安定性が保たれる．市販の濃度確認ツールを使用し濃度管理をすることも可能である．

また，100 ppm と低濃度の薬液については，有機物の混入による効力低下が著しいこともあり[11]，使用ごとに交換する．

低水準消毒薬（クロルヘキシジン，第四級アンモニウム塩，両性界面活性剤）

クロルヘキシジンは光により分解が進むため，長期保存では遮光が必要である[12]．他の薬剤も多くが遮光保存と提示されている．

低水準消毒薬には，抵抗性細菌が認められているものもあるため[13]，製品ボトル自体への細菌混入に注意する．また，含浸綿球・ガーゼでは薬液の吸着が起こり，濃度が低下する[14]（❷）[15]ため，細菌混入後の繁殖リスクが高くなる．よって，万能つぼで含浸綿球を保管する際は，十分な薬液量を保ち，継ぎ足しはせず，1日1回は交換する．保管容器の衛生的な管理を考えると，個包装製品

❷ 綿球製品への吸着による塩化ベンザルコニウム濃度の低下

綿製品	初濃度	
	0.01 %	0.025 %
カット綿	0.0020	0.0073
綿球（No. 10）	0.0042	0.0133
ガーゼ	0.0069	0.0188

綿製品5gを100 mLの消毒液に入れた場合．
（影向範昭．塩化ベンザルコニウムの綿製品への吸着．歯薬療法1986；5：105-8．）

を導入することも有用である．

当院の管理方法

●開封後の消毒薬の使用期限

・高水準消毒薬：内視鏡洗浄のみの使用であり，使用ごとに濃度をチェックし，必要に応じて薬液を交換する．
・中・低水準消毒薬：基本的には開封後1か月を期限としている．製品によっては短い場合もあるが，使用頻度や保管状況，管理方法を検討した結果，1か月としている．
・次亜塩素酸ナトリウム製品以外は滅菌希釈製品を採用し，消毒薬の希釈は基本的に行っていない．次亜塩素酸ナトリウム製品の希釈液を調製した場合も，遮光条件や有機物の混入の可能性を考慮し用事調製を行っている．
・使用頻度の高いアルコールやポビドンヨードなどは個包装製品を採用している．

●期限管理

各消毒薬の使用期限が記載されている一覧を院内インターネット上に掲載し，スタッフがいつでも閲覧できるようにしている．また，感染制御リンクナースと病棟専任薬剤師が協力して定期的に開封日の記載の有無や開封後の期限などをチェックし記録に残している．

（新屋夏希）

再確認！ 洗浄用スポンジ管理の難しさ

スポンジが菌の培養器であるかのように敵対心をもち撤廃したい人，細菌汚染されているものを使うことに抵抗感をもっている人は少なからずいると思われる．業務的に楽になり管理もしやすくなるのなら何でもディスポーザブルにすればよいと考える人もいるかもしれないが，廃棄物の増加やコストを考慮することも必要である．また，管理が煩雑化し，統一できなくなるような対策は避けなければならない．

単回使用できる施設やできない施設，常に乾燥できる施設，洗浄と手洗いシンクが混在している施設など，さまざまである．いろいろなエビデンスに則って対策を立案しても，現場が対応可能な方法でなければ現場スタッフは実践しない．器材器具を洗浄するスポンジやタワシなどの洗浄用具は医療現場においては必要不可欠なものであるが，スポンジを洗浄，乾燥することは非常に難しいことである．スポンジを悪者扱いするのではなく，洗浄対象物のすすぎと手指衛生を徹底することが一番手っ取り早い対策なのかもしれない．

（松本千秋）

わかりやすい抗菌薬の基礎知識 ❷

抗菌薬を使う前に考えること

薬剤耐性菌を考慮した抗菌薬使用

　抗菌薬は感染症の治療に必要な薬剤である．では，感染症患者の治療をする医師は，どのようにして数ある抗菌薬のなかからある一つの薬剤を選んでいるのだろうか．

　ペニシリンが広く感染症の治療に使用されてから，多くの種類の抗菌薬が製薬企業によって積極的に開発され，抗菌力が強く副作用も少ない抗菌薬が実際に使用され，多くの感染症が克服されてきた．優れた薬剤では，その抗菌薬の臨床的な有効率が90％以上を認めるものもあり，極端なことをいえば，この一つの抗菌薬さえ使えば，感染症の9割の患者は治ってしまうともいえる．

　そのため，つい最近まで，「抗菌薬なんて自分が使い慣れているものを1つか2つ知っておいて，どんな感染症の患者が来ても，このどちらかを選んでおけば，みんな治ってしまう」という考えの医師も数多くいた．

　しかし今では，これまでの抗菌薬が効かない薬剤耐性菌が，抗菌薬を大量に使う大病院ばかりでなく，抗菌薬とはまったく縁のない一般社会にまで蔓延している．さらに薬剤耐性菌に有効とされる新しい抗菌薬がまったく開発されない状況では，これまでのようにどの抗菌薬でも9割近くの有効率を期待できなくなった．そのため，目の前の感染症患者の治療のために使用する抗菌薬を，より理論的に選択する必要性が高まってきた．さらに，このような抗菌薬の現状を考えると，今後のためにも新しい薬剤耐性菌を作りださずに，さらにいかに蔓延させないかということも考えて抗菌薬を選択することが大切になってきている．

抗菌薬が本当に必要な患者かよく考える

　まず大原則として，目の前の感染症患者に抗菌薬が本当に必要かどうかを考えることが大切である．不要な抗菌薬を投与すれば，その薬剤によって副作用が発現するかもしれない．また，治療にかかる経済的な負担も生じることになる．そのうえ不要な抗菌薬の投与によって薬剤耐性菌が生みだされ，さらに抗菌薬を使用することによって蔓延することになる．そのため，不要な抗菌薬は使わないことを心がける必要がある．たとえば，自分一人ぐらいが不要な抗菌薬を使っても世の中の菌が耐性菌になることはないだろうと考えてはいけない．自分ばかりでなく，隣の医師も，さらに隣の医師も同じことを考えていれば，次々に薬剤耐性菌は生まれ，瞬く間に薬剤耐性菌は広がってしまうからである．

最も身近な例は，外来を受診した急性上気道炎"いわゆる，かぜ"の患者に抗菌薬を使うか否かである．「抗菌薬を使ったほうが早く治るし，病院の評判もあがる」「患者がどうしても抗菌薬がほしいといっている」「後でかぜをこじらせて肺炎にでもなったら大変だ」などと自分自身に言い聞かせて抗菌薬を使ってしまうことはないだろうか．

　大多数がウイルス性の急性上気道炎に抗菌薬を使っても早く治る根拠はどこにもない．それに，抗菌薬に急性上気道炎の後の肺炎などを予防する効果はない．患者には，不要な抗菌薬の使用はお金もかかるし，副作用が発現すれば，むしろ害になることをきちんと説明すべきである．

迅速診断キットの積極的な活用を

　最近ではインフルエンザウイルス抗原の迅速診断キットや，A群溶連菌の迅速診断キットなど，外来患者でも短時間に検査できるキットがある．すべての急性上気道炎や急性咽頭炎の患者の原因微生物を，ウイルスかそれ以外の細菌感染症か正確に判別することは現時点では不可能だが，このような迅速診断キットを使えば，よりその原因微生物に迫ることができ，自信をもって，抗菌薬を使うか否かの判断ができることになる．

　さらに迅速診断キットによって診断された症例を経験していくうちに，臨床経過や診察所見からもある程度は診断が可能となってくることも期待される．今後も多くの原因微生物の診断のための検査キットが発売されると思われる．保険診療上も適用があるので，ぜひこのような診断キットを積極的に使ってほしい．

　原因微生物をより正確に把握し，不要な抗菌薬の使用を減らすことは，今現在の感染症の治療ばかりでなく，10年後，50年後の感染症治療にも大いに役立つことは間違いない．

〔前﨑繁文〕

3章 サーベイランス

Question 14

サーベイランスでは，どのような疾患・種類を対象にしたらいいでしょうか

病院内で行う代表的なサーベイランスの種類は，病原体，医療器具関連・手術部位感染（手技関連感染），針刺し・切創，血液・体液曝露などがあります．病原体や医療器具関連サーベイランスの対象は複数あり，何を選べばよいのか迷うところです．結果を生かすためには，まず自施設の感染症やその原因微生物の発生頻度を知り，行われている医療のリスクアセスメントを行うことから始め，アセスメントに基づいてサーベイランスの対象を選択し，その目的を明確化しておくことが重要です．

病原体サーベイランス

●対象となる感染症とその原因微生物を知る

　病原体サーベイランスは，メチシリン耐性黄色ブドウ球菌（MRSA）などの多剤耐性菌（以下，耐性菌），インフルエンザや感染性胃腸炎の原因となるノロウイルスなどが対象となる（❶）[1]．これら病院内で問題となる医療関連感染症やその原因微生物の最新情報を知るためには，感染対策の専門誌やインターネットなどの情報源を用いて国内外の情報を把握し，耐性菌などに関する知見のアップデートに努めることが大切である．院内での発生はまれだが厳重警戒が必要な耐性菌（たとえば多剤耐性緑膿菌〈MDRP〉，多剤耐性アシネトバクター属〈MDRA〉，バンコマイシン耐性腸球菌〈VRE〉，カルバペネム耐性腸内細菌科細菌〈CRE〉など）に関する知識も得て，発生時の危機管理体制整備につなげる．これらは，耐性菌のなかでも治療に難渋しやすく伝播しやすい．1例でも検出されればアウトブレイクと認識して対応する．

●微生物検査室のデータから傾向を知る

　病原体サーベイランスを始めるにあたり，❶[1]にあげられる感染症やその原因微生物の自施設内の各部署における発生状況を把握する．最近では電子カルテを利用したシステムの実用化が進み，サーベイランスの対象となる病原体が検出されれば，ICT（infection control team）のメンバーだけでなく臨床現場の医療従事者も自部署と院内全体での発生状況をすぐに確認できる施設が増えている．

　このようなシステムが導入されていない場合は，何種類もある感染症やその原因微生物のなかから対象とするものを選び，発生・検出状況の確認頻度や方法を決める．耐性菌については，保菌・感染症にかかわらず発生頻度が毎月数例以上あるもの（たとえばMRSA）は毎日確認し，発生した部署の手指衛生および標準予防策・接触予防策などの実施状況の観察などを併せて行う．年間を通して発生が数例程度か，発生しないもの（たとえばMDRPやVRE）は，検出直後に感染管理担当者が微生物検査室から報告を受け，臨床現場が速やかに厳重な接触予防策を開始できる体制を整備する．手当たり次第に実施すると，データ収集に膨大な時間を費やすだけでなく，情報の質が低下したり，現場へのフィードバックや感染予防策の改善にたどりつかなかったりすることがあるため注意が必要である．

❶ 医療関連感染症やその原因となる代表的な微生物

国内における発生頻度	感染症・原因微生物
比較的高い	メチシリン耐性黄色ブドウ球菌（methicillin-resistant Staphylococcus aureus：MRSA）
中程度～低い	基質特異性拡張型β-ラクタマーゼ（extended-spectrum β-lactamase：ESBL）産生菌
	バンコマイシン耐性腸球菌（vancomycin-resistant enterococcus：VRE）
	多剤耐性緑膿菌（multidrug-resistant Pseudomonas aeruginosa：MDRP）
	多剤耐性アシネトバクター属（multiple drug-resistant Acinetobacter：MDRA）
	カルバペネム耐性腸内細菌科細菌（carbapenem-resistant Enterobacteriaceae：CRE）
	メタロ-β-ラクタマーゼ（metallo-β-lactamase：MBL）産生菌
	KPC（Klebsiella pneumoniae carbapenemase）型β-ラクタマーゼ産生菌
	ニューデリー・メタロ-β-ラクタマーゼ-1（NDM-1）産生菌
	OXA（oxacillinase）型β-ラクタマーゼ産生菌
	AmpC型β-ラクタマーゼ産生菌
	β-ラクタマーゼ非産生アンピシリン耐性（β-lactamase negative ampicillin-resistant：BLNAR）インフルエンザ菌
	ペニシリン耐性肺炎球菌（penicillin-resistant Streptococcus pneumoniae：PRSP）
	クロストリジウム・ディフィシル（Clostridium difficile）
未発生	バンコマイシン耐性黄色ブドウ球菌（vancomycin-resistant Staphylococcus aureus：VRSA）
その他	血液・髄液培養検体陽性例
	結核，インフルエンザ，RSウイルス感染症，感染性胃腸炎，麻疹，水痘，風疹，流行性耳下腺炎，流行性角結膜炎など*
	アスペルギルス感染症，レジオネラ感染症，クリプトコッカス感染症**

＊発生時，「疑いの段階」から迅速な感染経路別予防策を実施する（実施していなかった時期については，接触者調査・健診・発症予防投与などが必要となる）．
＊＊発生時，水や空気などの環境を介した感染が疑われ，その調査と拡大予防策が必要．
（坂本史衣．感染予防のためのサーベイランスQ&A．東京：日本看護協会出版会：2010．p.11-91．を基に筆者作成）

●微生物検査室のデータからは拾えない感染症や疑似症例を把握する

インフルエンザや感染性胃腸炎などの感染症は，職員が他院で診断を受ける場合がある．患者においても，市中で診断を受けた後に入院する「持ち込み症例」があり，これらは微生物検査室のデータからは拾えないため，臨床現場から報告を受けるシステムを構築する．また，これらの感染症は，診断を受けるまでの疑いの段階で察知し，経験的な感染経路別予防策を迅速に開始することが拡大防止のカギとなる．そのため，病原体サーベイランスに併せて発熱，上気道炎症状，下痢・嘔吐などの感染症を疑う症状をとらえる「症候性サーベイランス」の実施も考慮する必要がある．いずれも，サーベイランスの対象となる病原体や症状について，職員が共通の認識をもつことが重要である．

医療器具関連・手術部位感染サーベイランス

●対象の選定

医療器具関連感染サーベイランスは，中心ラインや人工呼吸器などのカテーテルやチューブ類の使用に関連して起こる感染症を対象とし，自施設の規模や医療の特徴などを勘案してリスクアセスメントを行い，選定する．最近では，上記以外に末梢静脈カテーテル関連感染サーベイランスや透析関連感染サーベイランスなどが普及している．

手術部位感染は，手術に直接関連して発生する術野の感染であり，一般的には施設内で症例数が多く，その発生率が比較的高い手術を対象としてサーベイランスを行う．

各対象の選定時のポイントを❷[1)]に示す．

●実施期間

自施設のベースラインを明らかにするために必要なサーベイランスの実施期間は，対象となる医療器具の使用頻度や感染の発生頻度により異なるが，1か月のような短期間ではベースラインが明

❷ 医療器具関連・手術部位感染サーベイランスの対象選定におけるポイント

	選定時のポイント	対象となるサーベイランス
1	発生頻度が高い	・カテーテル関連尿路感染（catheter-associated urinary tract infection：CAUTI）
2	重症化や死亡，入院期間の延長，医療費の増大につながりやすい（ハイリスク・ハイコスト）	・中心ライン関連血流感染（central line-associated bloodstream infection：CLABSI） ・人工呼吸器関連肺炎（ventilator-associated pneumonia：VAP） ・人工呼吸器関連事象（ventilator-associated event：VAE） ・手術部位感染（surgical site infection：SSI）
3	特定の医療器具の使用頻度が高い，手技の実施頻度が高い（ハイボリューム）	＜例＞・ICUにおけるVAP/VAE, CLABSI, CAUTI ・消化器外科病棟におけるCLABSI, SSI ・血液内科病棟におけるCLABSI
4	特定の部門や診療科の患者が特定の医療器具や手技により感染症を起こすリスクが高い	＜例＞・ICUにおけるVAP/VAE, CLABSI, CAUTI ・消化器外科病棟におけるSSI ・血液内科病棟におけるCLABSI
5	特定の部門や診療科の患者が特定の医療器具や手技により感染症を発生した場合，治療に難渋しやすい	＜例＞・心臓血管外科病棟におけるSSI ・整形外科病棟におけるSSI ※消化器外科手術などと比較すると頻度は比較的低いが，発生した場合は治療に難渋し，長期化しやすい．心臓血管外科の開心術後の縦隔洞炎などは時に重症化や死亡を招く
6	現場の医療従事者が日常的に「多い」と感じ「なぜ？」「どうすれば防げるの？」と疑問を抱いており，実際に発生頻度が高く感染予防対策に改善の余地がある	＜例＞・○○病棟におけるCLABSI ・消化器外科病棟における直腸・結腸手術のSSI ・整形外科病棟における脊椎手術のSSI

VAPとVAEについて：2013年CDCのNHSN（National Healthcare Safety Network）の定義の改訂で，18歳以上の人工呼吸器装着患者については，従来のVAPからVAEプロトコルを使用することになり，現在，国内におけるサーベイランスの疾患定義もこれに準じて改訂が進んでいる．
（坂本史衣．感染予防のためのサーベイランスQ&A．東京：日本看護協会出版会：2010. p.11-91. を基に筆者作成）

らかになりにくく，少なくとも数か月間は実施したい．毎年，ある数か月間特定の部署で特定のサーベイランスを実施して経年的評価を行う方法もあるが，たとえば前回の3か月の感染率が「0」であっても，次回の3か月には上昇する可能性がある．継続してサーベイランスを行っていると，「人の入れ替わりが多い時期に発生率が上昇する」などの傾向がみえることもあり，変化を起こすための最善のタイミングをつかむことができる．感染予防策の改善につなげるためにも，最低でも半年から1年程度は継続して評価するほうが臨床現場にフィードバックする際の説得力も増す．

一方で，漫然と継続すればよいというわけでもない．現場へのフィードバックが追いつかない，感染予防策の改善に結びつかないような状況では，サーベイランスの目的は果たせない．「医療器具の使用頻度が低い」「感染が年間0～1例程度」といった場合は，まずデータ収集の手法を確認する．問題がなければ対象集団の感染リスクが高くないと考えられるため，継続の必要性を吟味し，感染予防策の改善を必要とする対象への変更を検討する．

（西内由香里）

Question 15

サーベイランスの結果を生かすには，どうしたらいいでしょうか

サーベイランス活動は，常に"Plan（計画），Do（実行），Check（評価），Action（改善）のサイクル（PDCAサイクル）"を意識して行います．また，収集したデータを分析し，必ずサーベイランスにかかわる現場のスタッフにフィードバックして現状を共有することが重要です．その際は，数値などをわかりやすく「見える化」して伝え，結果から考えられることや改善の余地がある感染対策について一緒に検討しながら進めます．

データを分析・解釈する際の留意点

医療器具関連感染などのサーベイランスにおける感染の判定基準は，診断や治療のために医師が用いる臨床診断の基準とは異なることをあらかじめサーベイランスにかかわる医療関係者に説明して理解を得る．判定は，必ずサーベイランスを目的とした基準*を用い，感染管理担当者が疫学的原則に従って行う．患者ごとに違う基準を用いると感染の発生率（以下，感染率）は公平に比較できず，ベンチマーキングや感染予防策の評価が難しくなる（**Q17**参照）．

＊CDC（Centers for Disease Control and Prevention）の全米医療安全ネットワーク（National Healthcare Safety Network：NHSN），厚生労働省院内感染対策サーベイランス事業（Japan Nosocomial Infections Surveillance：JANIS），日本環境感染学会JHAIS（Japanese Healthcare Associated Infections Surveillance）委員会，国公立大学附属病院感染対策協議会などのプロトコルがある．使用する判定基準や参加するサーベイランスシステムについては，自施設への適合性を検討して選択する[1]．

●ベースラインを明らかにして，アウトブレイクを察知する

サーベイランスで得られた自施設のベースライン（日常的な感染率）を明らかにして，その推移を評価する．ベースラインは，一般的に6か月〜1年間の感染率の平均値とする．また，平均値を中心線として「平均値＋2〜3標準偏差」を管理上限値と定める[2]．この値を超えた場合は，速やかに現場のスタッフにフィードバックを行い，感染管理担当者を中心としたICT（infection control team）メンバーが対応する．

●ベンチマーキングを行う

ベンチマーキングとは，対象部署と同じような特徴をもつ他部署や他施設などと指標（ベンチマーク）を比較・分析して感染予防策の評価と改善に役立てる手法である．NHSN，JHAISなどのベンチマークは，自施設の規模や機能を考えて最も近いものを選ぶ．たとえば，ICUで中心静脈ライン関連血流感染サーベイランスを行っている場合，JHAISのベンチマークを用いれば国内の施設間での比較が可能である．患者のリスクファクターの違いもあり厳密な比較には限界があるが，他施設と比較して感染率が高いのか低いのかは現場のスタッフも施設の管理者も気になるところであり，感染予防策を強化したり新たに導入するうえでの説得材料となる[1]．

ベンチマーキングを行い，対象部署の感染率が90パーセンタイル値を超える高い外れ値にあったとする．この場合，感染予防策に何か問題があるのではないかと考え，マニュアルや手順書に基づく現場での実践状況を確認する．しかし，感染率や医療器具使用比は，「異なる時期の患者の重

Q15

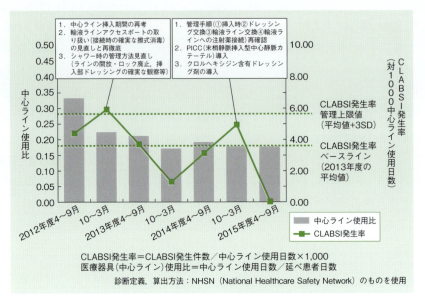

❶ 中心ライン関連血流感染（CLABSI）サーベイランスデータグラフの例
ベンチマーキングやCLABSI発生率，中心ライン使用比を使用した評価の詳細については，専門書を参照されたい．

症度」「血液培養検査の有無」「感染の判定を行う際の情報量や質の差」などの影響を受けるため，患者背景や感染の要因にかかわる情報を広い視野でとらえ，慎重に解釈して伝える[2]．

●フィードバックを効果的に行うための戦略

サーベイランスとは，収集・分析したデータを対象部署のスタッフと共有し，感染率の低下を目指して感染予防策を評価し，実践の質改善につなげる活動である．このPDCAサイクルの過程でフィードバックは不可欠であり，スタッフと日常の感染予防策を振り返り，感染の発生時期や起因菌から感染の原因を推定したり感染者の共通点や潜在的な問題点を発見したりできる貴重な機会となる．フィードバックの時期は，対象部署や職種に応じ6か月，1年などの間隔で設定する．変化を起こすために重要なキーマン（感染対策リンクナース，師長，リンクドクター，診療科長など）が参加できるよう調整する．医師と看護師は別の機会を設定したほうが課題を整理しやすい場合もあるため，対象を熟慮する．また，ICTの医師や臨床検査技師の助言から具体的な改善策を導けることもあるため，他職種の参加も検討する．院内感染対策委員会は，病院長や看護部長，事務部長などに現状と感染予防策の改善の必要性をアピールして，必要な物品の導入などの支援を得るチャンスである．

●フィードバックに向けた情報整理と資料作成

報告書などの資料は，グラフや図を用いて視覚的に情報を伝えられるよう工夫し（❶），対象に応じ専門用語の説明を補足する．感染率や医療器具使用比に加えて，ベンチマーキングの結果や感染予防策の改善のポイントを示すことは，その後の目標調整に役立つ．改善策実施前後の感染の減少率を示し，さらに統計解析を行うと，特に医師に対するインパクトは強まる．しかし，感染率には多くの要因が影響し，同時に複数の予防策を導入することもあるため，一つの対策の効果について疫学的な因果関係を特定することは難しく，有意差もサンプル数が少なければ認めにくい．感染予防策の効果は，予防策の科学的根拠や感染の減少率，対費用効果などを総合的に評価する[2]．

●ポジティブ・フィードバック

　サーベイランスデータは感染管理担当者と現場のスタッフが協働し，継続的に感染予防策の質向上を図るツールである．データの力を最大限に生かせるように，サーベイランスにかかわるスタッフにフィードバックする際には，ポジティブ・フィードバックを心がけ，感染率の変動や問題点だけではなく，感染予防策の実施状況において改善した点や模範的な点を強調して伝えることでモチベーションアップにつなげる．

（西内由香里）

再確認！ サーベイランス活動を長く続けるために

- サーベイランスの判定基準は変わっていくため，常に最新の情報を得て，適切に update していく．
- 担当者は一人で抱え込まず，現場の協力者をつくり役割を分担しながら進める．
- フィードバックの際は，必ず現場の日常の努力を労い，楽しくポジティブに行う．
- 「長期間，感染率が低く推移している」「感染予防策の改善に結びつかない」場合などは継続の必要性を見直す．
- 感染率や医療器具使用比などのアウトカムデータをさらに生かすために，可能であれば一定期間でもプロセスサーベイランス（有効な感染予防策の実施率を測る）を実施する．

（西内由香里）

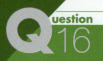

アクティブサーベイランスとはどういうものでしょうか

感染対策の一環として，患者が特定の病原体を保菌しているかどうかを調べるため，特定の部位から検体を採取することを指します．「積極的監視培養」とも呼ばれ，英語では"active surveillance culture"または"active surveillance test"と呼びます．患者の感染症の診断・治療のために，感染症の原因と推定される臓器や部位から臨床検体を採取する行為とは異なります．

なぜ積極的監視培養が必要か

　感染症の起因菌の由来は，必ずしも医療従事者の汚染された手指や消毒が不十分な医療器具だけではなく，患者自身の保菌している病原体による場合もある．たとえば，患者自身の口腔や気道に存在する細菌が，人工呼吸器関連肺炎（ventilator-associated pneumonia：VAP）の起因菌となりうる．さらに，保菌状態にある患者から医療従事者の手指などを介して他の患者に保菌伝播したり，他の患者にVAPや中心ライン関連血流感染（central line-associated bloodstream infection：CLABSI）を引き起こしたりする．
　これらの感染を防止するために，患者が特定の病原体を保菌しているかどうかを明らかにする検査を，積極的監視培養（active surveillance culture：ASC）と呼ぶ．ASCの結果に基づいて，除菌治療や接触予防策などの感染対策を講じることが有効である．

積極的監視培養の対象となる病原体

　代表的なものとして，メチシリン耐性黄色ブドウ球菌（methicillin-resistant *Staphylococcus aureus*：MRSA）がある．MRSAの保菌は，患者自身のMRSA感染症のリスクとなり，さらには医療従事者の手指を汚染し他の患者のMRSA感染症のリスクとなる．MRSA感染症患者の病室の周辺環境（ベッド，シーツ，患者病衣，オーバーテーブルなど）がMRSAで汚染されるのは当然だが，保菌患者の場合も感染症患者と同じくらい周辺環境が汚染される[1]．そして，患者との接触がなくても，周辺環境に接触したスタッフの手袋からMRSAが分離される．そのため，保菌者に対しても接触予防策が必要であり，保菌者を同定するにはASCが必要である．
　患者がMRSAを保菌していることがわかれば，次のような対応が可能である．
①除菌することにより，その患者自身のMRSA感染症のリスクを下げる．
②グラム陽性球菌による感染症が発症した場合，起因菌の同定前にMRSAを想定した抗MRSA薬による治療を「自信をもって」実施することが可能になる．
③接触予防策を実施することにより，他の患者へのMRSA保菌伝播を防ぐことができる．
　その他の病原体として，MRSA以外の薬剤耐性菌があげられるが，それらはMRSAに比べて分離頻度がきわめて低い．非常にまれにしか分離されない病原体に対してASCを行うことは，手間と費用がかかる一方で陽性者がほとんど見つから

ず，費用対効果の観点から好ましくない．したがって，これらの菌に対するASCはアウトブレイクの際などに限定して行い，平常時のASCはMRSAに限って行うのが一般的である．

積極的監視培養の方法

MRSAに対するASCは通常，患者の鼻粘膜のぬぐい液を採取し培養検査に供する．その他の耐性菌のASCでは，会陰部や直腸，尿や気道などから検体を採取する場合もある．

検体を採取する時期は，緊急入院の患者は入院後できるだけ早い段階が望ましい．待機的手術などによる予定入院の患者は，外来受診時に検体採取を実施し，陽性の場合には除菌などを行う．また，ICUなどのMRSAハイリスク領域にいる患者に対しては，入院時に引き続き定期的に（通常，週1回程度）実施する．

積極的監視培養は有効か

MRSAのASCを患者全員に行い，MRSA保菌または感染者全員に対して徹底した接触予防策をとれば，理論的にはMRSAの伝播はなくなるはずである．このような徹底した対策によってMRSAを減少または抑制することができたという観察研究は，30年以上前から数多く発表されており，その数は100件を超えている．

たとえば，HuangらはICUにおいてさまざまな感染対策を追加導入していく過程で，MRSA菌血症の発生率を検討している．マキシマルバリアプリコーション，速乾性擦式アルコール製剤の導入，手指衛生キャンペーンのいずれもMRSA菌血症を低下させなかったのに対し，その後に導入したMRSAのASCと陽性者に対する厳密な接触予防策により，MRSA菌血症を75%減少させた．さらに驚くべきことに，MRSAのASCを実施したのはICUにおいてのみであったが，MRSA菌血症の低下はICU以外の病棟でもみられた（40%減少）[2]．

PofahlらはMRSAの術前の患者にMRSAのASCを実施し，陽性者にはムピロシンカルシウム水和物（バクトロバン®）軟膏による除菌を実施してから手術を行ったところ，手術部位感染発生率が0.23%から0.09%に低下したと報告している[3]．

一方，観察研究には常に他の要因の混入が懸念され，さらに厳密な研究によって検証すべきという意見もある．ASCの検査費用の負担と，ASCに伴う負の側面（個室隔離に伴う患者観察機会の減少，それによる有害事象の増加）もあり，安易に実施すべきではないという趣旨である．

2011年に『New England Journal of Medicine』に同時掲載された，MRSAのASCとその結果に基づく接触予防策のMRSA制御に対する有効性に関する相反する論文[4,5]が，この議論を象徴している．一方は150例を超える米国退役軍人病院での観察研究，もう一方は全米18か所のICUにおける無作為化比較試験であり，MRSA制御に対して前者ではASCが有効，後者では無効であった．今後もこのような議論は続くものと思われるが，有効か無効かという議論ではなく，どのような患者集団に有効かという議論に徐々に流れが変わってきている．

筆者は，心臓血管外科や整形外科手術の術前患者，ICUやNICUに入室する患者といった集団においてASCを考慮すべきと考える．心臓血管外科や整形外科手術の術前患者においては，術前患者のASCによって術後MRSA感染症に対するハイリスク患者を明確にすることができ，そのような患者に対して術前の除菌とともに周術期予防的抗菌薬としてのバンコマイシンの使用を考慮すべきである．また，ASCの成功事例の多くがNICUやICUを対象に行われた臨床研究であり，またMRSAの感染リスクが高いのもNICUやICUで治療を受ける患者である．

（森兼啓太）

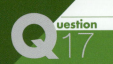

誰がBSI, VAP, UTIを診断するのでしょうか. 医師から感染を起こしていないと言われ, 困ったことがあります

サーベイランスの精度を高く維持していくためには, 研修を受けた特定の人が診断することが最善です. また, 医師をはじめサーベイランスにかかわる医療スタッフには, 臨床的な診断基準と疫学的な判定基準の違いを事前に説明しておくことが大切です.

判定基準の周知

　当然ではあるが, 医療器具関連感染である（もしくはそうでない）と判定するには判定基準を理解する必要がある. 判定基準を理解していないと毎回一貫した判定を下すことができず, サーベイランスの精度に影響を与えてしまう. また, 判定する人が複数存在し, おのおのが異なった判定基準を用いて判定した場合も同様にサーベイランスの精度を下げることになる. では, サーベイランスの精度を高く維持していくためには, 誰がどのように判定を行うことが望ましいのだろうか. 望ましいのはサーベイランスの訓練を受けた特定の人が一貫した判定基準を用いて判定することである. サーベイランスの精度に影響を与える要因と対策を❶[1)]に示す.

　サーベイランスを行う場合は, 事前に関係職種へサーベイランスの目的や内容を説明する必要がある. その際, ある一定の決まった判定基準を用いることも説明に加える. 判定基準に関する事前の説明がなければ, 関係職種から「感染ではないのに勝手に感染ありと判定された」と誤解を招く可能性がある. 特に医師は臨床的な判断で感染症の発生を判断するため, 定めた判定基準自体に疑問を抱くようになり, サーベイランスの継続が危ぶまれる. このような場合, 医師による臨床的判断は医師の臨床経験や専門性により判定結果が異なる可能性があること, それよりも訓練を受けたどの判定者でも同じ判定ができる基準を使用したほうが精度の高いサーベイランスが実施できることを説明し理解を得ておく必要がある. たとえば血流感染（BSI）の場合, 主に診断や治療目的で使用される米国感染症学会（Infectious Diseases

❶ サーベイランスデータの精度に影響を与える要因と対策

要因	問題	対策
疾患定義の変動	感染症の判定に一定の疾患定義を用いず, 医師の臨床診断などを基準にしている	感染症の判定には, 妥当性が検証され, 広く使われている一定の疾患定義を常に使用する
観察者間の変動 (inter-observer variation)	感染症例の判定を行う人がサーベイランスについてよく知らず, またいつも異なる	サーベイランスの訓練を受けた一定の人（人々）が感染症例の判定を行う
観察者内の変動 (intra-observer variation)	感染症例の判定を行う人が, 同様の症例について毎回異なる判定結果を導き出す	患者の基礎疾患などの影響により判定が困難な類似した症例については, いつも同じ基準で判定を行う

（坂本史衣. 基礎から学ぶ医療関連感染対策—標準予防策からサーベイランスまで. 改訂第2版. 東京: 南江堂; 2012.）

Society of America：IDSA）のカテーテル関連血流感染（catheter-related bloodstream infection：CRBSI）の診断基準とサーベイランス目的で使用される米国疾病予防管理センター（Centers for Disease Control and Prevention：CDC）の中心ライン関連血流感染（central line-associated bloodstream infection：CLABSI）では判定基準に相違がある．詳細に関しては，おのおのの判定基準を参照してほしい[2,3]．

主なサーベイランスシステム

● NHSN

では，どのような判定基準を使うのが望ましいのか．推奨するのは前述したCDCが運営するNHSN（National Healthcare Safety Network）の判定基準である．NHSNは医療安全にかかわる米国のサーベイランスシステムで，12,000施設以上という非常に多くの医療機関で発生する医療関連感染（healthcare-associated infection：HAI）にかかわるデータ管理を行っていることから，還元情報の精度は高いといえる[4]．さらに部門別（内科病棟，外科病棟，小児科病棟など）に比較できるデータ（ベンチマーク）が存在するため，汎用性においても高いといえる．詳細はNHSNの還元情報を参考にしてほしい[5]．

● JHAIS

国内では，日本環境感染学会のJHAIS（Japanese Healthcare Associated Infections Surveillance）委員会が運営する医療器具関連感染サーベイランスシステムを推奨する．こちらはベンチマーキング（ベンチマークをもとに自施設間の比較をすること）がICUに限定されるが，加入すると四半期ごとに還元情報が得られ比較的タイムリーに結果を院内関係者へ報告することができる．JHAISは，NHSNの判定基準に準拠しているので新たな判定基準を覚える必要はない（ただし，人工呼吸器関連肺炎〈VAP〉に関しては2013年にNHSNがVAPからVAE〈ventilator-associated event〉サーベイランスへ変更したことから今後のJHAISの動向をよく確認しておく必要がある[6]）．詳細については，日本環境感染学会ホームページ上に判定基準が記載されているので参考にしてほしい[7]．

● JANIS

JHAISのほかに国内のサーベイランスシステムとして，厚生労働省院内感染対策サーベイランス事業（Japan Nosocomial Infections Surveillance：JANIS）の集中治療室（ICU）部門がある．集中治療室部門という名称どおり，サーベイランスの対象部署はICUに限定されている．JANISは参加医療機関が180機関（2015年8月時点）とJHAIS（CLABSI 81施設，カテーテル関連尿路感染〈CAUTI〉51施設，VAP 52施設）（2015年9月時点）と比較して多いため，ベンチマークとしての妥当性が高いといえる．ただし，用いられる判定基準はNHSNやJHAISとは若干異なる．詳細はJANISのホームページを参照してほしい[8]．また，JANISの場合，医療器具関連感染発生率の算出において，分母に延べICU入室患者日を使用しているため，得られた結果のNHSN，JHAISとのデータ比較ができないので注意が必要である．

サーベイランスシステム使用時の注意点

大切なことは，いずれのサーベイランスシステムを選択しても途中で判定基準を変えないことである．変更を告知しないままシステムを変えてしまうと発生率に大きな増減が生じる可能性があり，関係職種に不要な心配を与えかねない．変更するときは，サーベイランス導入時と同様に関係職種へ事前の説明を行い，理解を得ておく必要がある．

（金子真也）

Question 18

カテーテル抜去後にBSI，VAP，UTIと診断された場合はサーベイランスに該当しない（カウントしない）のですか．また，病棟を移動した患者の扱いについても教えてください

NHSNプロトコルでは，医療器具離脱後（抜去後）48時間以内の感染症発生であればサーベイランスの対象に含めます．また，病棟移動後48時間以内に判定基準を満たせば，原則，移動前の部署による医療器具関連感染と判定します．

NHSNの判定基準

● 48時間ルール

血流感染（BSI），尿路感染（UTI），人工呼吸器関連肺炎（VAP）すべてにいえるが，NHSN（National Healthcare Safety Network）では医療器具関連感染判定基準を満たした時点から48時間以内に，対象となる医療器具（中心静脈カテーテル，尿道留置カテーテル，人工呼吸器）が使用されているか否かでサーベイランスの対象となるか判断する．たとえば，

・1月1日 ICUに入室し，同時に中心静脈カテーテル（CVC）を挿入．
・1月6日 CVC抜去．
・1月9日 38℃以上の発熱あり．同日の血液培養から黄色ブドウ球菌が検出された．

この場合，1月6日のCVC抜去から1月9日のイベント発生まで48時間以上経過しているので「判定基準を満たした時点から48時間以内に医療器具が使用されているか？」の問いには"No"となる．そのため，本症例では中心ライン関連血流感染（central line-associated bloodstream infection：CLABSI）とは判定されない．仮にイベント発生が1月7日や8日であれば，48時間以内の発生であるため，この場合はCLABSIと判定する．

●転棟ルール

また，NHSNでは「転棟ルール」が設けられており，ある入院患者区域から同じ医療施設の別の区域，あるいは別の施設に転棟・転院して48時間以内にイベントが発生した場合，この感染は転棟元の区域に帰属する，とされている．たとえば，

・4月1日 ICUに入室し，同時に尿道留置カテーテルを挿入．
・4月6日 ICUから一般病棟へ転棟．
・4月7日 38℃以上の発熱あり．同日の尿培養から大腸菌が10^5CFU/mL以上検出された．

この場合，4月6日の一般病棟転棟から4月7日のイベント発生まで48時間以上経過していないので転棟ルールに照らし合わせた場合，ICUに対するカテーテル関連尿路感染（catheter-associated urinary tract infection：CAUTI）として報告することになる．この場合も，仮にイベント発生が4月9日に起こっていたとすれば，転棟先（一般病棟）でのイベント発生と定義する．

●帰属区域

Answerで「病棟移動後48時間以内に判定基準を満たせば，原則，移動前の部署による医療器具関連感染と判定します」の「原則」となっている理由は，NHSNには「転棟ルール」のほかに「帰属区域」という定義があるためである．帰属区域とは，イベントが発生した日付に患者が属していた入院

患者区域であり，その日付は最初の臨床的な証拠が現れた日，または判定基準を満たすために使用された検体が採取された日のうち，どちらか早いほうである，と定義されている．たとえば，
- 9月1日15時 手術室にて挿管・人工呼吸器管理となり，ICUに入室．
- 9月3日13時 VAPの判定基準を満たす．

この場合，ICUで発生したVAPとして報告することとされている．先の「転棟ルール」と照らし合わせると「この場合は手術室で起きたVAPなのでは？」と疑問に思われると思うが，手術室は入院患者区域ではなくデータ収集の対象にはならないため，ICUで発生したものとして報告する．

（金子真也）

サーベイランスで気をつけていること

　サーベイランスは地道な努力や忍耐が必要とされる業務でありながらも，実際の業務やその必要性をなかなか理解してもらえず，しばしば「ただのデータ収集」と誤解されがちである．確かにサーベイランスの定義がただのデータ収集だけにとどまるならば，この業務が直接的に医療関連感染防止に寄与することはない．しかし，サーベイランスの定義は「医療関連感染の発生に関するデータを，疫学的原則に基づいて収集，分析，解釈し，フィードバックする活動」とされており，最終的に現場スタッフが自分たちの意思で感染対策に取り組むよう促していかなければならない．

　では，どのようにフィードバックすべきか．持論ではあるが，やはり直接現場スタッフと顔を合わせながら行う方法が最善と考える．それもフィードバックするときだけの顔合わせではなく，普段から現場（特にサーベイランス実施部署）に赴くことが大切である．筆者は，サーベイランスのデータ収集時にこの機会をつくっている．業務のIT化が進み，必ずしも現場に赴かなくともデータ収集ができることもあるが，最終的には現場スタッフに直接聞いたほうが早いこともある．このような積み重ねが「サーベイランスで可視化された問題点を改善するための行動変容」につながるのではないかと考えている．

　現在，サーベイランスに取り組まれている人には，「自身が現場へフィードバックすることで現場スタッフを鼓舞し，医療関連感染防止に取り組んだ結果，感染率が低減した」，このようなイメージを常に抱きながらサーベイランスに取り組んでいただきたいと思っている（現に筆者はこのようなイメージを実現させることを自身のモチベーションとしている）．

（金子真也）

> わかりやすい抗菌薬の基礎知識 ❸

抗菌薬を選ぶときに考えること

　感染症の治療に際して，抗菌薬を選択するときにはまず原因微生物を推定する．次に疫学情報などから推定した原因微生物を把握することが大切である．その後で推定した原因微生物に対して有効な抗菌薬を選択する．もちろん，原因微生物を推定する前に，その患者がどのような感染症に罹患しているかを正しく判断することも大切である．

抗菌薬はこう選べ

　たとえば，30代の健康な男性で，数日前から発熱，咳嗽を認めた．診察にて，左下肺野に湿性ラ音を聴取し，胸部X線で左下肺野に浸潤影を認め，血液検査では白血球数増多とCRPの上昇が確認された．

　このような症例は健康成人に発症した市中肺炎と診断され，その感染症が容易に判断できる．原因微生物の推定も比較的容易である．しかし，不明熱のように，感染部位や感染臓器が不明であり，さらに感染症以外の疾患も念頭に置く必要がある場合では，原因微生物の推定が困難なことも多くある．

　原因微生物の推定はあくまでも推定であるから，後の微生物学的検査の結果から推定が誤っていることもある．しかし，原因微生物の推定には，その感染症の原因として頻度の高い微生物を想定することが原則である．前例の成人市中肺炎の原因微生物は，肺炎球菌，インフルエンザ菌，肺炎マイコプラズマ，肺炎クラミジアの4つで大多数を占めるため，この4つの原因微生物をまず想定する．まれな原因微生物には，レジオネラ菌やインフルエンザウイルスなども考えられるが，最初からそのような原因微生物を推定するのではなく，きわめて確定的ななんらかの証拠がある場合を除いては，頻度の高い原因微生物から推定することが原則である．病態に応じて頻度の高い原因微生物を把握しておくことが重要で，その作業は個々の臨床医の技量にかかわってくる．

　推定する原因微生物は必ずしも1つとは限らない．前例のような市中肺炎であれば推定できる微生物も比較的絞られるが，不明熱のような症例では，推定される原因微生物を絞り込むことが難しい場合も多くある．その場合は，多くの原因微生物を推定して，治療の過程で絞り込むことになる．原因微生物の推定に役立つ検査として，グラム染色がある．グラム染色によって，原因微生物の菌種までの推定が可能となる．グラム染色は簡単な染色液と顕微鏡があれば行えるが，多忙な日常診療のなかで，その時間が確保できるか否かは別として，原因微生物の推定には優れた補助となることは間違いない．

疫学情報を知っておこう

　原因微生物を推定したら，疫学的な情報からその原因微生物の特徴を把握する．そのため，常に疫学的な情報に気をつけておくことが重要である．たとえば，毎年冬季に流行するインフルエンザは，感染症法上で定点観測の対象疾患となっているため，1週ごとに患者の発生状況が各都道府県の保健所管轄レベルで報告される．その情報を基に，自分の医療機関におけるインフルエンザ患者数を推察することが，ある程度可能になる．

　また，最も重要な疫学的情報は各種抗菌薬に対する薬剤感受性の動向である．この動向は時間的・空間的に変化する．たとえば，1990年前半と2000年前半のインフルエンザ菌に対するアンピシリンの感受性は大きく異なり，またその変化は米国とわが国でも大きく異なっている．そのため，抗菌薬の選択のために，その原因微生物に関する身近で，かつ最新の薬剤感受性の動向を把握することが理想的だが，現実的には無理なことが多いため，地域の大規模な医療機関や検査機関からの疫学的情報を把握しておくことが大切である．特に薬剤耐性菌の動向は経年的に大きく変化することがあるため，検査部門をもつ医療機関では，自施設における薬剤耐性菌の変化を把握するためにアンチバイオグラムを経時的に作成すれば，抗菌薬の選択に際して有用な情報となる．また，新興感染症が発生すれば，世界規模で疫学的情報が収集され，発信されることになる．

　このように，感染症患者の治療にどのような抗菌薬を選ぶかは，まず相手となる原因微生物を推定し，その特徴をさまざまな疫学的情報から把握し，理論的に抗菌薬を選択することから始めなくてはならないのである．

（前﨑繁文）

4章

職業感染

Question 19

HIV陽性患者に使用後の注射針で針刺しをしてしまいました．どのような対応が必要でしょうか

Answer HIVの曝露事故は，その実際の感染リスクは小さいにもかかわらず，「心理的な側面」でのインパクトが大きいことが特徴ですが，適切な予防内服を行うことにより，曝露後感染をほぼ100％阻止することが可能です．曝露事故が起きた場合にパニックにならずに速やかに予防内服が行えるよう，各医療機関でマニュアルを整備しておくことが重要になります．

　ヒト免疫不全ウイルス（HIV）曝露事故発生時の予防内服（postexposure prophylaxis：PEP）については有効性がすでに確立しているため，正しく対応する限り，曝露事故が起こったとしても感染リスクについて過度に恐れる必要はない．いざというときにパニックを起こさずに適切な対応がとれるよう，各医療機関で曝露後対応のマニュアルを整備し，運用の手順を確認しておく．

曝露後の感染リスク

　曝露のタイプによる感染リスクを❶[1)]に示す．23の前向き検討[1)]によると，6,202件のHIV陽性例の針刺し曝露から20件の感染例が報告されている（0.32％，95％信頼区間〈CI〉0.2〜0.5％）．粘膜曝露については6件の検討から1例の感染事例が報告されており，推定感染率は0.09％（95％CI 0.006〜0.5％）であった．この感染例は動脈カテーテルの操作中に大量の血液の飛散があり，手，眼，口へ曝露を受けた症例で，このような大量の体液曝露がない限り，粘膜曝露による感染は起こらないだろうと推測されている．健常皮膚への曝露については，2,712件の事例からは1例も感染は認められていない（0％，95％CI 0.0〜0.11％）．血液以外の体液では，髄液，関節液，胸水，腹水，心嚢水，羊水などは感染性があると考えられているが，これらの体液の個々の感染リスクについては現時点で十分なデータがない．便，鼻汁，唾液，喀痰，汗，涙，尿，吐物は血液が混在していない限り，感染性はないと考えられている．

PEPガイドライン

　PEPの方法については，USPHS（米国公衆衛生局）ガイドラインがしばしば参照されている．2013年に8年ぶりに改訂が行われ[2)]，以下の2点が重要な改訂点である．

①PEPレジメンは全例で3剤併用のTDF/FTC（ツルバダ®）＋RAL（アイセントレス®）を推奨

　前版のガイドラインでは，曝露状況を評価したうえで感染リスクを2段階に評価し，2剤もしくは3剤併用のPEPを推奨していた．今回の改訂版では，曝露状況によるリスクアセスメントは行わず，全例で3剤併用が推奨されている（❷）．

❶ 曝露のタイプによる感染リスク

曝露のタイプ	1回あたりの感染リスク（95％信頼区間）
針刺しによる経皮曝露	0.32％（0.2〜0.5％）
粘膜への曝露	0.09％（0.006〜0.5％）
健常皮膚への曝露	0％（0.0〜0.11％）

(Bell DM. Occupational risk of human immunodeficiency virus infection in healthcare workers：an overview. Am J Med 1997；102（5B）：9-15. を基に筆者作成)

❷ 選択される薬剤の組み合わせ

推奨される PEPレジメン	TDF/FTC　1錠（300 mg/200 mg）分1 （ツルバダ®） RAL（アイ　2錠（800 mg）分2 セントレス®）

TDF/FTC：テノホビル/エムトリシタビン
RAL：ラルテグラビル

PEPを全例で 3剤併用とし た理由	1）3剤併用のほうが2剤併用よりも高い効果が期待できる 2）耐性ウイルスの可能性の観点からは3剤併用が好ましい 3）最近の抗HIV薬は安全性，忍容性に優れている 4）最近の抗HIV薬は副作用が少なく，高いアドヒアランスが期待できる

②第四世代のHIVスクリーニング検査ではフォローアップ期間を4か月に短縮できる

　HIV検査は，第三世代（抗体検査）を用いる場合にはベースライン，6週後，12週後，6か月後の4回，第四世代（抗原＋抗体）を用いる場合にはベースライン，6週後，4か月後の3回でよいとした．ただし，C型肝炎ウイルス（HCV）合併曝露源の針刺し事故でHCV感染が起こった場合には，12か月後の検査実施を推奨している．

PEPの具体的方法

● 曝露部位の洗浄

　曝露部位を多量の流水と石けんで洗浄する．眼球への曝露の場合は流水で洗浄する．

● PEPの決定

　PEPを行うかどうかを決定するにあたって，前提となるポイントを❸に示す．曝露事故後は責任者に判断を仰いだうえで，PEPが開始されるのが理想的であるが，曝露者が責任者と連絡がとれない場合には曝露者の判断で速やかに初回のPEPを行うことが推奨される．事故の状況によっては曝露源がHIVに感染しているかどうかがわからない場合もあるが，可能なかぎり速やかに初回内服を開始することが重要であるため，リスクが高いと判断される場合には曝露源のHIV検査結果を待たずにPEPを開始すべきである．

　曝露源の薬剤耐性が予想される場合にも，PEP薬剤の選択に関して専門家への相談が必要であるが，そのために初回内服の時間が遅れてはならない．直ちに専門家に連絡がとれない場合には，推奨レジメンの初回内服を行い，必要に応じて2回目以降の内服レジメン変更を検討する．一方，曝露後すでに72時間以上が経過している場合や，針ボックスの針など曝露源不明の針刺し事故の場合には，専門家のアドバイスを得たうえでPEP開始の有無を決定することが推奨されている．USPHSガイドライン改訂も踏まえたPEPの方法については，ACC（エイズ治療・研究開発センター）のホームページ[3]で公開されているので参照されたい．

❸ PEP開始決定に際して前提となるポイント

・針刺し事故でも，感染リスクはとても低い（0.3％程度）
・アジドチミジン（AZT）単剤で感染リスクが80％低下するというエビデンスがある
・3剤併用による予防内服でAZT単剤以上の効果が期待できる
・感染リスクを低減できる可能性があるのは，恐らく曝露後数時間以内のみであり，早ければ早いほどよい
・内服開始後でも，副作用によっては内服中断を検討してよい

● 事故後のフォローアップ

　PEPを行った場合には，副作用のチェックのため内服開始2週時点での全血算，生化学（肝機能，腎機能）検査を行う．PEP薬による悪心，嘔吐，下痢などの消化器症状がある場合には，積極的に制吐薬，止痢薬の併用を行い，副作用の軽減に努める．また，内服開始後2週以内に発疹などの薬剤アレルギーが現れることがある．多くは服薬継続により発疹の消失がみられるが，症状によってPEPレジメンの変更も考慮する．第四世代のスクリーニング検査を用い，ベースライン，6週後，4か月後の計3回のHIV検査を実施する．

〔照屋勝治〕

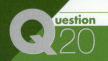

誰に使ったかわからない注射針で針刺しをしてしまいました．どのような対応が必要でしょうか

曝露源が不明の場合は，HBV, HCVへの曝露ありと仮定して対応します．また，曝露源となりうる可能性がある対象の特徴などからHIVへの曝露の可能性がある場合は，HIVへの曝露も仮定して対応します．

初期対応

どのような状況であっても針刺しや切創，あるいは血液・体液が粘膜，皮膚に飛散した場合は，行っている作業を直ちに中断し，受傷部位を石けんと流水（粘膜の場合は流水または生理食塩水）で十分な時間をかけて洗浄する．受傷部位の消毒や血液の絞り出しがB型肝炎ウイルス（HBV），C型肝炎ウイルス（HCV），ヒト免疫不全ウイルス（HIV）などの血液媒介病原体による感染の危険性を減らすというエビデンスは報告されていないが，洗浄後に消毒することは禁忌ではない[1]．

受傷部位の洗浄後に適切な処置を迅速に受けるためにも，受傷後は施設で決められた手順に従い速やかに報告する．受傷者は誰に使用したかわからない針で針刺ししたことに動揺し，冷静な判断力に欠けることがある．感染リスクを過少評価あるいは過大評価する恐れがあるため，受傷者自身が感染リスクを自己判断しないようにする．

感染リスクの評価と曝露後対策

初期対応に続いて，感染リスクの評価を行う．評価するうえで曝露の種類，曝露した体液や組織の種類と量，曝露源の感染状況，受傷者の感受性を考慮する必要がある（❶）[1]．

血液・体液曝露時は，HBV, HCV, HIVによる針刺し・切創，皮膚・粘膜曝露発生時の処置フローチャート（❷）[2]に沿って対応する．誰に使用したかわからない針による針刺しは，感染リスクの評価の際に曝露源の感染状況を明らかにすることができない．このような場合は，HBVとHCVは曝露したものと仮定して対応する必要がある．また，曝露源となりうる可能性がある対象集団が

❶ 感染リスクの評価の際に考慮すべき項目

曝露の種類
・経皮的損傷
・粘膜への曝露
・正常でない皮膚（傷などがある皮膚）への曝露
・関連するどちらの人にも血液曝露となるような咬傷

曝露した体液や組織の種類と量
・血液
・血液を含む体液
・感染性の潜在的のある体液または組織（精液，腟分泌物，脳脊髄液，滑液，胸水，腹水，心嚢液，羊水）
・濃厚ウイルスとの直接接触

曝露源の感染状況
・HBs抗原の存在
・HCV抗体の存在
・HIV抗体の存在

曝露者（受傷者）の感受性
・B型肝炎ワクチンとワクチン反応の状況
・HBV, HCVおよびHIVの免疫状態

（矢野邦夫訳．HBV, HCV, HIVの職業上曝露への対応と曝露後予防のためのCDCガイドライン．大阪：メディカ出版；2001．）

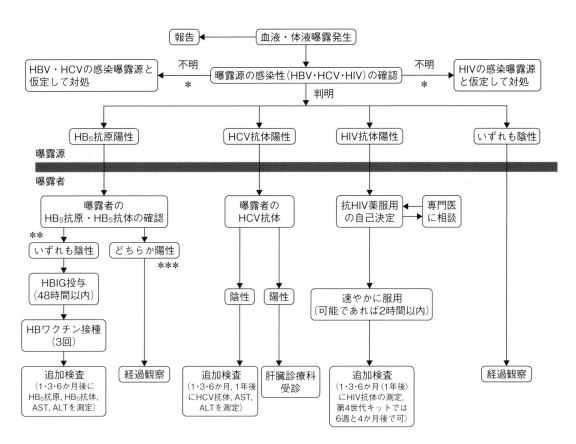

❷ HBV，HCV，HIVによる針刺し・切創，皮膚・粘膜曝露発生時の処置

＊曝露源不明の場合や患者が同定できても検査の同意が得られない場合や検査実施が不可能な場合は，HBV，HCVの曝露源と仮定して対処する．HIV感染の曝露の可能性がある場合はHIV曝露源と仮定して対処する．
＊＊受傷者のHBs抗原，HBs抗体の検査結果が24時間（遅くとも48時間）以内に出ない場合は，結果を待たずにHBIGの投与を考慮してもよい．
＊＊＊HBVキャリア（HBs抗原とHBs抗体がともに陽性，またはHBs抗原陽性でHBs抗体陰性）の場合は，肝臓診療科受診を勧める．

(国公立大学附属病院感染対策協議会編．病院感染対策ガイドライン 改訂第2版，東京：じほう；2015.)

HIVリスクが高いと判断された場合は，HIVについても曝露したものと仮定して対応する．

受傷者は，自身のHBs抗原，HBs抗体およびHCV抗体を確認する．受傷者のHBs抗原，HBs抗体のいずれもが陰性の場合は，曝露後48時間以内（24時間以内が望ましい）に高力価抗HBsヒト免疫グロブリン（HBIG）を投与する．さらにB型肝炎（HB）ワクチンを曝露直後，1か月後，3〜6か月後の3回接種する．フォローアップは1・3・6か月後にHBs抗原，HBs抗体，AST，ALTの追跡検査を実施し，受傷者の健康状態の経過観察を行う．なお，曝露者のHBs抗原，HBs抗体のどちらかが陽性の場合は，定期健康診断で経過観察を行う．受傷者のHCV抗体が陰性の場合は，1・3・6か月，1年後にHCV抗体，AST，ALTの追跡検査を実施し，健康状態を経過観察する．受傷者のHCV抗体が陽性の場合は，肝臓診療科の受診が必要である．

曝露源がHIV感染リスクの高い対象集団と判断された場合は，予防薬の服用を考慮する必要がある．抗HIV薬の服用は受傷者自身が自己決定するが，受傷者の精神的な動揺などに配慮し，専門医等が十分な情報提供を行い相談にのる体制を整備しておく必要がある．予防内服は，現在3剤以上の抗HIV薬を併用することが推奨されている[3]．

(網中眞由美)

Question 21

HCV陽性患者に使用した注射針で針刺しをしてしまったり,血液が眼に入った場合,どれくらいのリスクがありますか.どのような対応が必要なのかも教えてください

Answer

HCV陽性の血液による針刺しで感染が成立するリスクは,1.8%といわれています.眼などの粘膜曝露による感染リスクを明らかにした報告はありませんが,日本では外科手術中に眼へ血液が飛散した女性医師がHCVに感染,その後出産した子どもに水平感染した事例が報告されています.曝露後の対応では,経過観察中に肝機能異常を認める場合はHCV-RNA検査を行い,HCV-RNAの陽転化でインターフェロン治療を考慮します.

HCV感染のリスク

米国疾病予防管理センター(Centers for Disease Control and Prevention:CDC)が2001年に発表したデータでは,C型肝炎ウイルス(HCV)を含む血液を経皮的曝露した場合の抗体陽転率は,1.8%(範囲:0〜7%)となっている[1].眼などの粘膜曝露によるHCV抗体陽転率は報告がなく不明だが,感染の可能性はありうる.日本では2002年に,女性外科医がHCV感染患者の手術で助手を務めた際,患者血液の飛沫が眼に入りHCVに感染し,その後出産した子どもへの母子感染も確認された事例が報告されている.

日本ではC型肝炎のキャリア(ウイルス保持者)は190〜230万人と推定されている[2].また初回献血者を対象とした調査では,初回献血者に占めるHCV抗体陽性者は平均0.5%と報告され,年齢が高いほど陽性率が高く,60〜69歳の群では3%を超えている(❶)[3].日本では医療従事者がHCV抗体陽性者に接する機会は決して少なくない.

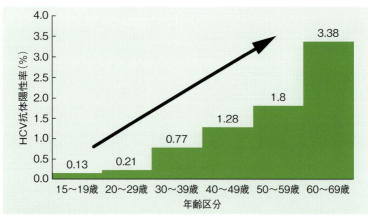

❶ 初回献血者3,485,648人における年齢区分別HCV抗体陽性率(1995〜2000年,日本)

(Tanaka J, et al. Sex-and age-specific carriers of hepatitis B and C viruses in Japan estimated by the prevalence in the 3,485,648 first-time blood donors during 1995-2000. Intervirology 2004;47:32-40. を基に筆者作成)

曝露後の対応

HCVには，現在のところB型肝炎ウイルス（HBV）のように予防のためのワクチンは存在しない．万が一，HCV陽性患者の血液や体液で針刺しや粘膜曝露を生じた場合でも，曝露直後にできることは流水と石けんによる刺傷部位の洗浄と受傷者のHCV抗体価の確認のみである．その後は曝露後の経過観察として，1・3・6か月，1年後にHCV抗体，AST，ALTの測定を行っていく[4]（**Q20 ❷**参照）．経過観察中にHCV抗体の陽転化や肝機能異常を認めた場合は，HCV-RNA検査を行い，血液中にHCV遺伝子が検出されるかどうかを調べる．HCV-RNAの陽性は現在HCVに感染していることを示す．

HCV感染者に対する治療方法は近年進んでおり，インターフェロン単独療法（注射薬）のほか，インターフェロンと内服薬のリバビリンを用いる併用療法や週1回の注射で治療するペグインターフェロン療法などが開発され，治療方法の選択の幅が広がるとともにその治療効果も高まっている．しかし，インターフェロン療法は，治療初期ではインフルエンザ様症状，中期～後期では貧血，うつ症状，不眠，皮膚瘙痒感，食欲不振，脱毛などの副作用を伴うことがあるため，職務を継続しながら曝露後HCV感染のためインターフェロン療法を受ける職員に対しては，治療に伴う副作用などに配慮する必要がある．2015年5月にはインターフェロンフリー経口薬も認可されている．

（網中眞由美）

再確認！ 予防対策が重要！

Q20，21では，主に曝露後の対応について紹介したが，針刺し・切創，皮膚・粘膜曝露は日頃からの予防対策が重要である．針刺し・切創予防には，安全装置付き器材の適切な使用，鋭利器材使用時の手袋着用の遵守，使用済みの鋭利器材を速やかに廃棄するための非貫通性廃棄容器の携帯を行う．また皮膚・粘膜曝露を予防するためには，血液や体液が飛散する可能性が少しでもあれば手袋，プラスチックエプロン（ガウン），マスクなどの個人防護具を着用する．

採血時の手袋着用について，「手袋は針が貫通するから意味がないのでは？」と思うことがあるかもしれない．確かに手袋は針が貫通するため，針刺しそのものを防ぐことはできない．しかしKrikorianらによる自動穿刺装置を用いた手袋なし群と手袋1枚着用群の実験では，手袋1枚着用群が手袋なし群に比べて52％も血液の流入を減少させた[5]．手袋を1枚着用することで，万が一針刺しをした場合でも受傷者の組織内に入る血液量を減らすことができるのである．

（網中眞由美）

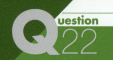

Question 22

手術予定患者に,術前HBVやHCV,HIVの抗体検査は必要でしょうか.また,偶然陽性と判明した場合,どのような対応が必要でしょうか

これらの術前検査を義務化した公的規定はありません.術前検査の感染制御的意義は,針刺しなどの際の対応が迅速にできることです.すべての患者に対して標準予防策に基づいて対応し,これらの検査が迅速に行われる体制が整っていれば,術前にすべての患者に検査を行う必要性は低くなります.体液曝露時の臨時検査でこれらの検査が陽性の場合でも,基本的な対応は術前に判明していた場合と同じです.

術前感染症検査

術前の感染症検査を行っている施設は多いが,検査を義務化した規定はない.体液曝露で感染する可能性のある疾患は多く,たとえB型肝炎ウイルス(HBV),C型肝炎ウイルス(HCV),ヒト免疫不全ウイルス(HIV)が陰性でも,原則としてすべての患者は感染症ありの場合と同様に標準予防策で対応する.術後器材の扱いも同様である.

職業感染制御研究会の2004〜2008年の集計によると血液・体液曝露事例では,報告の約半数が看護師,40%弱が医師,約5%が検査技師となっており,場所では手術部が20%と,病室(ICU,CCU除く)33.5%に次いで多い.WHO World Health Report 2002では,3,500万人の医療従事者のうち200万人(約6%)が毎年針刺しを起こし,医療従事者のB型肝炎の37.6%,C型肝炎の39.0%,HIV/AIDSの4.4%は針刺しが原因である,と報告されている.感染制御面から,標準予防策に則っていれば術前検査は不要といわれても,毎日血液や体液を扱う現場からは,せめて血液を介して感染する代表的な疾患の有無については知っておきたいという声が出るのも理解できる.2012年に行われた国公立大学附属病院を対象とした調査では,24時間体制検査はHB抗原,HB抗体,HIV抗体は100%の施設で,HCV抗体は96%の施設で行われていたが,施設規模の問題から検査体制を24時間で組めない施設も多いと思われる.このような施設ではHIV陽性患者の針刺し等の際に迅速かつ適切な事後対応には,術前情報が必要である.また,患者にとっては,術前検査でこれらの病原体が陽性となった場合に,その疾患に対しての精査と対応につながるというメリットが発生するので,術前のスクリーニング検査については,医療経済的な側面や陽性率からみた疫学的な検討も必要と思われる.しかし,病院の所在地や診療内容などによって患者層は違い,陽性率には差があると考えられ,全国の疫学データで判断してよいのか疑問が残る.ちなみにCDC (Centers for Disease Control and Prevention)では,HIVの一般的な(術前検査ではない)スクリーニングの目安として,集団の未診断のHIV感染症の有病率が1,000人に1人以上である場合,13〜64歳を対象に行うとしている.日本の病院で術前検査のHIV陽性率が0.1%を超えている施設があるのかについての資料はなく,なんらかの規定で術前検査を強く推奨するほどの理論的根拠を示したものは見当たらない.

術前検査や検査体制の構築には,個々の施設が有するさまざまな状況を検討のうえ,管理者,職員の理解を得て進めるのが望ましい.

❶ 曝露者への対応

曝露直後の対応		1. 流水と石けん（粘膜曝露では流水のみ）で十分に洗浄する 2. 上司および感染対策スタッフなどに連絡する 3. 曝露源がHBV, HCV, HIVのいずれかに陽性の場合，曝露者は原則として曝露直後の採血検査を受ける 曝露源不明の場合や曝露源患者が術前検査に同意せずに検査が行えない場合は，これらに陽性であると仮定して対処する
曝露源	HBV陽性	1. 曝露者のHBs抗原・抗体のいずれもが陰性の場合，発生後24時間（遅くとも48時間）以内にHBIG投与およびHBワクチン接種を受ける 2. 曝露者がHBワクチン接種者で抗体陽転が確認できていない場合は，HBs抗体を測定し，陰性ならHBIG投与およびHBワクチン接種を受ける 3. 曝露者が過去2度のHBワクチン接種シリーズでもHBs抗体陰性の場合は，2倍量のHBIG投与を受ける 4. 曝露者がすでにHBs抗原・抗体の少なくともどちらかが陽性の場合は，HBIG・HBワクチンともに不要である 5. HBワクチン接種者で，過去にHBs抗体の陽転化が確認できている場合は，その後HBs抗体が陰転化してもHBワクチンの追加接種は不要である 6. 曝露者は，HBIG投与やHBワクチン接種の1か月後，3か月後，6か月後および1年後にHBs抗原・抗体，AST，ALTの追加検査を受ける 7. 曝露者がHBVキャリア（HBs抗原とHBs抗体がともに陽性，またはHBs抗原陽性でHBs抗体陰性）の場合は，曝露の事実とは別に肝臓診療科受診を勧める
	HCV陽性	1. 曝露者のHCV抗体が陰性の場合，曝露直後，1か月後，3か月後，6か月後および1年後を目安にHCV抗体，AST，ALTの追加検査を受ける 追跡検査でHCV抗体が陽転したり，肝機能異常が出現した場合は，肝臓診療科受診を勧める 2. 曝露者が曝露直後の検査でHCV抗体陽性の場合，曝露の事実とは別に肝臓診療科受診を勧める 3. 曝露直後に抗ウイルス薬や免疫グロブリンなどの予防投与は行わない
	HIV陽性	1. 曝露者はできる限り速やかに（可能であれば2時間以内）抗HIV薬服用の是非を専門医と相談し，決定する 専門医とすぐに連絡がつかない場合は，曝露後直ちに抗HIV薬を服用し，専門医と連絡がつき次第，その後の服用を相談する 2. 曝露者に妊娠の可能性がある場合は，抗HIV薬を服用する前に妊娠検査（尿検査）を行う 3. 服薬の組み合わせ，期間などの計画について，専門医の指導を受ける 4. 曝露者は原則として，曝露直後，6週後，3か月後，6か月後，1年後にHIV抗体の追跡検査を受ける ただし，第四世代のHIV抗原・抗体同時検査で判定する場合は，曝露直後，6週後，4か月後の検査でもよい

HBIG：高力価抗HBsヒト免疫グロブリン，HB：B型肝炎，AST：アスパラギン酸アミノトランスフェラーゼ，ALT：アラニンアミノトランスフェラーゼ

肝炎ウイルスやHIVの検査情報がない手術患者の診療や看護において，針刺し・体液曝露が発生した場合，患者の同意を得て肝炎ウイルスやHIVの検査を行うことになる．手術患者の場合には，術中に同意を得ることは不可能であるので，手術前にスクリーニングする体制にしていない施設では，手術前にあらかじめ針刺し・体液曝露が発生したときにこれらのスクリーニングを施行する旨を説明し，同意を得ておくのがよい．針刺し・体液曝露の際の検査で患者がHBV，HCV，HIVなどが陽性と判明した場合には，患者に対してその検査結果について説明し，専門外来の受診や精査などの事後対応を確実に行う．

曝露後の対応

曝露者に対しては医学的対応（❶）もさることながら，被曝露者に対するカウンセリングなどの精神的サポートにも配慮が必要となる．

（萱場広之）

Question 23

手術室は針刺し・切創事故の多い部署ですが，どのような原因が多いのでしょうか．また，その対処方法には，どのようなものがありますか．新人教育についても教えてください

Answer 手術室での針刺し・切創事故が最も多い原因器材は縫合針です．特に，患者に使用中や受け渡し時に原因となりやすいため，その対策として鈍針の採用や，人の手を介さないハンズフリーテクニックを実施する施設も増えています．新人教育は，知識も技術も未熟なスタッフが対象ですので，手術の進行に沿って手技の理解と確認ができ，さらに他職種と連携を図ることができるシミュレーション型の教育が有効です．

手術室での針刺し・切創の原因と現状

　手術室は鋭利器材を日常的に扱う部署であり，常に針刺し・切創のリスクと向き合わなければならない．近年の針刺し・切創の傾向をみると病室や外来では発生件数が減少傾向であるのに対し，手術室では増加傾向で，病院全体の約3割を占めている（❶）[1]．原因器材では縫合針が最も多く，他部署では注射針が多いのとは異なり手術室特有の状況がみられる．また，手術室ではさまざまな職種，診療科のスタッフが手術に携わることから，職種に関係なく常に針刺し・切創のリスクがあると考えてよい．実際に，医師や看護師のみならず，直接手術に携わらない委託清掃業者でさえも報告事例がある．なかでも，手術室経験が浅いスタッフで発生率が高いことに注目すべきである．これらは，看護師に限らず医師でも同様である．これまでの発生事例の詳細をみてみると，鋭利器材の正しい取り扱いに対する理解不足や，スタッフ間の相互コミュニケーション不足が要因としてあげられる[2]．

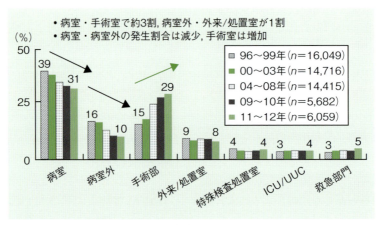

❶ 針刺し・切創事故の発生場所の推移
（針刺し切創全国サーベイランス〈JES2013〉事務局エピネット日本版サーベイランスワーキンググループ〈JESWG〉．1．エピネット日本版サーベイランス〈JES2013〉速報．エピネット日本版サーベイ2013結果概要報告．より抜粋）

手術室における針刺し・切創の防止策

手術室においては，針刺し・切創のさまざまな防止対策がなされている．これまでは，①安全機能付きのメスなどを導入し，器械的に針刺し・切創を防止する対策，②鋭利器材取り扱いのルール化とコミュニケーションの確立によって，針刺し・切創を防止する対策，③針刺し・切創は起きる事象として考え職業感染を成立させない対策，などが一般的である．

針刺し防止に取り組む際は，医師と看護師が一緒に医療チームとして取り組むべきである．

●安全器材の導入

手術器材において安全機能付き器機はさまざまなものが出てきている．使用後にカバーで覆って針先や刃が露出しない穿刺器材や安全メス，使用後にふたができ使用済みの縫合針が露出しない針カウンターなど，ともに使用中や廃棄するまでの針刺し・切創を減少させてくれる．安全機能付きの器材に関して共通していえることは，鋭利な部分に触れないように工夫されている点である．ただし，その安全機構を作動させなければ機能しないこと，正しい方法で使用しなければ器材の有効性がなくなることは認識しておくべきである．重要な点は，安全機能付き器材を採用したからといって，針刺し・切創自体はゼロにならないことである．使用するスタッフの認識や教育といった面での対策が必要である[3]．

●器材取り扱いのルール化とコミュニケーション

鋭利器材を取り扱うルールを決めて針刺しを防止する対策は，各施設で取り組まれている．その一つにハンズフリーテクニックがある．これは，ニュートラルゾーンという場所を確保し，そのエリア内に鋭利器材を置いて受け渡しを行い，人の手から手への受け渡しを行わないテクニックである．鋭利器材の受け渡し時の針刺し・切創防止に有効であるといわれている．この方法を導入するには，執刀医の協力が不可欠であり，しっかりとしたルールが確立されていなければならない．医師によっては，術野から目を離したくない，技術上困難である，ニュートラルゾーンを確保できない，などの理由から協力が得られないこともある．導入には，協力が得られる診療科から段階的に導入を目指すのがよい．手術室運営委員会や感染対策委員会などのバックアップを受け，病院の取り組みとして実施すると導入もスムーズに行えるケースがある．

その一方で，手術に携わるスタッフ同士がコミュニケーションをとることで，針刺し・切創は防止できるのではないかともいわれている．針刺し・切創の多い場面を分析すると，医師と看護師，看護師と委託業者などのコミュニケーション不足で起きている場合がある．持針器の受け渡しのタイミングや受け取り方にしても，一言声かけがあれば防止できていた場面もあった．特に，緊張した状況や，接した回数が少ないスタッフでチームを組むときは，意思の疎通が大切でありコミュニケーションは重要である．臨床の現場において，短い時間でも話し合いが行われるか否かで，手術の進行具合がまったく違うものになることもある．鋭利器材の受け渡しに際して，動作に対する呼称や要求前の声かけなども含めて，医師と看護師が一緒にチームとして相互のコミュニケーションをとるルールなどの取り決めを行うことや，意思の疎通を図ることも針刺し・切創防止対策である．

●職業感染を成立させない対策

手術業務は常に針刺しのリスクが存在するため，針刺し・切創は防ぐべきであるという医療安全のコンセプトのもとに予防を講じなければならない．しかし，これまでの"universal precautions（普遍的予防策）"を遵守するだけでは，針刺し・切創を完全に防止することができないのが現場の実情ではないだろうか．手術室で針刺し・切創を減少させる，あるいは職業感染を減少させるため

には，防御的な衣服や防護具の着用，安全な器材の導入，安全なプロトコルの遵守など，いわゆる"advanced precautions（踏み込んだ予防策）"が必要であるといわれている．つまり，針刺し・切創は起きてしまうものであるとした対策である．たとえば，手術時のダブルグローブ（二重手袋）の着用や，針先が触れたとしても刺傷の発生頻度を減少することができる鈍針の採用も有効である．当然ながら血液感染防止の観点からワクチン接種は必須である．極力，汚染を最小限にとどめ，針刺し・切創を起こしても職業感染を成立させない対策を立案し実施しておく必要がある．

手術室における新人教育

手術室の業務は特殊な環境であるため，経験の浅い新人，研修医，新しい職場の働き方に慣れていない他部署からの異動者などは，針刺し・切創の発生リスクが高いとされている．当院の傾向をみても針刺し・切創を起こしているのは，手術室経験が2年目以下の職員が多く，その割合は6割を超えている（❷）．経験が乏しく余裕がないことに加え，針刺し・切創予防のポイントの理解不足，技術不足，コミュニケーション不足，行動（習慣）の把握不足などが要因と考えられる．鋭利器材を使用している以上，針刺し・切創のリスクを減じることが必要であり，新人教育はとても重要なウエイトを占めている．

これまでの針刺し・切創事故データを分析し，針刺し・切創のリスクが高い場面を洗い出し，人，器材，場面を明らかにする．たとえば，原因器材が縫合針である場合は，手術中の受け渡しのときなのか，手術終了後の片づけのときなのか，施設の傾向が現れるはずである．そのうえで，これまでの対策や手順を遵守すれば防止できるのか，さらに対策を付け加える必要があるのかを整理し要因を分析する．その結果として，実際の事故事例を用いて教育を行うことができるのである．

シミュレーション教育

これまで述べてきたことを踏まえ，手術室の教育においては，新人や経験の浅いスタッフにはシミュレーション教育はきわめて効果が高いと考える．医療分野におけるシミュレーション教育は，「臨床の患者に医療を実践する前に十分にシミュレーションを行い，そこで体得した技術を知識に照らして振り返り技術を磨く」とある[4]．ここでのシミュレーション教育は，知識および手技の習得，チームワークの必要性の認識が目的である．ただ教えるだけでなく，ヒントを与え考えさせ，正しい方向に導いたり，行った行為が相手に与える影響を説明する．それを実際と同じような臨場感をもって実施し経験することでの気づきなどを期待するものである．手術室には，臨床経験が豊富でさまざまな技術を習得した医師や看護師が必ず活躍している．シミュレーションなどの教育の場において，経験豊富なスタッフが経験の浅いスタッフに指導や助言を行うことは，新人にとっては経験値を上げ，知識や技術の向上が図れ，また教える側にとっても知識の再確認ができ，双方にとって相乗効果のある教育となる．

当院のシミュレーション教育の実際について紹

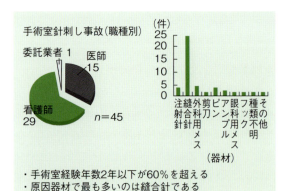

❷ 中電病院手術室における針刺し・切創の現状（2006〜2011年）

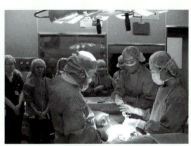
すべての器材は本物を使用し，本番と同じ環境をつくる

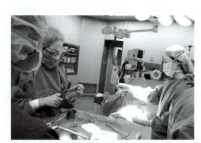
持針器の受け渡し方を確認

目標の選定
持針器の受け渡しを中心に鋭利器材の正しい取り扱いができる

シナリオ：リアリティにこだわる
- 帝王切開時の術中出血
- 医師役には産科医師へ協力要請

注意点
- 個人を批判・評価はしない
- 実力試しではなく学びの場
- 失敗大いに結構

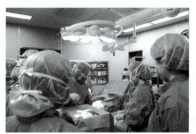
活発な意見交換が行われた

❸ 当院のシミュレーション教育の一例
緊張感ある場面を再現するためリアリティを追求

介する（❸）．針刺し・切創場面を分析した結果から，リスクが最も高い状況は持針器の受け渡しであった．そこで，緊急性の高い手術をイメージして，医師と看護師が参加し実際の手順に沿って再現した．緊張した場面での鋭利器材の取り扱い，持針器の受け渡しを実体験させるため，器材は実際の手術で使用するものを使いリアリティを追求した．シミュレーション実施後には，医師，看護師双方の考えや技術面を確認し合い，また，それぞれの工夫や経験をもとに活発な意見交換が行われた．終了後には「技術不足，理解不足が認識できた」「医師，看護師の考え方が理解できた」「コミュニケーションがとれるようになった」「本当の手術のようで緊張した」などの意見が得られた（❹）．シミュレーション教育は医師と看護師ともに互いの考え方や技術面について共有できるものである．経験の浅いスタッフでも，実際の手術を想定して訓練することで経験を積み，具体的なイメージをもつことができた．さらに不足気味であ

❹ シミュレーション教育実施後のアンケート調査

看護師	・リアルすぎて緊張した ・シミュレーションを通じて医師とコミュニケーションがとれるようになった ・医師が相手で真剣になった ・医師と話す機会がなかったので良い機会となった ・実際の手術に生かせた ・自分ができていないところがわかった ・持針器の取り扱いが理解できた
医師	・実技の練習はとても大切である ・互いの仕事内容を改めて確認できる ・双方ともにコミュニケーションにもなる

った相互のコミュニケーションの構築にも役立った．その結果，持針器など鋭利器材の受け渡しがスムーズになり針刺し・切創リスクが低減したと考えられた．新人のみならずすべてのスタッフに対して，針刺し・切創対策としてのシミュレーション教育はきわめて有効な方法である．

（木村将和，有田道典）

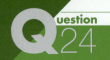

経験年数3年目の若い看護師が，当院入職時の検査でIGRA陽性と判明しました．潜在性結核感染症として直ちに治療すべきでしょうか

入職時のIGRAが陽性でも，2年以内に明らかな結核患者との接触がなければ，原則として潜在性結核感染症の治療は必要ありません．しかし職員が発病したときに，院内感染のリスクが高くなる場合（透析病棟など免疫抑制状態の患者の多い病棟への勤務など）や，本人の健康状態によっては，治療を行うことも考えられます．既往歴や結核患者との接触歴，以前の勤務状況を確認したうえで，治療の適応を検討しましょう．

潜在性結核感染症の治療適応の基本

2013（平成25）年に日本結核病学会で策定された「潜在性結核感染症治療指針」のなかで，潜在性結核感染症（LTBI）の治療の基本的な考え方として「感染していて発病リスクが相当高く，かつ治療を行う有益性が副作用を上回ると考えられる人を適切に選択する」とある[1]．

●発病リスクから考える治療の適応

日本における看護職の結核発病リスクに関してはいくつかの報告があり，同年代の女性に対して医療従事者，特に看護職は結核に感染するリスクが3～4倍程度高いとされる[2-7]．

2010（平成22）年に日本結核病学会で策定された「医療施設内結核感染対策について」では，結核患者発生時の接触者健診においてクォンティフェロン®（QFT）検査で陽性となった場合には治療の対象とするとされているが，入職時の健康診断で陽性の場合には，最近（おおむね2年以内）感染したと思われる場合に治療対象とするとされている．これは感染から時間が経過した場合（おおむね2年以上）には発病の可能性が低くなることや，日本での若い世代における結核の既感染率が低いことから，入職時のインターフェロンγ遊離試験（IGRA）の陽性的中率が低いと思われることに由来する．実際に，ベースラインとして実施したクォンティフェロン®TB-2G（QFT-2G）検査で陽性であった医療従事者61人を，LTBIの治療を行わずに286人年追跡した結果，1人の発病者もいなかったという伊らの報告もある[8]．

これを踏まえ，前述した「潜在性結核感染症治療指針」では，個々のリスク要因の相対危険度と治療対象の勧告レベルのまとめのなかで，「最近感染を受けた可能性がない限り必ずしも治療対象にする必要はない」とされている（❶）[1]．厚生労働省で策定された「結核院内（施設内）感染対策の手引き 平成26年版」でも同様の方針が示されている．

●有益性から考える治療の適応

院内感染対策の観点から考えると，結核に感染している医療従事者は発病した場合に周囲の多くの人々を感染させる恐れが高いグループ（デインジャーグループ）となる．そのため，結核に感染した場合に発病リスクが高い患者への感染防止が重要になる．前述の発病リスク要因（❶）[1]で勧告レベルAの患者が集まる病棟での医療従事者の結核発病は院内感染対策上の問題となるため，そのような病棟への配属が決まっている場合，治療を行う有益性は高いと考えられる．具体的には透析病棟，無菌室のある血液内科の病棟，臓器移植前後の患者が入院する病棟などが対象としてあげられる．

❶ 感染者中の活動性結核発病リスク要因

対象	発病リスク*	勧告レベル	備考
HIV/AIDS	50〜170	A	
臓器移植（免疫抑制剤使用）	20〜74	A	移植前のLTBI治療が望ましい
珪肺	30	A	患者が高齢化しており，注意が必要
慢性腎不全による血液透析	10〜25	A	高齢者の場合には慎重に検討
最近の結核感染（2年以内）	15	A	接触者健診での陽性者
胸部X線画像で線維結節影（未治療の陳旧性結核病変）	6〜19	A	高齢者の場合には慎重に検討
生物学的製剤使用	4.0	A	発病リスクは薬剤によって異なる
副腎皮質ステロイド（経口）使用	2.8〜7.7	B	用量が大きく，リスクが高い場合には検討
副腎皮質ステロイド（吸入）使用	2.0	B	高用量の場合は発病リスクが高くなる
その他の免疫抑制剤使用	2〜3	B	
コントロール不良の糖尿病	1.5〜3.6	B	コントロール良好であればリスクは高くない
低体重	2〜3	B	
喫煙	1.5〜3	B	
胃切除	2〜5	B	
医療従事者	3〜4	C	最近の感染が疑われる場合には実施

＊発病リスクはリスク要因がない人との相対危険度．
勧告レベル　A：積極的にLTBI治療の検討を行う，B：リスク要因が重複した場合にLTBI治療の検討を行う，C：直ちに治療の考慮は不要．
(日本結核病学会予防委員会・治療委員会．潜在性結核感染症治療指針．結核 2013；88：504．)

職員の個々の問題

ここまではIGRA陽性となった職員の健康状態に問題がないことを前提として対応を述べてきたが，その職員が何らかの疾患で免疫抑制状態であれば，その病状に合わせて積極的な治療を検討すべきである．また，年齢や過去の業務歴などから感染の時期を推測し，治療の適応を検討することも重要である．年齢が若い職員は，遠い過去よりも最近の感染でIGRA陽性となった可能性が高いことから，今後発病に至る可能性は少なくない．当然ながら考えられる利益と損失をよく説明し，本人の治療を行う意思を確認する必要がある．

IGRA陽性者の経過観察

医師はIGRAの結果などから総合的にLTBIと診断した場合，感染症法（以下，法）第12条に基づき，無症状病原体保有者として氏名，年齢，性別，その他の必要事項を最寄りの保健所を通じて都道府県知事に届け出ることが義務づけられている．また，保健所では法第53条に基づき，保健所長が治療終了後2年間，少なくとも半年に1回は病状の把握を行うことになっている．基本的には保健所で半年ごとに胸部X線を実施するが，病院での定期健康診断の胸部X線の結果をもって病状の把握とすることができるため，保健所と連携して検査の重複が起こらないように注意する．

LTBIと診断しなかった場合，経過観察を行う必要はない．しかし医療従事者は法第53条の2に基づく定期健康診断の受診が義務づけられているため，その機会を利用し健康状態の把握を積極的に行う．さらに定期健康診断で「要精検」となった場合，確実に医療機関受診による精検を実施し，結核の発病がないかどうかを確認する．

（末永麻由美，御手洗　聡）

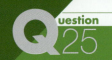

Question 25

新入職者のウイルス感染対策として麻疹・水痘・風疹・ムンプスの抗体検査を実施しようと思うのですが，どのようなことに注意して行えばいいでしょうか

抗体検査には，現在の感染状態を確認する検査と，既感染歴やワクチン接種歴を確認する検査があります．麻疹・水痘・風疹・ムンプスについては，感染歴とワクチン接種歴が証明されれば抗体検査は不要です．「医療関係者のためのワクチンガイドライン 第2版」のワクチン接種の判定に用いられる抗体検査の基準を参考に，それぞれのウイルスに合った検査法を選択します．

抗体検査の目的

　医療従事者に対し，麻疹，水痘，風疹，ムンプス（流行性耳下腺炎）の抗体検査を実施するのは，病院内での感染を阻止するためであり，職員の健康被害を防止し，ひいては患者への二次感染を防ぐためである．つまり，抗体検査は次に実施されるワクチンプログラムと連動したものである必要がある．むしろ，抗体検査を実施することなく，ワクチンを適正な回数実施してもよい．その場合，上記4種については抗体ができているかの確認としての抗体検査は必須ではない．

　ワクチンプログラムにおいて重要な情報は，既感染情報とワクチン接種情報であり，医師の署名などを伴った確実な証明があれば，抗体検査は不要である．しかし，既感染の場合，臨床的に診断したという程度の医師の証明では確実な情報としては不十分であり，さらに個人の記憶や母子手帳の確認では証明にならない（ワクチン接種歴は，母子手帳で確認可能である）．抗体検査を実施する場合には，これらを考慮して，臨床情報とともに判断材料とする．

抗体検査とは

　抗体検査には，現在の感染状態を確認する検査と既感染やワクチン接種歴を確認する検査とがあり，それぞれ得意分野が異なるため，目的に合った適切な検査を選択しなければならない．❶に代表的な検査法の特徴を示す．

　ここで測定する抗体検査は，現在の感染状態を確認するのではなく，過去の曝露歴（ワクチンを含む）の確認であり，適切な検査法を感染対策担当者は選定しなければならない．過去のウイルス抗原への曝露を確認できたとしても，感染防御能そのものを測定しているとは限らず，複数の抗体検査と臨床情報を用いた比較によって防護効果が推定される．

　日本環境感染学会「医療関係者のためのワクチンガイドライン 第2版」によって示されたワクチン接種の判定に用いられる抗体検査の基準を❷[1)]に示す（皮内反応などそのほかの判断基準は割愛している）．すべてに共通する検査法は，EIA法のみである．

　それぞれのウイルスごとに推奨される検査法のなかで最も安価な検査法を選択することも可能だが，煩雑になるため，ほかの医療機関に測定を依頼する場合には特に注意が必要である．また「ワ

❶ 代表的な抗体検査法

CF法（補体結合反応）	免疫複合体ができると補体を消費することから測定される．しかし1年ほどで陰性となるため，ワクチン接種の判断材料として使用することはない
HI法（赤血球凝集抑制法）	ウイルスが宿主細胞と結合する表面の抗原を対象としているため，感染防御能を反映している可能性があるが，ウイルスごとに様式は異なり，また一部の抗原のみを対象としているため，感度が低い．風疹の検査以外ではワクチン接種の判断材料としては使用しない
PA法（ゼラチン粒子凝集法）	凝集に際し血球を用いないため，汎用性が高い．HI法と同様にウイルス表面の抗原を対象とするが，HI法より多くの抗原に対する抗体を検出するため，感度が優れ，感染防御能を反映している可能性がある．EIA法と比べて安価である
NT法（中和法）	ウイルスと細胞の結合を抗体が阻害できるか直接検査する方法で，感染防御能を反映していると考えられる．測定に時間がかかるため大量の検体には向かない
EIA法（酵素免疫測定法；IgG）	感度が高く，スクリーニングとして用いられる．ただし，他の検査に比して高価であり，感染防御能を示す抗体以外も測定しているため，抗体価の高さが感染防御能を必ずしも反映しているわけではない．また今回の目的ではIgMは使用してはならない
IAHA法（免疫粘着赤血球凝集反応法）	抗原抗体-補体の複合体が，血球に粘着して形成される凝集を確認する．水痘においては高い感度が確認されている

❷ 抗体価の考え方

疾患名	抗体価陰性	抗体価陽性（基準を満たさない）	抗体価陽性（基準を満たす）
麻疹	EIA法（IgG）陰性 あるいはPA法 <1：16 あるいは中和法 <1：4	EIA法（IgG）（±）～16.0 あるいはPA法 1：16, 32, 64, 128 あるいは中和法 1：4	EIA法（IgG） 16.0以上 あるいはPA法 1：256以上 あるいは中和法 1：8以上
風疹	HI法 <1：8 あるいはEIA法（IgG） 陰性	HI法 1：8, 16 あるいはEIA法（IgG）（±）～8.0	HI法 1：32以上 あるいはEIA法（IgG） 8.0以上
水痘	EIA法（IgG）<2.0 あるいはIAHA法 <1：2 あるいは中和法 <1：2	EIA法（IgG） 2.0～4.0 あるいはIAHA法 1：2 あるいは中和法 1：2	EIA法（IgG） 4.0以上 あるいはIAHA法 1：4以上 あるいは中和法 1：4以上 あるいは水痘抗原皮内テストで陽性（5mm以上）
流行性耳下腺炎	EIA法（IgG） 陰性	EIA法（IgG）（±）	EIA法（IgG） 陽性

4疾患とも補体結合反応（CF法）では測定しないこと．
麻疹と流行性耳下腺炎は赤血球凝集抑制法（HI法）では測定しないこと．

（日本環境感染学会．医療関係者のためのワクチンガイドライン 第2版．環境感染誌 2014；29：S7．より抜粋）

クチンジレンマ」として知られるように，ワクチン接種が広く実施されるほど，自然曝露が減少し，抗体価が経時的に減少する可能性もあり，期間をあけた抗体測定や抗体結果によらないワクチン接種などを考慮する必要がある．

（栗原慎太郎）

わかりやすい抗菌薬の基礎知識 ❹

"広域スペクトル"は使ってはいけないか

　抗菌薬のことを聞くとき，"広域スペクトル"や逆に"狭域スペクトル"という言葉を聞くことが多い．いかにも"広域"は悪人で，"狭域"は善人のようにいわれることが多い．

"広域"と"狭域"はどこが違うのか

　さて，この"広域"と"狭域"とは何をもって区別しているのであろう．なんとなく広域はどんな菌にも効く薬剤で，狭域は数少ない菌に効くが，他の菌には効かない薬剤というイメージがあり，広域は使いすぎると薬剤耐性菌が増え，狭域は使いすぎても薬剤耐性菌が増えない薬剤といったイメージが一般的である．
　では"スペクトル"はどんな意味で使われているのか．
　抗菌薬の効果を比較するときに，各種の細菌に対する最小発育阻止濃度（MIC）をレーダーチャートに示した図が，その薬剤と他の薬剤を比較するときに使用される．このレーダーチャートは外側になるほどMICが小さくなるため，その広がりが大きいほど，その薬剤はその細菌に対して抗菌力が強いと解釈される．また，グラム陽性菌から陰性菌まで，どのような細菌に対しても抗菌力が強い薬剤は，そのレーダーチャートが広い面積を占めるように表現される．そのため，そのような薬剤はいかにもどのような細菌の感染症の治療に対しても有効であるかのように見える．この広い面積をもつ薬剤を"広域スペクトル"と称し，その反対に面積が狭い薬剤を"狭域スペクトル"と称するようになったと思われる．

抗菌薬の届出制は有効か

　広域スペクトルの抗菌薬はカルバペネム系薬に代表され，グラム陽性菌から陰性菌，好気性菌から嫌気性菌まで，どのような種類の細菌にも優れた抗菌力をもつ抗菌薬である．
　その反対に"狭域"はペニシリン系薬が代表的な薬剤とされることが多い（実際にはペニシリン系薬はカルバペネム系薬ほどではないにしても，さまざまな細菌に対して抗菌力を有しており，その意味では決して狭域スペクトルの抗菌薬ではない）．
　実際の現場では，広域スペクトルのカルバペネム系薬を安易に選択することはけしからんことで，ペニシリン系薬を使うことは大変望ましいなどといわれることが多い．そのため，多くの医療機関では，安易にカルバペネム系薬を選択しないように，そのような抗菌薬を使用するときには感染症や感染制御の専門医にこ

とわりを入れてから使用する「抗菌薬の届出制」を行っているところも多い．特に大規模病院ではこの届出制が常識的に行われており，カルバペネム系薬を治療に使う際には大変手間がかかる．そのため，薬剤を選択する医師はそのような手間のない，ほかの抗菌薬を必然的に選択するようになり，その結果，その医療機関のなかの薬剤耐性菌が減少することになると考えられている．

たしかに，このように広域スペクトルの抗菌薬の使用を制限することによって，たとえば多剤耐性緑膿菌（MDRP）などの薬剤耐性菌が，その医療機関内で減少したとの報告は多くある．しかし，実際には，抗菌薬の届出制だけで，そのような薬剤耐性菌が減少するなどという単純なものではなく，そのような抗菌薬の制限とともに，標準予防策と接触予防策が遵守されることによって，薬剤耐性菌が減少することが一般的である．

実際の現場では広域スペクトルの抗菌薬も必要

さらに，感染症の治療の面からも，広域スペクトルの抗菌薬をすべて悪者扱いすることには若干の疑問を感じる．それは，実際に感染症の治療で最初に抗菌薬を選択するときには，その感染症の原因微生物を"推定"して，薬剤を選択するためである．これはエンピリック治療と呼ばれ，"やぶ医者"のする治療であるとされている．

しかし，微生物検査の結果から原因微生物が判明するには，少なくとも数日が必要となり，さらに，仮に微生物検査を行っても，すべての感染症患者の原因微生物が判明することはない．むしろ実際には原因微生物がわからないまま治療を行わなければならないことのほうが多い．そのため，"エンピリック"な治療の段階で抗菌薬の選択をする際には，できるだけ推定した菌の多くに抗菌力がある薬剤を選択したほうが，失敗は少なくなる．

広域から狭域への移行が大切

特に，患者の状態が重篤である場合や，免疫不全の状態が重度であった場合は，治療の失敗は時に患者の生命予後に直結してくるため，より多くの種類の原因微生物に対して抗菌力を有する薬剤を選択すべきである．このような抗菌薬の選択による治療は，米国で公表された感染症治療のガイドラインでも提唱されている．ガイドラインによると，そのような状況の感染症の治療に際しては，多くの原因微生物をカバーできるように，抗菌薬を組み合わせて使用することが重要であり，加えてより早期に抗菌薬を投与したほうが，患者の予後が良いことも示されている．このような状況で，抗菌薬の届出制が義務づけられれば，その許可を得るために時間を費やしてしまうことになる．さらに届け出が面倒だからと狭域スペクトルの抗菌薬を選択すれば，感染症の治療に失敗するばかりでなく，最終的には患者の生命にもかかわる重大な不利益をもたらす結果となる．

ただし，ガイドラインには「治療初期の抗菌薬の選択にはこのような考え方も

必要であるが，重要な点は，その後の抗菌薬の変更を常に考えて治療を継続すること」とある．この考え方が"de-escalation"と呼ばれる．すなわち，治療早期は，多くの原因微生物をカバーするような抗菌薬を選択するが，その際には，必ず抗菌薬投与前に微生物検査を実施することと，数日後，原因微生物が判明した際には速やかに不要な抗菌薬を中止し，さらに薬剤感受性が判明した後は，その結果からより狭域スペクトルの抗菌薬に変更すべきであるという考え方である．

　このような治療の考え方が，感染症の治療効果を高め，患者の生命予後を改善するばかりでなく，薬剤耐性菌の蔓延を防ぎ，さらにはむだな医療費を節約する医療経済の面からも大変優れた考え方とされている．たしかにこの考え方は米国の医療保険制度のうえからは，きわめて合理的な考え方であるが，わが国の医療保険制度のなかでは，その優れた面があまり実感されない．しかし，感染症の治療効果を高めるとともに，薬剤耐性菌のまん延を防ぐ点においては大変優れた考え方であるため，わが国でも特に重症な感染症の治療に際しては，このような抗菌薬の選択を行うべきと考えられ，さらなる普及が求められる．そのときに画一的な「広域スペクトルの抗菌薬の使用制限」が支障にならないようにすべきことも重要である．

〔前﨑繁文〕

5章

標準予防策と感染経路別予防策

Question 26

いつ頃から標準予防策が使われ始めたのでしょうか．背景とその理由を教えてください

Answer

1985年に提唱された「普遍的予防策」に「生体物質隔離」が融合し，1996年に「標準予防策」が誕生しました．さらに，2007年の隔離予防のためのCDCガイドラインの改訂によって，「咳エチケット」「安全な注射手技」「腰椎処置における外科用マスクの装着」の3つの対策が追加され，新しい標準予防策となりました．標準予防策は日本においてもすぐに紹介され，瞬く間に医療施設で用いられるようになりました．

標準予防策の歴史（❶）

米国では19世紀の後半，感染性疾患患者を感染症病院に収容していた．20世紀になると一般病院の個室に収容するようになり，ガウン着用，ケア後の手指消毒，使用物品の消毒が行われるようになった．このような変化によって，感染症病院や結核病院は必然的に不要となり，20世紀半ばに次々と閉鎖されていった．

1970年，7つの隔離予防策（厳重，呼吸器，防護，腸管，創部および皮膚，排膿，血液）が導入されたが，使用者による決断は求められなかった．この予防策は単純さが長所ではあるが，一部の感染症では過剰な隔離が指示されてしまうという問題点があった[1]．1983年，CDC（Centers for Disease Control and Prevention）はカテゴリー別隔離予防策や疾患別予防策を提案し，使用者による決断を求めた．しかし，カテゴリー別隔離予防策や疾患別隔離予防策には「必要以上に隔離してしまう」「診断前に病原体が拡散してしまう」などの問題があった[2]．

1985年，体液や血液曝露予防をすべての患者に普遍的に適用しようとする「普遍的予防策（universal precautions）」がCDCから提案された．これはHIV/AIDSの流行に対応して発展した対策である．この対策によって血液・体液曝露予防策をすべての人々に普遍的に適用するという大原則が打ち立てられた．しかし，目に見える量の血液

```
┌─────────────────────────────────────┐
│ 病院で使用する隔離手技，第1版（1970年）      │
│ ・7つの隔離予防策（厳重，呼吸器，防護，腸管，創部お │
│  よび皮膚，排膿，血液）が導入された            │
└─────────────────────────────────────┘
              ↓
┌─────────────────────────────────────┐
│ 病院における隔離予防策のためのCDCガイドライン    │
│ （1983年）                                │
│ ・2つの隔離システム（カテゴリー別および疾患別）が提 │
│  案された                                │
└─────────────────────────────────────┘
              ↓
┌─────────────────────────────────────┐
│ 普遍的予防策（1985年）                     │
│ ・血液・体液曝露予防策をすべての人々に普遍的に適用 │
│  する                                   │
│ ・目に見える量の血液で汚染されていない尿や便などは │
│  対象外                                  │
└─────────────────────────────────────┘
              ↓
┌─────────────────────────────────────┐
│ 生体物質隔離（1987年）                     │
│ ・すべての湿性生体物質を対象とする             │
└─────────────────────────────────────┘
              ↓
┌─────────────────────────────────────┐
│ 標準予防策（1996年）                       │
│ ・手袋を外した後にも手洗いが必要である          │
│ ・医療従事者を感染から守るための対策である       │
└─────────────────────────────────────┘
              ↓
┌─────────────────────────────────────┐
│ 標準予防策（2007年）                       │
│ ・「咳エチケット」「安全な注射手技」「腰椎処置における │
│  外科用マスクの装着」が追加された              │
│ ・追加項目は患者を守ることに焦点を合わせている    │
└─────────────────────────────────────┘
```

❶ 標準予防策の歴史

で汚染されていない尿や便などには適用されないという問題があったため反省が求められていた[3]．1987年，「生体物質隔離（body substance isolation）」の概念が誕生し，すべての湿性生体物質を対象とし手袋を装着するという原則がつくられた[4]．

1996年，「普遍的予防策」と「生体物質隔離」が融合して「標準予防策（standard precautions）」が誕生した．「生体物質隔離」では手袋の装着を推奨していたが，手袋を外した後の手洗いについては明記していなかった．しかし，標準予防策では手袋を外した後でも手洗いが必要であるということが付け加えられた[5]．

2007年の隔離予防策のためのCDCガイドラインの改訂に伴い，CDCは標準予防策に「咳エチケット」「安全な注射手技」「腰椎処置における外科用マスクの装着」の3つの対策を追加した[6]．従来の標準予防策は医療従事者を感染から守るためのものであったが，これらの追加項目は患者を守ることに焦点を合わせている．

標準予防策

標準予防策は，汗を除くすべての血液，体液，分泌液，排泄物，傷のある皮膚，粘膜には病原体が存在しているかもしれないという原則に基づいている．標準予防策は，すべての医療現場におけるすべての患者のケアに適用され，病原体の存在の有無には関係なく実施される．ここで標準予防策に追加された「咳エチケット」「安全な注射手技」「腰椎処置における外科用マスクの装着」について解説する．

●咳エチケット

2003年，SARS（severe acute respiratory syndrome：重症急性呼吸症症候群）が世界中に拡大したとき，救急外来を受診した患者や患者家族がSARSウイルスを伝播させたことがある[7]．このような事例から，救急外来や病院受付の最初の段階で感染予防策を実施する必要性が強調された．ここで提案された戦略が「咳エチケット」である．「咳エチケット」は未診断の感染力のある呼吸器感染症の患者，同伴家族，友人をターゲットとしており，咳，充血，鼻水，呼吸器分泌物の増加といった症状のあるすべての人が医療施設に入るときに適用される．

●安全な注射手技

米国の外来医療施設において，B型肝炎ウイルス（HBV）およびC型肝炎ウイルス（HCV）の集団感染が4件あった[8]．これらの集団感染を引き起こした医療行為は，「数回量バイアルや溶液容器（生食バッグなど）に使用済み針を再挿入した」「複数の患者に静注用薬剤を投与するときに同じ針や注射器を使用した」というものであった．このような集団感染は，注射用薬剤の準備や投与のための無菌的テクニックなど安全に関する基本原則の遵守によって防ぐことができる．

●腰椎処置における外科用マスクの装着

2004年，CDCが8件のミエログラフィ後の髄膜炎を調査したところ，全症例の血液や髄液から口腔咽頭細菌叢にみられる連鎖球菌属が検出された．腰椎穿刺処置の記録によると，皮膚消毒薬および滅菌手袋は確実に用いられていた．また，これらの処置で用いられた器具や器材（造影剤など）が汚染源になる可能性もなかった．しかし，医師の誰もがマスクをしていなかったので，口腔咽頭の細菌叢の飛沫感染がこれらの感染を引き起こしている可能性が高いと判断された．外科用マスクは口腔咽頭飛沫の散布を防ぐことができるので，脊髄内または硬膜外にカテーテルを挿入するか薬剤を注入する人は外科用マスクを装着する必要がある．

（矢野邦夫）

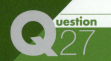

接触予防策と標準予防策との違いを教えてください．また，なぜ標準予防策だけではいけないのでしょうか

標準予防策は，感染性病原体の有無にかかわらず，すべての患者に標準的に行われるべき感染予防策です．一方の接触予防策は，病原体の感染経路に応じて，標準予防策に追加して行われるべき感染予防策です．接触予防策では，標準予防策に追加して個人防護具着用による防御，患者の配置，環境管理などが強化されます．

接触予防策の適応となる病原体の特徴

　感染性病原体の伝播経路には，接触感染，飛沫感染，空気感染の3つがあり，感染性病原体の種類によって，標準予防策に追加して感染経路別の感染防止対策を実施することが推奨されている．多剤耐性菌や感染性胃腸炎を引き起こす病原体の伝播様式は主に接触感染であり，患者と医療従事者間の直接接触感染と，汚染された物や環境を介した感染性病原体の移動を意味する間接接触感染がある．

　バンコマイシン耐性腸球菌（VRE）などの多剤耐性菌が腸管から分離されており，患者が下痢や失禁状態を呈している場合には，患者や医療従事者の手指がよく触れるベッド柵やオーバーテーブルなどの環境表面は高濃度に汚染される．またVREは，乾燥した環境表面でも1週間から4か月間生存可能であったと報告されている．本来は湿潤環境を好むグラム陰性桿菌である多剤耐性アシネトバクター・バウマニ（*Acinetobacter baumannii*）も，乾燥した環境表面で1～5か月間生存可能である．

　これらのことより，汚染した環境表面に触れた医療従事者の手や医療器具を介して汚染環境が拡大し，潜在的に多剤耐性菌のアウトブレイクを引き起こす一因となる可能性が示唆される．すなわち，接触予防策においては，患者に直接接触することがなくても，患者近くの環境や器具・器械を取り扱う場合にも手袋やガウンなどの個人防護具を着用し，退室時には適切に個人防護具を外し，外した後は，必ず適切な方法で手指衛生を行うことが，多剤耐性菌の伝播防止のうえで重要になってくる．

標準予防策と接触予防策の違い

●個人防護具着用のタイミング

　標準予防策では「血液や体液曝露の可能性があるときに手袋やガウンなどの個人防護具を着用する」としているのに対し，接触予防策では「患者をケアしている医療従事者は，患者や患者環境での汚染の可能性のある区域へのすべての接触において，ガウンと手袋を着用する」ことを推奨している．すなわち，検査で菌検出の有無にかかわらず，患者に直接接触する場合や病室環境に触れる場合は，手指衛生を行い，加えて手袋，ガウンまたはプラスチックエプロンを着用する．また，病室から出る前にはガウンまたはプラスチックエプロンと手袋を廃棄し，退室時には速やかに手指衛生を実施することが基本原則である．

● 接触予防策における環境管理

接触予防策では，前述した多剤耐性菌のほかに注意すべき病原体としてクロストリジウム・ディフィシル（*C. difficile*）やノロウイルスがあげられる．*C. difficile* 感染患者の周辺環境（病室床，トイレなど）には芽胞が大量に存在し長期間生存している．また，これらの病原体はアルコールに抵抗性を示すことから，これらの環境消毒として一般的に次亜塩素酸ナトリウムによる清拭が行われている．

接触予防策における環境管理では，患者周囲の環境から対象となる微生物をゼロにすることは容易ではない．しかし，患者近くの汚染環境がリザーバーとならないように，汚染環境から微生物の量を減らす対策は重要である．

接触予防策における環境管理のポイントを❶に示す．

● 患者配置

多剤耐性菌や感染性胃腸炎による接触予防策を必要とする患者の配置は個室が望ましい．個室が利用できないときは，同じ多剤耐性菌が分離されている患者を同室にする方法（患者のコホーティング）もあるが，その場合は関連するさまざまな

❶ 接触予防策における環境管理のポイント

高頻度接触環境表面	〈ベッド柵，病室内テーブル，スイッチ・ナースコール，洗面台ドアノブ，医療器具類〉 ・病原体に有効な清掃や消毒を実施する ・清掃・消毒の頻度（回数）やタイミングは，患者の状態や流行状況（アウトブレイク時など）を勘案し，考慮する 例：汚染する可能性のある処置やケア（おむつ交換や創洗浄など）の後は必ず，各勤務帯で行う
低頻度接触環境表面	〈床〉 ・清掃用具などは区別し，エリアごとに新しい用具に交換する
退院時環境管理	・患者が退室し（退院，隔離解除など），次の患者が病室や医療機器を使用する前には，適切な方法で徹底した清浄化を図り，洗浄・消毒について責任をもつ ・特に在室期間が長期にわたる場合は，次亜塩素酸ナトリウムによる清拭消毒が必要である

リスクを考慮して感染制御を担当する部門と検討する．また，分離率が通常より高くなっている病棟などでは，接触予防策の対象となる患者のみを担当する医療従事者を指定する方法もある（スタッフのコホーティング）．

（橋本丈代）

> **再確認！**
> ### 接触予防策の遵守を促すためのポイント
>
> 接触予防策においては，1つの要素のみ（たとえば手袋着用のみを積極的に行うなど）を強化しても効果は得られにくい．接触予防策を一連の行動として習慣化させ，遵守率を高めるためには，すべての職員が認識できる表示の工夫や備品の配置，スタッフの教育，接触予防策の監視やスタッフへのフィードバックなど，総合的な感染制御プログラムを整備することが重要である．
>
> （橋本丈代）

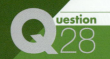

手指衛生の遵守率向上に努めていますが，なかなかうまくいきません．何か効果的な方法はないでしょうか．また，実施状況の評価として，どのような方法があり，どれくらいの遵守率があればいいでしょうか

医療現場のスタッフは手指衛生について理解しているようで，実際は正しいタイミングでできていないことが多く見受けられます．直接観察しながらその場で指導すると正しいタイミングについて理解が得られやすく効果的です．また，病棟ごとに手指衛生遵守率と速乾性擦式アルコール製剤の使用量を同時に示し，比較するのも良い方法です．遵守率は現在の状況から目標を少しずつアップさせ，80％以上を維持できると理想的です．

　手指衛生は，医療機関における感染対策の基本中の基本であり，手指衛生が確実にできていれば伝播が防止され，院内感染の問題も起こりにくくなる．しかし，実際の現場を見てみると，理想と現実のギャップに頭を抱えることも少なくない．

　手指衛生は，感染対策担当者が「何よりも重要な医療行為である」と考えるほどには，現場のスタッフは意識していない．なぜなら，目に見えて効果を実感できるものではないからである．また，医療者は常に時間に追われ忙しくしているため，すぐに効果を実感することができず，ひと手間かかる手指衛生という行為は，忘れられがちである．

　手指衛生を重要な医療行為として認識してもらうためには，根気強く働きかけ，現場のスタッフのなかにロールモデルとなる仲間を増やしていく活動を地道に行っていくことが重要である．また，そのためには，手指衛生が徹底できない要因を探り，改善のために必要な対策をコツコツと実行していくことが必要である．

手指衛生の遵守率を妨げる原因

　手指衛生の遵守率が上がらないのには，さまざまな要因が潜んでいる．その要因は現場を観察し，スタッフと話をし，さらにもう一度現場を観察しないとわからない．改善を図るためには，その現場を直接確認するなかで要因を明らかにすることから始めるべきである．

●手指衛生に関する知識，必要性の認識不足

　現場を観察していて，手指衛生を実施する姿をほとんど見かけない，腕時計を装着しているスタッフが多いというような場合は，手指衛生に関する知識が不足していることが考えられる．また，感染対策担当者に観察されていてもできないのは，必要性が理解できていないからである．知識があり，必要性を認識していれば，見られていたら時計を外す，手指衛生を実施する，などの行動が多少なりともみられるものである．

●実施すべきタイミングを理解していない

　手指衛生が大切なことはわかっていても，臨床現場のさまざまな場面で，具体的にどのタイミングで実施したらよいのか理解できていないことも多い．病室に入る前後で手指衛生を実施していても，同室患者のケアで移動する間でも実施できていなければ，「患者に触れる前」という必要なタイミングが理解できていないことが考えられる．

●流水による手洗いを優先している

　知識不足にも関連するが，手指衛生というと流水による手洗いが一番効果的と思っているスタッフは意外に多い．速乾性擦式アルコール製剤は，簡易にできるために手抜きをしていると感じた

り，手荒れしやすいと思い込んでいたりする．流水による手洗いを優先した結果，手洗い場が離れていたり，手洗いに時間を要することで，結局実施できないという事態が発生する．

● 環境が整っていない

医療者は常に時間に追われている．病室の前だけでなく，処置室，点滴調製台，手袋の横など，必要な場所に速乾性擦式アルコール製剤を置くなど，すぐに手指衛生ができる環境が整っていないと，容易に手指衛生は省かれてしまう．携帯用を持たせるのも一法である．適切な場所に速乾性擦式アルコール製剤を配置することは適切なタイミングを示す意味ももつ．

● ロールモデルがいない

感染対策担当者が現場で直接観察しながら指導をするには，時間的に限界がある．また，周りのスタッフが手指衛生を省いている姿が定着すると，ほかのスタッフもつられて省略してしまう．必要なタイミングでの手指衛生を身につけたスタッフが一人でもいると，その手指衛生をする姿を見ることが教育になる．

手指衛生遵守率向上のための教育

院内感染対策講習会や新規採用オリエンテーションで手指衛生の教育を実施している施設は多い．しかし，平均学習定着率をみると講義は5％ほどの影響しかなく，ましてや新規採用時は感染対策だけでなく，医療スタッフとしての知識，技術，接遇など，さまざまなことを獲得しなければならず，すべての内容を理解することは難しい．そのため「講義をしたから理解しているはず」とは考えないほうがよい．むしろ，講義の場は，病院内には感染対策をする組織があり，その一員として活動している，という自分をアピールする場として利用するとよい．当院では，手指衛生向上のための教育として，下記の方法を実践している．

● 手指衛生実施状況のチェックとフィードバック

2009年に公開された世界保健機関（WHO）の「医療における手指衛生についてのガイドライン」で推奨している「手指衛生の5つの瞬間」（❶）をもとにチェック表を作成し，現場で直接観察法にて手指衛生実施状況を観察している．1回20～30分間，病室前や処置室など医療スタッフの動きを追いながら観察し，チェック表に実施の有無をつける．できていないスタッフにはその場で手指衛生が必要であることを声かけしていく．このときのポイントは，相手が聞き入れられる状況であるかを判断し，笑顔で声をかけることである．相手が忙しい状況では，声をかけても逆に反感を買うこともある．また，威圧的な態度で注意すると，怒られないための手指衛生となってしまい，正しい理解が得られないこともある．今後の関係性をよくするためにも笑顔で接し，できていたら褒めることも大切である．

数日間チェックと声かけを実践し，結果を集計する．その際，どのタイミングで実施できていないのか，職種別，あるいは部署による特徴などがあれば合わせて結果をまとめ，カンファレンスなどの場を利用してフィードバックする．結果を報告するだけでなく，できていないタイミングについてなぜできないのか，今後どのようにしたら改善できるのか，などをスタッフ間で意見交換する場を設けると，自分たちで改善していこうという前向きな姿勢となり効果的である．また，フィードバックの際に，次回の目標値を設定することも大切である．

❶ 手指衛生の5つの瞬間（WHO）

1. 患者に触れる前
2. 清潔・無菌操作の前
3. 体液に曝露された可能性のある場合
4. 患者に触れた後
5. 患者周辺の環境や物品に触れた後

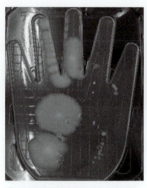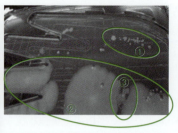

❷ A病棟看護師の手指培養
大部屋で患者ケア後,手指衛生なしで次の患者を訪問する直前の手を培養.

① アシネトバクター:土壌や水の中の環境菌
② バチルス属:土壌や水の中の環境菌
③ 黄色ブドウ球菌:皮膚や腸管などの常在菌

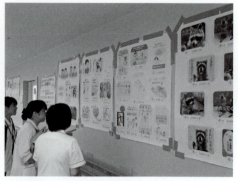

❸ 手指衛生のポスター展示

●可視化と体験型の学習会

　手指衛生は,実施しても目に見えて効果がわからないため,必要性を理解しづらい.そこで,蛍光塗料を用いた手洗いの実践や,手指衛生前後にATP(アデノシン三リン酸)値を測定して手洗いの効果を数値化する,などで可視化すると,スタッフも手指衛生に興味を示し,必要性を実感する.また,パームスタンプを用いて実際にどの程度の菌が培養されるのかを示すのも有効である(❷).

●手指衛生のポスター作成と投票

　各部署別に手指衛生のポスターを作成してもらい,院内に掲示して投票後,優秀な作品と選ばれた部署は表彰し景品を授与している.ポスターは,手指衛生の必要性を理解しなければ作成できないため,イベント性をもたせながら手指衛生の必要性を理解してもらう手段として実施している(❸).

●HHP認定養成研修の開催

　各部署,診療科に感染対策担当者が任命されているが,特別に教育されているわけではなく,経験年数もさまざまであるため知識にバラつきがある.そこで,手指衛生に関する講義と実習の1日研修を開催し,最後にテストに合格した人を手指衛生のプロフェッショナルとしてHHP(hand hygiene professional)と認定することとした.

　職種は問わず,指導的役割を担うスタッフを対象として研修を行っている.講義で基礎的知識を身につけ,実習で臨床の場を想定して体験を交えながら仲間と意見交換し,病棟で直接観察法(前述)での手指衛生遵守状況のチェックを行う.知識を現場に当てはめて考えることで,理解が深まる.また,HHP認定バッジを授与することで,指導的役割を担う者としての自覚が高まり,それぞれの場で感染対策担当者とともに,ロールモデルおよび指導者として活躍してくれている.

　HHP認定養成研修を今後も定期的に開催し,認定者を増やすことで手指衛生が習慣化され,実施することが当たり前のような文化を築いていけるように計画中である.

手指衛生がすぐにできる環境調整

　医療者は,常に時間に追われるように忙しく作業しているため,手指衛生がすぐにできる環境を整えておくことは重要である.手洗い場を増設することは難しいが,速乾性擦式アルコール製剤を設置することは容易である.設置場所としては,病室前,患者のベッドサイド,看護師のワゴンの上などがある.

　また,携帯用の速乾性擦式アルコール製剤を持たせることも有効である.製造会社によってさまざまな形態の物が販売されているので,施設の状況や使いやすさなどを試して,現場の意見を取り

入れながら各施設に合った製品を導入するとよい.

手指衛生遵守状況の評価

　速乾性擦式アルコール製剤の使用量の比較評価は可能であるが，実際の遵守状況を評価するのは難しい．直接観察法で遵守率を出し，同時に速乾性擦式アルコール製剤の使用量を示すことで，現在の状況が明らかになり，アウトカム指標も出しやすくなる．ただ，直接観察法は時間を要するため，すぐに実施するのが難しいようであれば，使用量から1患者1日あたりの手指衛生実施回数（＝擦式アルコール製剤の使用量÷延べ入院患者数÷擦式アルコール製剤の1回使用量）を算出するとわかりやすい．なお，各部署によって手指衛生の必要回数は違ってくる．たとえば，集中治療室と療養病棟では処置回数も大きく異なり，必然的に手指衛生の必要回数も異なる．それぞれの部署で平均どの程度の手指衛生回数が理想的なのかを計算し，指標とすると評価しやすく，現場のスタッフにもわかりやすい（一般的な病棟では10回/患者・日程度が目標値とされている）．

　また，当院では各部署の感染対策担当者が，速乾性擦式アルコール製剤を個人持ちとして個人使用量をグラフ化し，互いに刺激しあっている．これだけでは適切なタイミング，適切な方法で手指衛生ができているかは評価できないが，手指衛生を習慣化してもらうには，良い方法と考える．

手指衛生を習慣化してもらうために

　「トイレの後で手を洗う」は，多くの人にとって，幼少の頃から教えられてきた当たり前の行為である．排泄物は汚いものと教えられ，排泄後に拭いた手が排泄物で汚染されたと考えれば，洗うという行為はイコールで結ばれ，自然に手を洗う．

　しかし，医療者になるまでは，患者や環境表面に触れた手が汚染されているとは思いもしない．ましてや黒く汚れるわけでも，べたつくわけでもなく，目に見えて変化のない手が汚染されているとは想像もしないため，排泄後の手洗いのようにはつながらない．それでも，そこをイコールで結びつかせ，習慣化させるためには地道な働きかけが重要である．手指衛生がまったくできていない部署に，WHOの「手指衛生の5つの瞬間」すべてを完璧に実施するよう働きかけても，「そんなの無理，できない」と拒否反応を示すだろう．焦る気持ちは抑え，まずは1つのタイミングが確実にできることを目指して働きかけてはどうだろうか．血流感染の多い部署であれば「清潔・無菌操作前」，耐性菌伝播の多い部署であれば「患者に触れる前」など，部署の特性を考慮したタイミングから開始する．そして時期を見て次のステップに進むのも一つの手である．「私を見たら手指衛生」と印象づけられるように，常日頃から手指衛生の重要性を話題にしていると，ラウンドするだけで手指衛生習慣化への一歩となる．感染対策は1日にして成らずと心得，地道な活動で少しずつロールモデルとなる仲間を増やし，手指衛生が習慣化できるような活動が必要である．

〈橋本明子〉

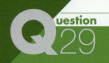

手指衛生について厳しく指導されますが，実際に感染症を減らすことは可能なのでしょうか

感染症の発症には，患者背景や状態，治療内容，使用しているデバイスなど，さまざまな因子が関連するため，手指衛生のみで感染症を減らせることを示すのは難しいかもしれません．しかし，手指衛生の効果は耐性菌の院内伝播が減るところにまず現れます．これは耐性菌新規発生率を経時的に集計することで示すことができます．

手指衛生の実際の効果

　手指衛生の効果は目に見えてわからないため，ただ厳しく指導するだけでは手指衛生は根付かず継続することは難しい．しかし，手指衛生遵守率が上がることで効果が見えてくれば，意欲も高まり，継続することへの意義を見出すことができる．ただ，血流感染や術後創部感染の低減などとなると，手指衛生だけでなくデバイスの管理や術前管理，抗菌薬管理など，さまざまな要因が絡み合うため，手指衛生の遵守率上昇で減少してくることもあるが，それだけで評価することは難しい．

　手指衛生遵守率上昇による効果を判定するには，耐性菌新規発生率の経時的なデータを示すとよい．手指衛生が遵守できていれば，患者から患者への伝播を高い確率で防止することができる．そして，それは耐性菌の新規発生率を減少させることとなる．

耐性菌新規発生率

　耐性菌には，メチシリン耐性黄色ブドウ球菌（MRSA），基質特異性拡張型 β-ラクタマーゼ（ESBL）産生菌，多剤耐性緑膿菌（MDRP），多剤耐性アシネトバクター属（MDRA），バンコマイシン耐性腸球菌（VRE）などがある．入院から48時間以降に提出された検体で，耐性菌が検出されたものを新規耐性菌としてカウントする．入院時に必ず培養検査を実施しているわけではないため，臨床情報を加味したとしても新規か持ち込みかを厳密に区別することはできない．したがって，いわば機械的に入院後48時間以降の耐性菌をすべて院内新規例とみなすのが妥当である．

　MRSAで発生率を出す場合の計算方法は，「MRSA新規発生率＝院内発生のMRSA検出数÷延べ入院患者日数×1,000（件/1,000患者・日）」となる．

結果のフィードバック

　耐性菌新規発生率は，毎月でなくても定期的にフィードバックするとよい．管理者だけではなく現場のスタッフにも伝わるように，カンファレンスの場を利用するなどして返すとよい．耐性菌新規発生率が上がれば，再度手指衛生徹底の依頼をし，耐性菌新規発生率が低ければ，褒めてモチベーションを上げることも重要である．

当院のMDRPアウトブレイク発生時の対応

　当院では，2012年7月に1人の患者からMDRP

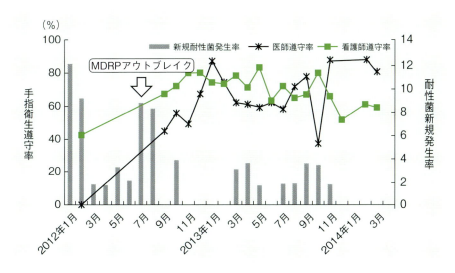

❶ A病棟における耐性菌新規発生率と手指衛生遵守率

が検出された．その後新たに2人の患者からMDRPが検出され，遺伝子検査の結果同じ株であり，同一部署内で伝播したことが判明した．そこで，調査したところ，要因の一つに手指衛生が不十分であることが判明した．アウトブレイクが起こる前に直接観察法で手指衛生実施状況を調査した結果では，遵守率は看護師43％，医師0％であった．看護師も不十分ではあるが，医師においては実施する習慣はないに等しかった．

しかし，アウトブレイクを機に手指衛生の方法からタイミングなどをレクチャーし，監視カメラで記録した画像から実施できていない場面を指摘するなどの徹底的な指導をすることで，遵守率は上昇した．部署のリンクナース，リンクドクターの取り組みもあり，波はあるが何とか維持できている．その後，監視培養を継続しているが，新たなMDRPの検出を認めることもなく経過しており，毎月のように新規耐性菌が検出されていた部署であったのに，発生率が低下した（❶）（耐性菌とは，カウントしている時期に検出されたMRSA，ESBL産生菌，MDRPの総数で計算している）．

このように，手指衛生が遵守されれば新規耐性菌発生率を低下させることができる．手指衛生の遵守率や新規耐性菌発生率の状況を見ながら，下がってきたら強化できるように介入するなど，上手に結果をフィードバックすることが重要である．

後悔しないために

ノロウイルス胃腸炎の院内多発事例を経験したことのない施設はないと思われる．多発に至った原因の一つが職員の手指衛生にあったことは，多発を認知してから予防策を実施してノロウイルス胃腸炎が収束に向かったことにより，後でわかることである．耐性菌の場合，前述のように発症に至るには他の因子が関与することが多く，感染が拡大しても発症者が少ない段階では手指衛生と感染症発症との間の関係は目に見えにくい．正確かつ客観的な手指衛生遵守状況と耐性菌のサーベイランスを行うこと，そしてそれらのデータの効果的なフィードバックとを組み合わせることではじめて説得力をもつ．手指衛生の必要性についてレクチャーを繰り返すだけでは，スタッフに実感を与えるのに不十分であるということを感染制御にかかわるものは強く認識しておかなければならない．

（橋本明子）

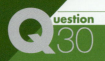

手術時手洗いの一般的な方法を教えてください

手術時手洗いは，今までブラシとスクラブ剤を用いたブラシ法（スクラビング法）やスクラブ剤と速乾性擦式アルコール製剤を用いたツーステージ法でした．しかし，従来の手術時手洗いと比較して，①手荒れが生じにくい，②消毒効果が持続する，③コスト削減効果が期待できる，④手洗い時間の短縮などの理由から，ウォーターレス法（ラビング法）に変更している施設があります．

　手術など侵襲的操作を行う際の手洗いは，最も衛生水準の高い手洗いが必要となる．滅菌手袋を装着する前の手洗いは，通過菌だけでなく，常在菌を減少させ，細菌レベルが基準値を下回るレベルに維持することを目的としている[1]．そのため，消毒薬配合のスクラブ剤（4％クロルヘキシジンスクラブまたは7.5％ポビドンヨードスクラブ）とブラシを用いた手洗い（ヒュールブリンガー変法：ブラシ法，スクラビング法）が行われていた．

　しかし，この手洗いは，数分間，ブラシを用いて手指皮膚表面をこするため，皮膚への負担が大きく，皮膚表面の損傷など手荒れを招き，その結果，微生物の定着および増殖を招く恐れがあるとされ，ブラシを用いず，十分な手もみ洗いを行った後，速乾性擦式アルコール製剤を用いる方法（ツーステージ・サージカル・スクラブ法：ツーステージ法）へ改良され，その方法も採用されるようになった．さらに，①手荒れが生じにくい，②消毒効果が持続する，③コスト削減効果が期待できる，④手洗い時間の短縮などの理由からウォーターレス法も採用されるようになった．

　正しく理解して実施できれば，どの方法を用いてもよい．しかし，長時間かける手術時手洗いは術者の皮膚へストレスがかかり，手荒れの原因の一つにもなり好ましくない．手術時手洗いは，手荒れを誘発しにくい方法を選択することが望ましい．

手術時手洗いの手順（❶）[2]

●ヒュールブリンガー変法

① スクラブ剤とブラシを用いて，手掌，手指，手背，指先（爪部），前腕部まで十分に時間をかけて丁寧に手を洗う（10分程度）．
② 滅菌タオルまたは滅菌ペーパータオルで指先（末梢）から肘（中枢）に向かって水気を拭き取る．

●ツーステージ・サージカル・スクラブ法

① スクラブ剤を用いて，手掌，手指，手背，指先（爪部），前腕部まで5〜6分程度丁寧に手を洗う．
　※手洗いの際，全体にブラシを用いる場合，指先（爪周囲）のみ用いる場合，ブラシを用いない場合などがある．
② 滅菌タオルまたは滅菌ペーパータオルで水気を拭き取る．
③ 速乾性擦式アルコール製剤を用いて手掌，手指，手背，指先（爪部），前腕部まで消毒して仕上げる．

●ウォーターレス法

① 予備洗浄：普通石けんを用いて，手掌，手指，手背，指先（爪部），前腕部を十分に洗浄する．
　※指先（爪の部分）のみブラシを用いることもある．
② 非滅菌ペーパータオルで水気を拭き取る．

❶ 各消毒法の使用剤料と特徴

	ブラシの使用	スクラブ剤	普通石けん	擦式消毒剤	ペーパータオル	手技時間（目安）	効果持続	必要物品
ブラシ法	○	○			滅菌済み	10分		滅菌ブラシ スクラブ剤
ツーステージ法	△	○		○	滅菌済み	6分	長い	（滅菌ブラシ） スクラブ剤 擦式消毒剤
ウォーターレス法			○	○	非滅菌	4分	長い	石けん 擦式消毒剤

（丸石製薬．手術時手洗いの種類と特徴．）

❷ 手洗いを実施する場面と微生物への影響

	実施する場面	微生物への影響
日常的手洗い	配膳前，トイレの後など日常的な場面	通過菌の除去
衛生的手洗い	注射・創傷処置など医療行為を行う場面の前後	通過菌の除去＋皮膚常在菌の除去
手術時手洗い	手術に際しての手洗い	通過菌の除去＋皮膚常在菌の除去 ⇒通常の細菌レベルが基準値を下回り，さらにそのレベルが持続

③速乾性擦式アルコール製剤を用いて手指消毒を行う．
1回目 指先から肘部にかけて（左，右）
2回目 指先から肘部にかけて（左，右）
3回目 指先から手首まで（左，右）

ウォーターレス法の落とし穴

ウォーターレス法を導入する際に注意しなければならないのは，「ウォーターレス法≠手洗いの簡略化」である．「ウォーターレス法＝速乾性擦式アルコール製剤」と誤解を招く恐れがあるので，導入時には，手術に携わる職員に以下のポイントを指導することが重要である．

①ウォーターレス法では，スクラブ剤ではなく普通石けんを用いる．指先から肘まで丁寧に洗い（1分以上）．②手を拭く際は非滅菌ペーパータオルを用いてよいが水気は十分に拭き取る，③速乾性擦式アルコール製剤を用いて，指先から肘まで擦り込ませながら乾燥させる（シャワーのように浴びることは厳禁である）．

手洗いの時間

手洗いに用いる石けんは，スクラブ剤か，普通石けんか，など議論されるが，普通石けんを用いる場合は，仕上げに速乾性擦式アルコール製剤を用いることが必要である．また，スクラブ剤を用いてはいけない，というわけではない．大切なことは，手指の菌数を減少させること，抗菌持続効果が長い方法を選択するということである．また，手術時手洗いは一体何をどれくらい行えばいいのか，戸惑うことがある．これについては，さまざまな方法を比較検討した文献等においても，その方法，時間がさまざまであり，結論を出すのは難しい．ただ，日常的手洗いや衛生的手洗いレベルの手洗いでは，常在菌を減少させることができないため，それらより時間をかけて丁寧に手洗いをすることが必要であるといえる（❷）．

（池田知子）

Question 31 個人防護具（PPE）はどのような場面で使用するものでしょうか

Answer 感染リスクが存在する病院の環境では，針刺し・切創，粘膜曝露，飛沫・空気感染患者との接触など，日常の業務のなかに感染の機会が存在するため，自分自身の身を守るのはもちろん，患者に対する感染源になることを避けるためにも使用します．

防護具使用の実際

個人防護具（personal protective equipment：PPE）は「血液，体液などの感染性物質からケア提供者を守るため，感染性物質が付着する危険性のある箇所を防護する」という原則に基づいて選択する（❶）．手を触れずにケアの提供は困難なため，手袋を着用し，顔や目に飛沫が付着するおそれがあればマスクやゴーグル，シールドを使用し，衣服への汚染が考えられる場合はガウンを着用する．「少しだから」「ちょっとだけ…」「もったいない」といった個人の主観による判断でPPEの着用を省くことは，職業感染防止の点からも避けなければならない．必要なPPEを普段行うケアの場面ごとに表にして掲示することは着用の促しにつながると考える（❷）．

❶ PPEの着用場面

PPE	使用する場面
手袋	血液，体液，分泌物，排泄物，汚染物品に触れるとき
マスク，ゴーグル，シールド	血液，体液，分泌物で飛沫の発生が予想される処置やケア
ガウン，エプロン	処置やケア中に衣服や腕と血液，体液，排泄物の接触が予想されるとき

（CDC. Draft Guideline for Isolation Precautions：Preventing Transmission of Infectious Agents in Healthcare Settings, 2004.）

防護具の種類

●手袋

手術などの観血的処置で使用する場合は滅菌手袋を，それ以外の場合は清潔に保管された未滅菌手袋を使用する．

●マスク（サージカルマスク，N95マスク）

サージカルマスクは，血液や体液の飛沫が着用者に付着するのを防ぐ，または着用者の咳やくしゃみに含まれる微生物の拡散を防ぐために使用する．N95マスクは，結核菌などの空気感染対策が必要な場合に用いる．

●ゴーグル，フェイスシールド

目だけを保護するゴーグルタイプのものと，顔全体を保護できるシールドタイプや，マスクと一体化したものなど，形状が異なるものが販売されている．防護性能や使いやすさと経済性のバランスに配慮して選択する．

●ガウン，エプロン

主に体幹部の汚染を防ぐ目的で着用する．はっ水加工，防水加工が施された単回使用のものが望ましい．汚染が広範囲で衣服全体や腕までを覆う必要がある場合はガウンタイプを選択し，汚染が予想される部位が体幹部に限られる場合はエプロンを着用する．

❷ CDCが推奨するPPEの選択基準

ケアの種類	使用が勧められるPPE
清拭	一般的に使用しない
喀痰吸引	手袋，ガウン/エプロン，マスク，ゴーグル/シールド
車椅子患者の移送	一般的に使用しない
血液が飛散する可能性のある処置	手袋，ガウン/エプロン，マスク，ゴーグル/シールド
静脈採血	手袋
便失禁患者の清拭	手袋，ガウン/エプロン
創部の洗浄	手袋，ガウン/エプロン，マスク，ゴーグル/シールド
バイタルサインの測定	一般的に使用しない
飛沫感染患者のケア	サージカルマスク
空気感染患者のケア	N95マスク

（CDC. Guidance for the Selection and Use of Personal Protective Equipment（PPE）in Healthcare Settings.）

❸ PPE着脱の手順

手袋	・手袋の着用前に手指衛生を行う ・患者ごとに手袋を交換する．同一患者の場合も異なる部位のケアの際には交換する ・着用中は汚染した手袋で自身や周囲の環境に触れることがないように意識する ・手袋を外す際は汚染面に触れないよう慎重に外す ・手袋を外した後にも忘れず手指衛生を行う
サージカルマスク	・鼻・口・あごを覆うように着用する ・ノーズピースを調整して，鼻梁から頬にかけて隙間がないよう調整する ・使用後の表面は汚染されているため触れずに，耳に掛けたヒモやゴムを持ち廃棄する
N95マスク	・使用者とマスクの形状が合っているか，フィットテストを行いマスクを選択する ・装着時は毎回ユーザーシールチェックを行い，漏れがないか確認してから入室する
ガウン，エプロン	・広範囲の汚染が予想される場合はガウン，体幹部に限られる場合はエプロンを使用する ・はっ水・防水素材のものを使用する ・外す際は汚染表面に素手で触れることがないよう中表にし，慎重に外す
PPEを複数使用する場合の着脱手順	・着用：ガウン/エプロン→マスク→ゴーグル/シールド→手袋 ・外す：手袋→ゴーグル/シールド→ガウン/エプロン→マスク

PPE着脱時の注意点

　PPEは，単に身に着けるだけで期待する効果が得られるものではなく，使用者が適切に用いてはじめて性能を発揮するものである．複数のPPEを組み合わせて使用する場合，正しい着脱順序，使用後のPPEを安全に取り外す手順を理解しておく必要がある（❸）．誤った着脱により，使用者の手指や衣類だけでなく，周辺の環境を汚染さ せ，新たな感染伝播のもとになるかもしれないため，教育，トレーニングが必要とされる．

〔宮澤千恵子〕

再確認！
あごひげとN95マスク

　あごひげが生えている場合は，マスクの縁の接面部分に隙間が生じ，密着性が失われ，漏れが生じる．ひげが生えている人のN95マスクは，全体を覆うフード式タイプ，または電動ファン付き呼吸用具（powered air-purifying respirator：PAPR）にするとよい．

〔松本千秋〕

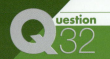

マスク着用時の留意点を教えてください．また，インフルエンザ対策として職員一律のサージカルマスク着用は有効でしょうか

インフルエンザ対策として，個々の事例におけるサージカルマスクの有効性は確立していますが，職員一律のマスク着用の有効性ははっきりしていません．サージカルマスクは飛沫予防策の一つとしては有効ですが，着用することでウイルスの吸入を完全に遮断することはできません．感染経路別予防策に準じて適切なマスクを選択し，正しい着用法を実践することが重要です．

マスク着用についての留意点

●マスクの使用目的
①患者の唾液などの体液の飛沫が，医療従事者の鼻・口腔粘膜に曝露することを防ぐ．
②医療従事者の唾液などの体液の飛沫が，患者の鼻・口腔粘膜に曝露することを防ぐ．

●マスクの種類と留意点
マスクを着用していても，鼻が出ていたり隙間があるような着用方法では効果が十分に得られないため，正しい着用方法を実践することが重要である．また，感染経路別予防策に従って適切なマスクを選択する必要がある（❶）．

医療現場で多く使用されるマスクには，サージカルマスクとN95マスクがある（**Q34** 参照）．

サージカルマスクは，直径5 μm より大きい粒子を除去することができる．インフルエンザウイルスはおよそ0.1 μm 程度のため，サージカルマスクを通過する．しかし，咳やくしゃみで飛散する

❶ マスクの種類と留意点

種類	基本的考え	使用する場面と注意点
立体マスク	・濾過性はほとんどない ・はっ水加工のため数回，短時間での飛沫予防	・シーツ交換時のほこりを予防 ・数回，短時間の吸引時 ・咳エチケットでは使用しない
サージカルマスク	・血液，体液の飛沫から顔の粘膜，皮膚を保護する ・水や湿気で効力減少	・飛沫予防策時 ・創処置，CVライン挿入時，気管切開，気管吸引時，吐血・喀血のある患者ケアなど ・飛沫，空気感染予防対策が必要な患者が，検査などで病室から出る場合（結核，水痘など），患者が使用する
N95マスク	・空気感染予防に使用（結核など） ・マスクに顔を密着させる（フィットテストで確認）	・結核患者や疑いのある患者の処置，対応時 ・麻疹，水痘患者に接するとき（抗体のあるスタッフは不要） ・呼吸困難を生じるので患者は使用しない ・面会者は使用する
FBサージカルマスク（ワイドフェイスガード付き）	・血液，体液の飛沫から顔の粘膜，皮膚を保護する ・抗がん剤による曝露防止	・気管支鏡検査 ・抗がん剤のミキシング ・器材洗浄

（聖マリアンナ医科大学病院看護部サービス提供ネット．2011年10月1日更新）

際には，粒子の周りに水分を含み直径約5μm程度の飛沫となっているため，サージカルマスクによって予防することができる．

●サージカルマスク使用時の留意点

- ノーズワイヤーが上になるように着ける．
- ノーズワイヤーを小鼻にフィットさせ，鼻全体を覆う．
- マスクのプリーツを伸ばして，口と鼻を隙間がないようにしっかり覆う．
- 汚染した場合や，破損などしたときは，その都度マスクを交換する．
- 鼻やあごが出ている場合は，マスク使用の効果は得られない．
- マスクを外すときは，マスクの表面に触れないようにゴムの部分を持って外し，感染性廃棄物として捨てる．
- マスクを外した後は，手指衛生を行う．

インフルエンザ対策としてのサージカルマスク着用

インフルエンザ感染予防対策として，標準予防策に加えて飛沫予防策と接触予防策を実施する．

一般的にインフルエンザの潜伏期間は1～3日であり，発症後3～7日間はウイルスを排出するといわれている．当院では，毎年インフルエンザの流行前にニュースレターを使って注意喚起を行っている．その内容としては，①咳やくしゃみなどの呼吸器症状のある患者にサージカルマスクの着用を依頼する，②職員がインフルエンザを発症した場合，解熱（復職）した後も，1週間はサージカルマスクを着用する，③院内発生事例が多い時期（1月下旬～3月下旬）は診療にあたる職員は原則的にサージカルマスクを着用すること，などを推奨している．

同時に各セクションや外来受付前などに「咳エチケット」のポスターを掲示し，患者および面会者へ協力をお願いしている．

しかし，サージカルマスクの着用だけでは，ウイルスの吸入を完全に防止することはできない．そのほかに，①流行前のインフルエンザワクチン接種，②手洗いなどの標準予防策の遵守，③規則正しい睡眠や食事などの体調管理も重要な対策である．また，施設や地域でのインフルエンザの流行状況を把握し，早期に適切な対応を行うことが最も重要である．

（長谷貴子）

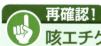

咳エチケット

咳エチケットは「咳をしている人には外科用マスクを装着させ，咳のあるときにはティッシュペーパーにて口と鼻を覆う」というだけの対策ではない．①医療施設のスタッフ，患者，面会者を教育し，そのために適切な言語を用いたポスターを使用する．②外来待合い室では呼吸器感染症のある人から空間的距離（理想的には1m以上）をあける．③呼吸器分泌物に触れた後には手指衛生を忘れない，というものである．

発熱は多くの呼吸器感染症でみられるが，百日咳や軽度の上気道感染では無熱のことがある．そのため，発熱がないことは気道感染を必ずしも除外しない．したがって，発熱していなくても咳がみられれば咳エチケットが必要である．また，喘息，アレルギー性鼻炎，慢性閉塞性肺疾患の患者も咳やくしゃみをするかもしれない．これらの患者には感染性はないが，やはり咳エチケットは必要である．

（矢野邦夫）

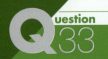

陰圧室の入退室について基準（目安）はありますか

陰圧室は，空気感染する感染症患者を他の患者から隔離し，感染伝播を防ぐために使用されます．そのため，入退室は感染症の感染可能な期間が基準になります．医療施設でよく遭遇する空気感染する感染症は，肺結核，麻疹および水痘です．空気感染はしませんが，鳥インフルエンザなどの呼吸器感染症，エボラ出血熱などの感染伝播が社会的に重大な影響を与える疾患も陰圧室管理とします．

陰圧室とは

陰圧室は，部屋の気圧が扉を介して隣接する廊下などの空間に対して低くなっており，空気の流れが常に室外から室内に向かっている部屋である．室内の空気が室外に拡散しないため，部屋からの微生物の拡散を防ぐことができる．また，陰圧室内の微生物数を減らすために，1時間に12回以上の換気回数が設定される．室内の空気は外気に直接排気されるか，再循環させる場合にはHEPAフィルターを通して換気される．陰圧室は，空気感染する感染症患者を他の患者から隔離し，感染伝播を防ぐために使用されるため，陰圧室への入退室は，疾患が空気感染する恐れがあるかが基準となる（❶）．

陰圧室での管理が必要な疾患

●結核

肺結核は，喀痰の塗抹が陽性である場合は感染力が高く，他の患者への感染を防止するために陰圧室での管理が必要となる．喀痰の塗抹が陰性である場合は，感染力が相対的に低いと考えられる

❶ 陰圧室の入退室基準

疾患	入室の目安	退室の目安
結核	肺結核または疑い患者で ①塗抹陽性 ②塗抹陰性だが，感染性が高いと考えられる場合（空洞病変，強い咳嗽など） ③多剤耐性結核	①治療開始後2週間以上経過し，治療が適切に実施され，臨床経過が良好 ②喀痰の培養検査で3回陰性が確認
麻疹	麻疹と診断された患者，臨床的に疑いが強く，担当医と感染対策担当者が必要と判断した場合	①解熱後3日以上経過し，全身状態が安定 ②免疫低下にある患者ではやや長めになる
水痘	①水痘と診断された患者，臨床的に疑いが強く，担当医と感染対策担当者が必要と判断した場合 ②重症の帯状疱疹患者で，担当医と感染対策担当者が必要と判断した場合	①すべての病変が痂皮化し，全身状態が安定 ②免疫低下にある患者ではやや長めになる
その他	SARSや鳥インフルエンザのような感染性の呼吸器疾患	感染性が消失したと判断されるまでで，退室の判断は行政や専門家の判断も参考にする

SARS：severe acute respiratory syndrome

ため，一般の病室での管理も可能であるが，陰性の確認のためには連続3回の喀痰検査を実施する．喀痰の塗抹が3回陰性であった場合でも，胸部X線で空洞病変がある場合には感染力が高いと考えられているため[1]，陰圧室での管理が望ましい．さらに，患者の咳症状が強い場合にも感染リスクが高くなるため，陰圧室での管理が望ましい．また，多剤耐性の結核菌が検出された場合は，治療に難渋することが予想され，他患者への感染伝播による影響が大きいため，陰圧室での管理が必要である．

一方，陰圧室からの退室は，2週間以上の適切な抗結核薬による治療が行われ，咳などの症状が改善するなど，感染力が消失したと考えられる場合である．また，異なる日に採取された痰の培養検査で，3回連続陰性の確認が必要である[2]．退室後も入院が必要な場合は，個室あるいは免疫能に問題のない患者とであれば同室も可能と考える．

● 麻疹

麻疹も空気感染する疾患であるため，陰圧室での管理が必要となる．発熱，発疹から臨床的に麻疹が疑われた場合，担当医と感染対策担当者が協議して陰圧室の入室の要否を判断する．患者の麻疹の罹患歴，ワクチン接種歴，抗体価および麻疹患者との接触歴も参考にするが，確定診断には麻疹特異的IgM抗体価（EIA法）を測定する．なお，麻疹は感染症法による5類感染症で全数報告対象であるため，診断した医師は7日以内に最寄りの保健所に届け出なければいけない．

麻疹の感染力は，カタル期の発熱時から，発疹出現後第5～6病日以降はなくなるため，その後は退室が可能となる．目安として解熱後3日経過し，発疹が退色して色素沈着となり，全身状態が改善した時点である．ただし，基礎疾患に血液疾患があるなど，免疫力の低下した患者の場合，より長くウイルスを排出する可能性があるため留意する．

● 水痘

水痘も空気感染する疾患で感染力が強く，水痘が痂皮化するまでは感染力があるため，陰圧室での管理となる．また，帯状疱疹は水痘に比べて感染力は弱く，通常は標準予防策での対応となるが，全身に広がる重症の帯状疱疹の場合は，水疱に含まれるウイルスが空気中に拡散して感染することから，陰圧室への入室が必要である．ただし，局所性の帯状疱疹がまれに空気感染する可能性があることも報告されている[3]．いずれの場合も，水疱が痂皮化し，感染力が消失したと考えられれば退室可能である．

（宮里明子）

再確認！ 陰圧室の管理

陰圧室が正常に機能しているかをみるため，定期的に室内圧をモニタリングする必要がある．管理の方法には，室圧管理と気流による管理がある．室圧による管理では，マノメーターゲージ（微差圧計）を設置すると，針の振れ方向で常時監視が可能となる．CDC (Centers for Disease Control and Prevention)では，空気感染予防策のための隔離には，－2.5 Paの圧差を目標値としているが，日本において室圧管理は必須ではない．扉下部の隙間などからの気流方法を確認する気流管理が一般的であり，スモークテスターなどで煙が室外から室内に流れているのを確認する[4]．

陰圧室使用時には毎日のモニタリングが必要であり，使用しない場合も，月に1回程度確認する．

（宮里明子）

わかりやすい抗菌薬の基礎知識 ❺

"薬剤耐性菌"はどんな菌なのか

20世紀に生まれた薬剤耐性菌

　薬剤耐性菌とは，抗菌薬が抗菌力をまったく示さない菌である．もちろん，この世の中に抗菌薬が存在しなかったときは，薬剤耐性菌はなかったことになり，人類がペニシリンをはじめとする多くの抗菌薬を作り出し，その抗菌薬によって多くの感染症の治療が行われてから薬剤耐性菌は生み出されたことになる．したがって，地球上に細菌が生息し始めた太古の昔でなく，20世紀に入ってから薬剤耐性菌は生まれたことになる．

　しかし，驚くことに，薬剤耐性菌の代表格であるメチシリン耐性黄色ブドウ球菌（MRSA）の遺伝子には，マンモスが生息した時代の黄色ブドウ球菌の遺伝子のなかにその耐性遺伝子が存在し，抗菌薬に曝露された黄色ブドウ球菌は，いつでもそのスイッチをオンにして薬剤耐性遺伝子を発現することができ，ペニシリンなどの抗菌薬に対抗して，子孫を維持できるしくみがすでに備わっていたことが遺伝学的に解明されている．

薬剤耐性菌のしくみ

　薬剤耐性菌を知るためには，どのようなしくみで菌が抗菌薬に抵抗しているのかを大まかに知っておく必要がある．そのしくみを知ることによって，今度はそのしくみを克服するための新しい抗菌薬の開発が行われる．

　最も一般的なしくみは抗菌薬の作用部位を変化させることによって抗菌力を失わせる方法である．このしくみはMRSAなど多くの薬剤耐性菌にみられる．たとえば，MRSAはペニシリンなどのβ-ラクタム系薬が結合する部位であるペニシリン結合タンパク質の構造を変化させることによって，薬剤を結合できなくし，本来のペニシリンの抗菌力が発揮できずに薬剤耐性菌となる．さらに，このしくみは菌が抗菌薬に曝露されたときに効率的に発揮され，本来備わった遺伝子を作動して，薬剤耐性菌を作り出す．

　細菌にとって薬剤耐性遺伝子など余分な遺伝子を発現することは，本来の分裂や増殖などの基本的な遺伝子をむだにすることになり，薬剤耐性菌を生み出すことは不利なこととなる．そのため，一般的には薬剤耐性菌は，抗菌薬が抗菌力を示す感受性菌に比較すると病原性は弱いとされている．

　それ以外にも，細菌は我々の想像をはるかに超えた巧みなしくみで薬剤耐性菌を生み出している．その一つが，β-ラクタマーゼなど抗菌薬を失活させてしまう

酵素を産生することである．このβ-ラクタマーゼは，人類が新しい抗菌薬を開発すれば，速やかにそれを失活させる酵素を作り出すため，数十年前の何倍もの新しいβ-ラクタマーゼがさまざまな細菌から発見されている．その種類が増えるばかりでなく，ある一つの酵素で多くの種類の抗菌薬を失活させることが可能で，さらにその効率も格段に良くなっている．しかし，人類もその酵素の活性を阻害する物質と，抗菌薬を組み合わせたβ-ラクタマーゼ阻害剤配合薬を開発し，そのような薬剤耐性菌に対抗しているが，現状では細菌が進化する速度に追いついていない．

その他のしくみとしては，緑膿菌などに代表されるように，菌の周囲にバリアを形成して，物理的に抗菌薬が菌体内に侵入することを防ぐしくみがある．この方法はきわめて単純であるが，実際にはこのしくみによって耐性化した薬剤耐性菌の治療には難渋することが多い．その理由としては，このような薬剤耐性菌は耐性化する薬剤を選ばず，どのような薬剤でも物理的に侵入することを防ぐため，抗菌力が発揮できなくなるからである．さらには，いったん細胞内に取り込まれた薬剤を巧みな働きによって細胞外に排出することにより，抗菌薬に耐性化する薬剤耐性菌もある．

急がれる多剤耐性菌への対応

このような薬剤耐性菌のなかで現在最も臨床的に問題となっているものが，多剤耐性菌である．多剤耐性菌は感染症の治療に一般的に用いられる，多くの抗菌薬に対して耐性化した菌のことである．たとえば，MRSAはペニシリン系薬などのβ-ラクタム系薬をはじめとして多くの抗菌薬に耐性を認めるが，実際の治療に際しては，バンコマイシン塩酸塩などの抗MRSA薬がわが国でも5種類使用可能であり，その抗MRSA薬によって治療は可能である．そのため，薬剤耐性菌の代表格であるが，実際には有効な抗菌薬は存在する．

それに対して，多剤耐性緑膿菌（MDRP）や多剤耐性アシネトバクター・バウマニ（MDRAB）などの多剤耐性菌は，コリスチンなどきわめて限られた抗菌薬のみが抗菌力を認め，ほかの多くの抗菌薬には臨床的な有効性は期待できない．このような多剤耐性菌が原因微生物である感染症に対しては，有効な抗菌薬は現時点ではきわめて限られている．

多剤耐性菌は，わが国ではいまだそれほどの広がりが確認されていないため深刻な問題ではないが，欧米では薬剤耐性菌による感染症が一般的に問題となる院内感染ばかりでなく，大腸菌や肺炎桿菌などの市中感染症の代表的な原因菌における多剤耐性化が問題となりつつある．しかも，厄介なことに，これらの菌は腸内細菌としてヒトの腸管内に生息しているため，そのような多剤耐性菌が人の移動とともにわが国にも運ばれ，わが国でも同様に深刻な問題になることは時間の問題と懸念されている．

（前﨑繁文）

6章

合併症としての感染予防策

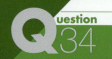

N95マスク着用時，フィットテスト，フィットチェック（ユーザーシールチェック）はどのようにすればいいでしょうか

フィットテストには，定性的フィットテストと定量的フィットテストがあります．定性的フィットテストは，N95マスクを着用してフードをかぶり，エアロゾル化した物質を噴霧し，その味（甘みや苦み）を感じるか確認する方法です．定量的フィットテストは，室内の粉じんを用いてマスクと顔面の密着性（外側と内側の粒子の割合）を測定する方法です．フィットチェック（ユーザーシールチェック）は，息を吐いたり吸ったりしてマスクと顔の密着性を確認する方法です．

N95マスクとは

N95は米国労働安全衛生研究所（National Institute for Occupational Safety and Health：NIOSH）がフィルター性能を評価して定めた防じんマスクの規格である．日本においては厚生労働省が定めたDS2規格があり，おのおのの規格に合格したマスクにはN95またはDS2の表示がある．

N95マスクの「N」はnot resistant to oil（油性でない微粒子）を意味し，「95」は0.3 μm以上の微粒子を95％以上捕集する効果があることを示す．

DS2マスクの「D」はdisposable（使い捨て），「S」はsolid（固体粒子）を意味し，「2」は性能ランクでN95とほぼ同等である．

規格に合格したマスクは数多くあるが，各メーカーによりカップ型，くちばし型，折りたたみ型，呼気弁付きなど，さまざまな形状のものがある．顔の形や大きさ，鼻の高さなどを考慮し，顔とマスクが密着する形状やサイズを選択する．

フィットテストの方法

フィットテストは，マスクが自分の顔にきちんと密着しているかを確認するテストであり，正しい装着方法を習得するために行う．米国労働安全衛生局（Occupational Safety and Health Administration：OSHA）でN95マスクのフィットテストの手法が定められている．また，厚生労働省は，大気中の粉じん，塩化ナトリウムエアロゾル，サッカリンエアロゾルなどを用いた密着性の良否を確認する機器を可能な限り利用し，良好な密着性を確保すること[1]としている．定性的フィットテスト（❶）と定量的フィットテスト（❷）がある．

米国においては，N95マスク導入時，その後は年に1回，それ以外でも体重の増減などで顔貌が変わったときや着用者から要望があったときにはフィットテストを行うことが義務づけられている[2]．

●定性的フィットテスト

N95マスクを着用後，フードをかぶり，フード

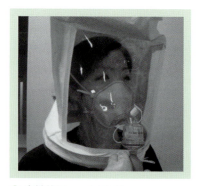

❶ 定性的フィットテスト

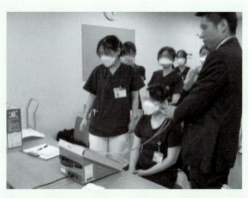
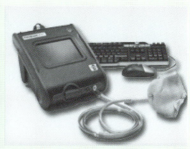

N95マスク定量フィットテスター　ポータカウントプロ・プラスIP（モレーンコーポレーション）

❷ 定量的フィットテスト

内にテスト用のエアロゾル（サッカリンやBitrex®）を噴霧し，味（甘みや苦み）を感じるか確認する方法である．味覚障害のある人はテストできない．
テストに要する時間は，1人あたり15〜20分である．以下に手順を示す．

① 味覚を敏感にするために，テスト前15〜30分は飲食や喫煙は控える（水以外のものは口にしない）．
② 感度テスト（味がわかるかどうか）を行う．マスクを着用せずフードをかぶり，テスト用エアロゾルを10回噴霧する．口から空気を吸い込み，甘みや苦みを感じるか確認する．
③ N95マスクを着用後，フードをかぶり，②と同様に噴霧する．
　※甘みや苦みを感じた場合は，別のマスクで再度テストする．再テストの場合は，15分程度時間をあけ，水などを飲んでから行う．
④ ③で甘みや苦みを感じない場合は，普通の呼吸，深呼吸，首を左右に動かす，首を上下に動かす，「あいうえお」などと声を出す，前屈をする，普通の呼吸，の7つの動作を60秒ごとに行う．

●定量的フィットテスト

マスクの内側と外側の粉じんの個数を測定して顔面の密着性を測定する方法で，客観的に数値で測定できるため密着性の評価がしやすい．用いる

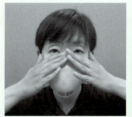
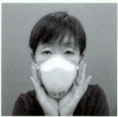

陽圧チェック　　　　陰圧チェック

❸ フィットチェック（ユーザーシールチェック）

機器により測定原理や測定方法，測定結果の表示方法が異なるため，結果の解釈などは機器の特性に合わせて評価する．

フィットチェックの方法

顔の密着性を確認するためのテストで，フィットテストの代用にはならない．N95を装着するたびに実施し，陰圧と陽圧の両方をチェックする（❸）．

陽圧チェックは，N95マスクの表面を手で覆い，息を吐き出しマスク周囲から空気の漏れを感じるか否かを確認する．陰圧チェックは，優しく息を吸い込み，N95マスクが顔に向かって引きつけられるか確認する．

鼻やあごの周囲は漏れやすいため注意する

（松本千秋）

Question 35

マキシマルバリアプリコーション（MSBP）とはどのようなものでしょうか．また実際，効果はあるのでしょうか．小児でも必要ですか

Answer

MSBPとは，中心静脈カテーテル挿入時にキャップ，マスク，滅菌手袋，滅菌ガウンを着用し，全身を覆うことができる大きさの大型滅菌ドレープを用いて無菌操作を行うことです．中心静脈カテーテル挿入時に術者がMSBPを実施することで，血管内留置カテーテル関連血流感染の発生を低減できます．小児について言及した研究は少なく，現在のところ成人と同じ扱いと考えますが，保育器内で実施する場合は，施設の方針が必要です．

MSBPのエビデンス

　米国疾病予防管理センター（Centers for Disease Control and Prevention：CDC）では，カテーテル関連血流感染（catheter-related bloodstream infection：CRBSI）対策として，一般的な中心静脈カテーテル（central venous catheter：CVC）および末梢挿入中心静脈カテーテル（peripherally inserted central catheter：PICC）の挿入とガイドワイヤーによるカテーテル交換の際に，術者がマキシマルバリアプリコーション（maximal sterile barrier precaution：MSBP）を行うことを推奨している[1]．CDCガイドラインでは，MSBPの適用範囲をPICC挿入時を含めるまでとしている．一方で，明確な根拠となる比較試験が悪性腫瘍患者における小規模な研究の1件だったことや，個々の要素（キャップなど）の検証が行われていないことから，エビデンスの強さ*がIAからIBに変更になった[2]．

*ガイドラインの勧告レベルはIA，IB，Ⅱ，未解決の4種類である．IA，IBとも実施が強く勧告されているが，エビデンスのレベルが異なり，IAは十分に設計された実験研究，臨床研究または疫学研究で強く裏づけられているのに対し，IBは一部の実験研究，臨床研究または疫学研究で裏づけられている，あるいは限定的なエビデンスにより裏づけられたものである．

MSBPの効果と現状

　MSBPとは，術者が手指衛生に加え，キャップ，マスク，滅菌手袋，滅菌ガウンを着用し，手術時に使用するような全身を覆うことができる滅菌ドレープを用いて，無菌操作でカテーテル挿入処置を行うことである．MSBPとミニマムプリコーション（滅菌手袋の装着と，カテーテルセットに含まれる小さなドレープを用いて挿入手技を行う方法）とのランダム化比較試験では，MSBPはカテーテルの微生物定着率，カテーテル由来敗血症発生率が有意に低いことが報告されている[3]．日本では，MSBPを実施することでCRBSIは減少するという報告[4]や，救急救命センターにおけるMSBP導入前後で導入後の血流感染（BSI）発生率が有意に減少したという報告がある[5]．しかし，1施設複数部署におけるMSBPとミニマムプリコーションの比較では，中心ライン関連血流感染（central line-associated bloodstream infection：CLABSI）に有意な差はみられなかったという報告もある[6]．MSBPの実施率に関しては，滅菌手袋の着用が100%に対し，ガウン6.8%，マスク14.6%，キャップ7.5%と，個々の要素により着用実施率に差がみられたという調査結果[7]や，キャップ，マスク，ガウンの着用と大型ドレープ

の使用は，使用規定があっても100％に達していなかったという報告がある[8]．

● 小児での効果と現状

小児では，心臓ICUで手指衛生，MSBPのほか，クロルヘキシジンによる皮膚洗浄や大腿静脈へのアクセス回避，不要なカテーテル抜去といった複数の対策を実施することで，CLABSI発生率が低下したという報告がある[9]．しかし，MSBPの有効性を検討した研究の多くは成人を対象としており，小児に言及したものは少ない．また，国内の小児では成人以上にMSBPは定着しておらず，特に新生児では保育器という環境下でキャップ，マスクが必要か，コンセンサスが得られていない[10]．しかし，否定するデータもないことから，現在のところ成人と同じ扱いと考える．ただし，保育器内で実施する場合は，施設としての方針や検討が必要と考える．

行政からの勧告

2005（平成17）年，医療法施行規則改正にあたり，2003（平成15）年度厚生労働科学研究費補助金（厚生労働科学特別研究事業）による「国，自治体を含めた院内感染対策全体の制度設計に関する緊急特別研究」の分担研究報告書「医療施設における院内感染（病院感染）の防止について」のなかで，「カテーテル挿入部位は左右の鎖骨下静脈を使用し，滅菌手袋，滅菌ガウン，マスク，キャップと大き目の覆布を使用することが望ましい」とMSBPを推奨している[11]．さらに，2012（平成24）年の診療報酬改定に伴い，感染防止対策地域連携加算の一環として行う相互ラウンドに使用するチェック項目表の中でも，MSBPが行われていることが確認項目になっている（❶）．

❶ 感染防止対策地域連携加算チェック項目表（一部抜粋）

Ⅰ．医療器材の管理		評価	コメント
3．血管内留置カテーテル	1）中心静脈カテーテル管理についてのマニュアルがある		
	2）中心静脈カテーテルの挿入はマキシマルバリアプリコーション（滅菌手袋，滅菌ガウン，マスク，帽子，大きな覆布）が行われている		
	3）高カロリー輸液製剤への薬剤の混入はクリーンベンチ内で行っている		
	4）輸液ラインやカテーテルの接続部の消毒には消毒用エタノールを用いている		
	5）ラインを確保した日付が確実に記載されている		
	6）ライン刺入部やカテ走行部の皮膚が観察できる状態で固定されている		
	7）末梢動脈血圧モニタリングにはディスポーザブルセットを使用している		

（厚生労働省．平成24年度診療報酬改定について．http://www.mhlw.go.jp/seisakunitsuite/bunya/kenkou_iryou/iryouhoken/iry ouhoken15/dl/5-2-2-7.pdf）

MSBP遵守向上を図るために

感染防止対策地域連携加算獲得のため，相互ラウンドが積極的に行われ，MSBPをマニュアルや手順で規定する施設は増えてきた．しかし，規定を遵守させるために，ICT（infection control team），ICN（infection control nurse）とも苦慮している．遵守向上を図るためには，MSBPを実施しやすい環境を整えること，カテーテル挿入の資格導入制度を取り入れるなど，施設ごとの工夫が必要である．

（平松玉江）

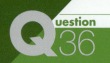

CV留置カテーテルの挿入部ケア，ドレッシングの使用法について教えてください

CV留置カテーテルの挿入部は，滅菌ガーゼもしくは滅菌透明ドレッシングで覆います．ガーゼもしくはドレッシングを交換するときは，挿入部周囲の皮膚の汚染を除去し，0.5％以上のクロルヘキシジン含有アルコールまたはポビドンヨードや70％アルコールで消毒します．ドレッシングなどは定期的に交換するほか，滲出液による汚染やゆるみ，湿りがある場合は，さらに頻回に交換します．

カテーテル挿入部の消毒

中心静脈カテーテル（central venous catheter：CVC）は，微生物の侵入門戸であり，挿入時に皮膚常在菌叢を含む微生物が血管内へ押し込まれることや，挿入後CVC挿入部の微生物の汚染がカテーテル関連血流感染（catheter-related bloodstream infection：CRBSI）の要因となる[1]．米国疾病予防管理センター（Centers for Disease Control and Prevention：CDC）は，挿入前およびドレッシング交換時には，0.5％を超える濃度のクロルヘキシジングルコン酸塩（chlorhexidine gluconate：CHG）含有アルコール製剤で皮膚消毒を行うこと，CHG禁忌の場合は，ヨードチンキ，ヨードホール，70％アルコール製剤のいずれかで代替することを強く推奨している[2]．

かつては，CVC挿入時や挿入後の管理としてポビドンヨードを使用することが多かったが，近年ではCHG含有アルコール製剤が主流になりつつある．その効果については，CHG含有消毒薬はポビドンヨードに比べてCRBSI発生を約50％減少させるというメタアナリシス[3]をはじめ，CHG含有消毒薬のほうがポビドンヨードよりも優れているという報告が多い．また，1％CHGエタノールの有効性と安全性を検証した日本の報告でも，1％CHGエタノールは10％ポビドンヨードよりも皮膚消毒としての特性に優れていることを明らかにしている[4]．ただし，CHG禁忌の患者や生後2か月未満の乳児は，ポビドンヨードやアルコールを用いてカテーテル挿入部の消毒を行わなければならない．

CVC挿入部の皮膚ケア

CRBSIの原因微生物の多くは，コアグラーゼ陰性ブドウ球菌や黄色ブドウ球菌といった皮膚常在菌である[5]．中心静脈カテーテル（CVC）挿入前に皮膚常在菌叢を減らすこと，挿入部の皮膚を衛生的に保つことが重要である．CVC挿入前には消毒薬の効果が十分発揮できるように，患者に入浴あるいはシャワー浴をしてもらうか，清拭により皮膚の汚れを事前に取り除いておく必要がある．また，日々のカテーテル挿入部の皮膚ケアとして，2％CHG液を用いた清拭がCRBSI低減に効果があるといわれている[2]．しかし，現在のところ国内ではCHG含有清拭シートのような市販製品がないこともあり，温タオルなどでの皮膚ケアを行うことが一般的である．

ドレッシング交換時には温タオルなどでドレッシングの絆創膏成分や汚れを物理的に取り除いたうえで，消毒を行うべきである[6]．消毒手技は挿

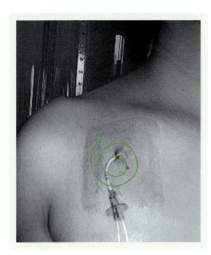

❶ 消毒手技
消毒は中心から矢印の方向に向かって，ドレッシングで覆う範囲を行う．

入部を起点にドレッシングで覆う範囲を外周に向かって行う（❶）．ポビドンヨードでは乾燥に時間を要するが，完全に乾燥するのを待ってからドレッシング材を当てる．

ドレッシング材の使用法

● ドレッシング材の選択

ドレッシング材には滅菌ガーゼまたはフィルム型ドレッシング材がある．それぞれのドレッシング材による感染発生率に有意な差はないため[7]，ドレッシングの特徴を理解したうえでCVC挿入部の皮膚の状態やコストに応じたドレッシング材を選択する．フィルム型ドレッシング材はドレッシングを貼ったままでの観察が容易であるが，吸水性がないため，発汗がある場合や挿入部の出血，滲出がある場合には適さない．一方，ガーゼは吸水性に優れているが，挿入部を容易に観察することができない．挿入直後はガーゼを使用し，出血がなければフィルム型ドレッシング材に変更するなど，患者の状態を観察しながら対処するべきである．また，挿入部の異常を早期発見できる点では，目視観察が十分できるフィルム型ドレッシング材がよい．

最近では，CHGをゲル状にしてフィルム型ドレッシング材に一体化させたものなどが販売されている．CDCガイドラインでは，CRBSI予防戦略として基本的な感染予防策を実施しても感染率が低下しない場合に限り推奨している[2]．基本的な予防策として，CVC挿入時はマキシマルバリアプリコーション（maximal sterile barrier precaution：MSBP）を実施すること，皮膚消毒はCHG含有消毒薬を使用すること，CVCを取り扱うスタッフの教育やトレーニングを実施したうえで検討すべきこと，である．

● ドレッシング材の交換頻度

ガーゼドレッシングは2日，フィルム型ドレッシング材は少なくとも7日ごとの交換が推奨されている[2]．しかし，2日間あるいは7日間より短い間隔で交換してはいけないというものではない．ドレッシングが剥がれかけている，ゆるみがある，あるいは出血や滲出，汚染や湿りがある場合にはそれ以上の頻度で交換する必要がある[6]．

ガーゼドレッシングについては，2日ごとの交換が推奨されているが，毎日目視で観察することの妨げとなる．また，吸水性を考慮して選択されることが多いため，必然的に毎日交換するのが現実的であると考える．

（平松玉江）

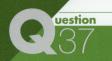

Question 37

感染対策のため，輸液ルート（セット）の交換頻度はどれくらいがいいでしょうか

中心静脈カテーテルの輸液ルートの交換頻度は，血液製剤や脂肪乳剤を使用した場合は24時間以内，使用しない場合は96時間以上の間隔で，ただし7日間以内に交換することが推奨されています．また，プロポフォールを投与するルートはバイアル交換に合わせて交換します．末梢静脈カテーテルの輸液ルートでは，原則としてカテーテルの入れ替え時の交換が推奨されています．頻度にこだわるあまり感染対策を怠ることがないよう，手指衛生や清潔操作を遵守しましょう．

中心静脈カテーテルの交換頻度

中心静脈カテーテル（central venous catheter：CVC）の輸液ルートの交換頻度については，さまざまな報告がされてきた．72時間ごとの交換が48時間ごとの交換よりも安全であるという報告[1]や，4日を超えない間隔での交換が安全であるという報告[2]，72時間ごとの交換よりも頻回な交換は必要ないという報告[3]もある．また，微生物の増殖を高める薬剤（たとえば，血液製剤や脂肪乳剤）が投与されなければ，最長7日間まで輸液ルートを安全に使用できることが示唆された報告[4]もある．輸液ルートの交換頻度についてのメタアナリシスでは，血液製剤や脂肪乳剤が投与されなければ，96時間までの交換では感染のリスクを増加させないことが示されている[5]．

2011年のCDC（Centers for Disease Control and Prevention）ガイドライン[6]では，輸血，血液製剤，脂肪乳剤の投与を受けていない患者では，輸液ルートは96時間以上の間隔で，ただし7日間以内に交換することが推奨されている．また，血液製剤や脂肪乳剤など微生物の増殖を高める製剤が使用されると，ルート内で細菌や真菌が増殖しやすくなり，血流感染のリスクが増加するため，24時間以内に交換することが推奨されている．

よって，血液製剤や脂肪乳剤を使用しない場合は週1回の交換を，曜日を決めて行うのが臨床現場では行いやすいと考える．微生物の増殖を高める薬剤である血液製剤や脂肪乳剤を投与した場合は，投与開始から24時間以内に交換する．プロポフォールを投与するルートは，バイアルを交換する際に12時間以内に交換する（添付文章を参照）．

末梢静脈カテーテルの交換頻度

末梢静脈カテーテル（peripheral venous catheter：PVC）の輸液ルートは，原則としてカテーテルの入れ替え時に交換することが推奨される．成人では，感染症と静脈炎のリスクを低減するために，末梢静脈カテーテルを72〜96時間より頻回に交換する必要はないとされており，その交換時期に関する勧告はされていない[6]．また，小児では臨床的な適応がある場合にのみ末梢静脈カテーテルを交換することが推奨されている[6]．定期的に輸液ルートを交換するのではなく，挿入部位の観察を確実に行い静脈炎の徴候を早期に発見し，入れ換えを行う際には同時に輸液ルートを交換することが重要である．

交換の意義を理解する

　輸液ルートの交換頻度に関しては，何日ごとに交換するのかということに注目しがちであり，煩雑な臨床現場では業務の一つとしてとらえられ，交換することが目的になってしまうことがある．交換頻度を優先し，多忙な業務のなかで清潔操作が破綻するような交換では，感染対策のために交換している意味がない．何のために交換が必要なのかをスタッフが理解し，交換する際の手指衛生や清潔操作を遵守することが必要であり，それらを遵守できる体制にすることも重要である．

〈鍋谷佳子〉

再確認！ 末梢静脈カテーテルと静脈炎

　末梢静脈カテーテル（PVC）における感染と静脈炎は切り離せない関係にあり，感染が先行して静脈炎を起こす場合と，静脈炎が先行して感染を伴う場合がある．よって，静脈炎を早期に発見することは血流感染予防に重要である．

　PVCの場合，中心静脈カテーテル（CVC）と違って静脈炎の観察が可能である．発赤，腫脹，疼痛などの静脈炎の徴候の有無を定期的に観察し，早期の発見，速やかなカテーテル抜去が血流感染の予防となる．

〈鍋谷佳子〉

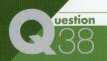

Question 38
カテーテル留置時，ハブ・ポートの消毒方法に決まりはありますか

適切な消毒薬を用いて，ポート部分をしっかりこすって消毒します．消毒薬は，クロルヘキシジン，ポビドンヨード，ヨードフォアまたは70％アルコールが推奨されています．

ハブ・ポートの消毒のポイント

薬液の注入や輸液の投与など，輸液ルートのポートには多数回の操作が加えられるため，カテーテル挿入部よりも微生物の侵入門戸となりやすい．ポートからアクセスする場合は，手指衛生を行い，未滅菌手袋を着用する．また，汚染（コンタミネーション）のリスクを最小限にするために，適切な消毒薬を用いて，ポート部分をしっかりこすって消毒する．しっかりこすることでポート部分に付着した微生物や汚れなどが除去できる（❶）．

●推奨される消毒薬

血管留置カテーテルのハブの消毒薬として，1％クロルヘキシジン，1％クロルヘキシジンアルコール，70％エタノール，97％エタノール，生理食塩水を用いて比較した結果，クロルヘキシジンよりもエタノールを含んだ消毒薬が有効であったと報告されている[1]．CDC（Centers for Disease Control and Prevention）ガイドラインでは，ポート部にアクセスするときは，適切な消毒薬（クロルヘキシジン，ポビドンヨード，ヨードフォア，70％アルコール）でこすって消毒することが推奨されている[2]．また，イソプロピルアルコールは，ポリカーボネートや塩化ビニルなどの高分子と反応するため，カテーテルや接続部を破損する危険性があり，接続部の消毒には使用しない[3]．

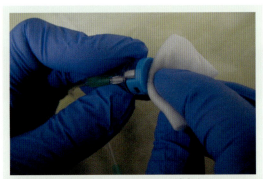

ハブ・ポート部分はしっかりこすって消毒する

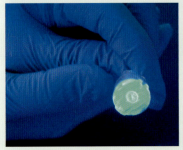

ポート部分に蛍光塗料を塗布

こすらずに消毒した場合，蛍光塗料が残存

こすって消毒した場合，蛍光塗料はほぼ消失

❶ハブ・ポートの消毒
付着した汚れなどをとるためには「しっかりこする」ことが重要であることを，蛍光塗料を用いて確認した．

ルート接続部の消毒のポイント

　輸液ルートの接続部は微生物の侵入門戸の一つであり，接続部が増えることにより感染のリスクが増えるため，輸液ルートはできるだけ一体型を使用することが望ましい．また，三方活栓を使用していないときにはキャップをすべきであり，アクセスごとに新しいキャップを使用する．

　中心静脈カテーテルでは，感染のリスクを低減させるため三方活栓を用いた開放式システムより閉鎖式ルートを使用すべきであり，手術室やICUなど，急激な輸血や輸液などの特殊な状況がある場合を除いて，開放型三方活栓はできるだけ使用しない．三方活栓を使用する場合は，その構造から完全な消毒が困難であることを理解しておく．三方活栓からの側注や輸液を接続する場合は，輸液ルートをカテーテルハブに接続する場合と同じように，適切な消毒薬を用いて確実な消毒操作で消毒することが必要である．

（鍋谷佳子）

再確認！ 感染管理センターは駆け込み寺

　当院には感染管理センターがあり，専任のICD (infection control doctor) と専従の感染管理認定看護師がいる．"何でも相談しやすい"風通しのいい環境が整っており，医師からのコンサルテーションのみならず，看護師や検査技師，その他のあらゆる職種から情報が入るシステムが構築されており，その何重にも張り巡らされている連絡網により，院内感染を未然に防ぐことができている．また，筆者ら微生物検査室も，感染管理センターとの情報共有を常に行っている．その患者情報をもとに検査を実施することで，不必要な検査を除くことができ，迅速で正確な検査結果につながる．

　それぞれの職種から，さまざまな情報を発信できる環境を整えることが院内感染対策の一つになるのではないかと思う．今後も「困ったときは感染管理センターへ！」をスローガンに，より多くの職種に院内感染対策の輪を広げることができるように努力していきたい．

（澤　佳奈，水谷　哲）

Question 39

末梢・中心静脈カテーテル，ポート留置中の患者の シャワー浴は可能ですか．
どのような点に注意すればいいでしょうか

Answer　カテーテル挿入中でも以下の点に注意すればシャワー浴は可能です．まず輸液を中止し，カテーテルをロックしたうえで，カテーテル挿入部や接続部を不浸透性のカバーで覆うなどして，水に濡れないようにします．シャワー浴後にドレッシング材が湿っていれば交換します．完全埋め込み型カテーテルの場合，正常皮膚としてシャワー浴が可能ですが，埋め込み部を強くこすらないよう注意します．

　輸液カテーテル挿入中にシャワー浴を行う際には，微生物の侵入門戸であるカテーテル挿入部や接続部を水に浸さないようにする必要がある．病原微生物の侵入を防ぐ措置（カテーテルやコネクタ類を保護する不浸透性のカバーなど）が可能であればシャワー浴を許可してもよいとされている[1]．

カテーテルのロック

　輸液はいったん中止し，カテーテルをロックする．血栓形成の予防がカテーテル感染の予防になるとの考えから，血栓形成阻害薬としてヘパリンによるロックが考慮される．末梢静脈カテーテルでは，ヘパリンロックと生理食塩水によるロックを比較し，ヘパリンロックのほうが有意に血栓の形成が低いとする報告[2]もあるが，陽圧ロックをしないヘパリンロックと生理食塩水で陽圧ロックを行った場合では閉塞率に差がないという報告[3]もある．治療薬剤とヘパリンが配合不適の場合があるため，ヘパリンロックを行う際には，静脈内留置ルート内を生理食塩水で一度フラッシュした後にヘパリンを注入する．
　どちらを使用した場合でも，調剤時の汚染のリスクや注射器をカテーテルに直接接続することによる汚染のリスクがある．特に三方活栓からの注入は汚染の危険が高い．プレフィルドシリンジの使用や，操作時の手指衛生・清潔操作を徹底することが必要である．

中心静脈カテーテルの場合

　中心静脈カテーテルをロックした後，カテーテル挿入部や接続部を不浸透性カバーで保護し，水で濡れないようにする（❶）．シャワー浴後はドレッシングが発汗で湿っていることが多いので，ドレッシングの状態を確認し，必要であればドレッシングを交換する．週1〜2回程度のシャワー浴であれば，ドレッシングの交換日に合わせてシャワー浴の日を設定し，シャワー浴後にドレッシングを交換するのが効率的である．
　シャワー浴が可能な身体状態であれば，中心静脈カテーテルの必要性の評価を行い，不要であれば抜去することを検討する．カテーテルを抜去できず，頻回にシャワー浴が必要な場合，カテーテルのロックやシャワー浴により汚染の機会が多くなることを理解し，処置やケアを行うこと，また患者への指導を十分に行うことが必要である．

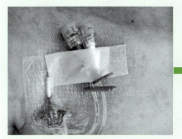 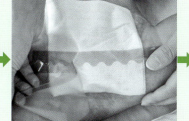 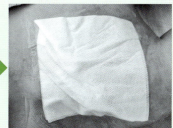

カテーテルをロックし，テープ固定する　　ガーゼを挟み不浸透性フィルムでカバーする

❶ カテーテル挿入部や接続部の保護の例

末梢静脈カテーテルの場合

　末梢静脈カテーテルをロックした後，不浸透性カバーで保護してシャワー浴を行う．しかし，全カテーテルの留置期間の20％は特別な目的がなく留置されていたという報告[4]もあり，シャワー浴が可能な状況であれば，末梢静脈カテーテルが必要かどうか評価し，不要であれば抜去する．また，挿入期間や挿入部の状態を観察し，入れ換えが必要であれば入替時にシャワー浴を行う．

完全埋め込み型カテーテルの場合

　完全埋め込み型カテーテルは，カテーテルの挿入部がなく，微生物の侵入口がない．したがって，正常皮膚としてシャワー浴が可能である．ポートが埋め込まれている部分を強くこすらないなどの指導を患者に行う．

（鍋谷佳子）

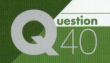

鼻腔にMRSAを保菌している維持透析患者がいます．カテーテル感染を起こさないために，どのような予防策をとればいいでしょうか

透析患者の血流感染は深刻な問題を引き起こします．管理の際には細心の注意が必要です．標準予防策と清潔操作はもちろんですが，大事なことは，ケアにあたるスタッフが十分にトレーニングされ，カテーテル管理，観察に精通していることです．患者の社会的背景や生活にも留意し，その患者に適した自宅での管理を指導することも大切です．消毒薬などに関しては，関連団体からガイドラインが示されています．

透析患者と黄色ブドウ球菌

　成人の約10〜50％の鼻前庭で黄色ブドウ球菌が検出されるといわれている．また，非透析患者のデータであるが，血液培養で黄色ブドウ球菌が出た場合は80〜85％は鼻に保菌していたのと同じ菌株であったという報告がある[1]．透析患者では，健常者に比べて感染性心内膜炎を起こす頻度が約18倍で，その起因菌として黄色ブドウ球菌は大きな問題となっている．透析患者で黄色ブドウ球菌保菌者は，非保菌者に比べて，ブラッドアクセス感染や敗血症になる頻度が2〜5倍程度高くなる．

　透析患者は腎障害の経過が長く，複数の医療施設で長期間にわたって医療を受けているため，メチシリン耐性黄色ブドウ球菌（MRSA）などの多剤耐性菌の保菌率も高い．MRSAによる肺炎や敗血症などの侵襲的感染の危険は，透析患者では健常者の100倍（患者1,000人あたり45.2人）と報告されている[2]．また，透析患者内の比較では，MRSA鼻腔内保菌透析患者では，非保菌透析患者に比較し，死亡率が2.5倍になるとの報告がある．

ブラッドアクセスによる差

　透析患者の重症感染症の際の黄色ブドウ球菌をはじめとした細菌の侵入門戸として，ブラッドアクセスは主要な部分を占めている．透析期間や目的別に慎重にブラッドアクセスの種類を選択する必要がある．ブラッドアクセスのタイプ別の感染リスクでは，通常の内シャントを1とすると，カフ付きカテーテルで約8.5倍，カフなしカテーテルで10倍〜数十倍ともいわれている．

ブラッドアクセスカテーテルの管理

　まず，厳格な手指衛生と無菌操作の遵守が重要である．日本透析医学会『慢性血液透析用バスキュラーアクセスの作製および修復に関するガイドライン』では，①透析回路の連結と離脱の場合は2人の熟練したスタッフが無菌的に行い，かつ点滴ルートとして使用しない，②カテーテル周囲の皮膚の状況をよく観察する，③カフ型カテーテルは長期留置を目的とするため，留置前に鼻腔MRSAは除菌するのが望ましい，④入浴時にはカテーテル接続部に水が入らないよう配慮する，⑤チームメンバー全員で，持続的な質改善運動を粘り強く推し進める，⑥感染率のサーベイランスな

どを行い，フィードバックする，などが推奨されている[3]．

欧米の報告では，ヘパリンロックの代わりにクエン酸塩，タウロリジン・クエン酸塩を用いるとよいという報告があるが，日本ではまだ一般的ではない．また，カテーテルが血栓で詰まった場合，その開通処置自体が感染の危険性を高める血栓防止のための薬剤の全身投与が検討されているが，抗凝固療法についての判定は日本透析医学会のガイドラインでは保留されている．

消毒薬については，米国では2%グルコン酸クロルヘキシジンが推奨されている．日本では0.5%グルコン酸クロルヘキシジンが主流であったが，今後はより高濃度の製剤を用いる施設が増える可能性がある．また，ポビドンヨードはシリコン製カテーテルには不向きであること，アルコールは接続部の劣化の問題があり，個々の患者に用いられているカテーテルの材質にも注意を払う必要がある．

カテーテル接続部に関しては，CDC『血管内カテーテル関連感染予防のガイドライン（2011年版）』[4]では，従来の開放式三方活栓よりも閉鎖式ニードルレスシステムを使用して静脈ラインに接続すること，さらにニードルレスシステムではメカニカルバルブよりもスプリットセプタム式が望ましいとされている．

ムピロシン軟膏の鼻前庭やカテーテル穿刺部位への塗布

MRSA保菌透析患者に対するムピロシン含有軟膏の鼻前庭やカテーテル穿刺部位への塗布により，敗血症が減少するとの報告がある．ただし，ムピロシン耐性菌の助長を懸念する意見や，カテーテル材質の劣化を招く事態も指摘されている．2011年のCDCガイドラインでは，「カテーテル挿入後および各透析治療の終了後にカテーテル挿入部にポビドンヨード消毒軟膏またはバシトラシン/グラミシジン/ポリミキシンB軟膏を使用する．ただし，この軟膏が製造業者の勧告に従って血液透析カテーテルの素材と相互作用がない場合に限る」[4]となっている．ムピロシン軟膏については勧告のなかに記載はなく，説明のなかで，先の事実のみが述べられている．つまり，ムピロシン軟膏使用については推奨も否定もされていない．これらの事実を踏まえて，症例や施設の状況を考慮して使用すべきである．

個々の施設に合った感染制御マニュアル整備の重要性

各施設がおかれた条件には大きなばらつきがあると推察される．本項の記述や各ガイドラインで記載されていることが，すべての施設で実行できる保証はない．透析室が患者にとっても医療者にとっても感染リスクが高い職場であることを銘記し，各施設に合った感染制御マニュアルを練ることが重要である．マニュアルが絵に描いた餅では何にもならない．確実に実行されるものであることが重要である．独自のマニュアルを作成することで，施設のもつ問題点が浮き彫りになり，病院の管理側と相談するポイントも明確にすることができる．

〈萱場広之〉

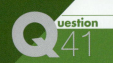

自動蓄尿装置(測尿機械)の使用方法と，アウトブレイクのリスクも含めて管理の注意点を教えてください

自動蓄尿装置(測尿機械)は，医療従事者や患者の手指と排泄物が触れることによる交差感染の原因となるリスクがあり，使用は最低限にすることが望まれます．やむをえず使用する場合は，タッチパネルの定期的な清掃，および使用する患者や職員への指導を行い，定期的な機器のメンテナンスを行う必要があります．

自動蓄尿装置の危険性

従来行われていた瓶や袋による蓄尿は，衛生面やにおいの問題があった．また，蓄尿容器の準備や尿の廃棄処理，検体採取の作業を看護師が行うことが多いため，業務改善の目的で自動蓄尿装置が開発され広く使用されるようになった．自動蓄尿装置は，患者個人，もしくは介助者である患者家族や看護師が採尿した尿を器械に入れるだけで，自動で尿量測定や尿比重測定ができ，検体提出のために尿の分配まで行える機能を有する[1]．

しかし，採尿を終えたばかりの患者が，手指衛生を行わないまま自動蓄尿装置のタッチパネルに触れると，その部分は容易に汚染されてしまう．自動蓄尿装置のタッチパネルは，患者のみならず，看護師や看護助手など多数の手が触れるため，間接的接触感染の原因となる危険性が指摘されている．また，自動蓄尿装置は，内部で複数の患者の尿が混ざり合う構造となっているため，自動洗浄機能が備わっている機器であっても，いったん耐性菌などで汚染されると容易には清浄化できないとの報告がある[2]．

多剤耐性緑膿菌(MDRP)によるアウトブレイクの報告では，対策の一つとして自動蓄尿装置の使用を中止しアウトブレイクが収束したという報告もあり，最近では自動蓄尿装置を使用しない施設も多くなってきている．

使用する場合の注意点

やむをえず使用する場合は，必要最低限の使用とし，よく触れるタッチパネル部分などは定期的に清掃，消毒を行う．清掃が確実に行われるよう，清掃の手順書や清掃実施チェック表を作成することも有用である．自動蓄尿装置を使用した後は，手指衛生を実施するように教育を行う．また，定期的な機器のメンテナンスを行うことも重要である．すべての職員が，自動蓄尿装置は交差感染のリスクが高いことを十分理解したうえで，前述した方策をとる必要がある．

当院の取り組み

当院は外部評価を受けた際，蓄尿数が多く自動蓄尿装置の使用について改善するよう指摘を受けたため，蓄尿環境ワーキンググループを立ち上げ検討を行った．

まず，実際に蓄尿を中止している他施設を見学し，その取り組みや方法について情報収集を行った．その後，ワーキンググループで蓄尿の必要性や自動蓄尿装置を使わない蓄尿の方法について検

討し，蓄尿の届け出制を導入した．診療上やむをえず蓄尿が必要な場合のみ，診療科部長の合意のもと，感染対策委員長宛てに申請書を提出することとした．蓄尿の方法は，ディスポーザブルの蓄尿袋を使用することとし，自動蓄尿装置の使用は中止した．また，採尿カップの再使用を中止し，400 mLのディスポーザブル尿カップを導入して，1回使用ごとに使い捨てとした．

蓄尿届け出制を導入したところ，当院の蓄尿数は以前の約1/40に激減した．現在は，病院全体で月20件未満となっている．自動蓄尿装置は撤去に費用がかかるため，電源を抜き使用中止の札を貼っている．各病室のトイレに設置してある分散型の自動蓄尿装置も使用を止めたため，夜間の洗浄音がなくなり，静かになったとの意見が聞かれている．コスト面でも，たびたび故障していた自動蓄尿装置の修理費や洗浄液の削減にもなった．蓄尿自体の数が激減したため，汚物室のにおいが軽減したと感じている．

なお，尿量測定については，自動蓄尿装置の使用中止後も，病院全体で1日あたり80～100件程度行われているが，看護師の業務量増加による苦情はない．自動蓄尿装置の交差感染のリスクについて看護師が再認識し，蓄尿または尿量測定は診療上不可欠なものに限定したことで，現場の了解を得ることができたと考える．

〈高見澤一穂〉

再確認！

N95マスクを選択する際には

当院は，3種類5サイズのN95マスクを採用しているが，定性的フィットテストで合格した人でも定量的フィットテストでは38%が不合格となった．また，マスクの種類により漏れ率や漏れ幅に大きく差がみられた（❶）．

N95マスクは1種類だけではなく，3種類常備しておけば99%の人がフィットするといわれている．漏れ率が低く，ばらつきが少ないマスクの導入の検討は必要である．定性的フィットテストだけでなく，定量的フィットテストを併用することで自分に合ったマスクをより客観的に確認することができるので，両テストを併用してマスクを選択する．

〈松本千秋〉

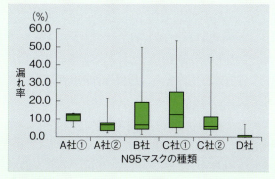

❶ 定量的フィットテストによる各マスクの漏れ率

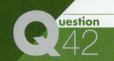

尿カップを患者が洗って棚に置いておくことは不適切だと指摘されました．どんなリスクがあるのでしょうか．また，適切な尿カップの管理について教えてください

洗浄後の尿カップをそのまま棚に置くと，細菌が繁殖しやすく，交差感染の原因にもなります．尿カップは，患者間で共用する場合，また同一患者であっても使用ごとに消毒・乾燥が必要です．尿カップの処理には，ベッドパンウォッシャー（フラッシャーディスインフェクター）が最適です．設備がない場合は，洗浄後，薬液による消毒を行い，乾燥させます．可能であれば，使い捨ての尿カップを使用します．

汚物処理室の環境汚染のリスク

水回りには，湿潤環境で繁殖しやすいグラム陰性桿菌（緑膿菌，セラチア菌，セパシア菌など）が広く分布している．汚物処理室は，文字通り汚物を処理する場所であり，適切な処理を行わないと環境を汚染させることになる．汚物処理室の環境のゾーニングによる交差感染防止対策が重要である．

尿カップは使い捨てのものを使用することが望ましいが，以下，再使用する場合を想定して記述する．

尿カップ管理上のリスク

患者が尿カップを使用した後，水ですすぐだけでは有機物を完全に除去することができない．有機物の除去には洗浄剤を用いた洗浄が必要であり，同一患者でも時間をおいて器材を再使用する場合や，患者間で共用する場合には，細菌繁殖や交差感染を防ぐことが重要である．

また，洗浄しただけで棚に保管した場合，乾燥が不十分となり，容器自体の微生物繁殖や液体の滴下によって周囲環境を汚染する．国内では，複数の国立大学附属病院でメタロ-β-ラクタマーゼ産生菌や多剤耐性緑膿菌（multidrug-resistant *Pseudomonas aeruginosa*：MDRP）によるアウトブレイクが問題になっている．尿カップに関連したアウトブレイクの報告では，洗浄後の滴が下の段の尿カップに垂れ，他の尿カップを汚染した事例がある[1]．

尿カップの管理方法

尿カップは尿器・便器と同様に，Spauldingの分類[2]（**Q4** 参照）ではノンクリティカル器具に分類される．ノンクリティカル器具は，通常の使用では消毒の必要はなく，洗浄後乾燥を行うことになっている．しかし，血液や体液などで汚染された場合は消毒が必要になるため，使用後の尿カップは，洗浄と消毒が必要になる．

尿カップの管理としては，ベッドパンウォッシャー（フラッシャーディスインフェクター）による熱水消毒を行うことが望ましい[3]．熱水による消毒は効果が確実で残留毒性がなく，コストパフォーマンスもよい．鋼製小物，耐熱性プラスチック器材，リネン，食器，尿器・便器，および吸引瓶などには熱水消毒が適している．日本における熱水消毒の条件を❶[4]に示す．

●ベッドパンウォッシャーを使用する場合

ベッドパンウォッシャーは，尿や便が入ったま

❶ 日本における熱水消毒の条件

対象物	処理条件
器具類一般	80℃, 10分間の熱水
鋼製小物	93℃, 10分間の熱水（ウォッシャーディスインフェクター）
ベッドパン	90℃, 1分間の蒸気（フラッシャーディスインフェクター）
リネン	80℃, 10分間の熱水（熱水洗濯機）
食器	80℃, 10秒間（食器洗浄器）

（小林寛伊. 対象疾患別消毒法. 小林寛伊編. 新版増補版 消毒と滅菌のガイドライン. 東京：へるす出版；2015. p.44-120.）

まの汚物容器を洗浄できる装置である．処理工程は，洗浄，消毒，すすぎの3工程に大別され，熱水消毒としては90℃で1分間の蒸気による消毒が実施できる[3]．ベッドパンウォッシャーを使用する場合は，尿カップが耐熱性のものかどうか確認する．ベッドパンウォッシャーは，設置スペースや給水・排水設備が必要であり，価格も高価であることからすべての施設や部署に設置できない場合もある．病院改築や新築の際，ベッドパンウォッシャーの導入を計画・提案することも重要である．

● ベッドパンウォッシャーを使用しない場合

ベッドパンウォッシャーが利用できない場合は，尿カップを洗浄後に500 ppm（0.05％）次亜塩素酸ナトリウム液に30分間浸漬する．血尿時などウイルスが問題となる場合には1,000 ppm（0.1％）次亜塩素酸ナトリウム液に30分間浸漬する[3]．尿カップを手動で洗浄する際には，洗浄するスタッフが汚染物に曝露しないよう，適切な防護具を着用して実施する．洗浄場所には，プラスチックエプロンやゴーグル，ディスポーザブル手袋を準備し，適切に使用できるような教育を行う．

使用後の器材は，誰がどのように洗浄・消毒を行い，どのように保管するのかを取り決めておく必要がある．おのおのの施設の状況に応じてシステムを構築し，職員および患者が確実に実施できるようなマニュアルを作成し，周知することが重要である．

当院の対応

当院では，リユースできる尿カップの替わりに，使い捨ての尿カップ（容量400 mL）を採用している．尿量測定や採尿のため，またはドレーン排液の収集や排液量測定の際にも使い捨ての尿カップを使用し，交差感染防止に留意している．

（高見澤一穂）

Question 43

VAPの予防策について教えてください

Answer VAPの原因は，挿管して人工呼吸をしている不自然な状態にあるため，まずは肺炎の原因となる誤嚥などの感染経路を遮断することが必要です．具体的には，スタッフが適切な手指衛生のうえ口腔ケアを行い，口腔の清潔を保ちます．また，挿管チューブのカフ圧を適切に保ち，できれば半座位にすると肺炎を起こしにくくなります．根本的には，挿管して人工呼吸をしている不安定な状態からの早期の離脱を目指すことが重要です．

VAPとは

　気管挿管による人工呼吸管理開始後48時間以降に発症する肺炎が人工呼吸器関連肺炎（ventilator-associated pneumonia：VAP）と定義されている．気管挿管4日目以内に発症すると早期（early onset）VAPと分類され，口腔・咽喉頭細菌叢が起因菌となる．一方，5日目以降に発症すると晩期（late onset）VAPと分類され，薬剤耐性菌が多いグラム陰性桿菌やメチシリン耐性黄色ブドウ球菌（MRSA）などが起因菌となる．VAPは挿管患者の10〜30％に発生し，周術期などでも重要な合併症である．VAP合併患者の死亡率は30〜76％と報告されている．したがって，人工呼吸器管理時においてはVAPを予防するために最大の努力が必要である．

VAPバンドル

　VAPに対する複数の対策をまとめて適応するVAPバンドルがVAPの予防に有用である．さまざまな報告により複数のバンドルが存在するが，日本集中治療学会のVAPバンドルを❶[1)]に示す．

　基本的に人工呼吸中は不自然な呼吸状態なので，肺炎を起こしやすい．したがって，毎日呼吸状態を評価して，1日も早く人工呼吸から離脱することがVAP予防につながる．

VAP防止を主眼とする感染対策

　❷にVAPの発生機序を示す．VAPの防止には，この発生機序を理解して対策する．

●感染経路の遮断

・手洗い・手指消毒の徹底：MRSA，薬剤耐性緑膿菌をはじめとしたVAPの起因菌は，ほとんどが接触感染で感染する．したがって，VAPを防止するうえで最も重要なことは，医療従事者の手洗い・手指消毒である．
・その他の標準予防策ならびに感染経路別予防策の遵守：標準予防策をきちんと行うことは，やさしいようで難しい．スタッフ全員が規則を守った行動をとることが必要である．

●誤嚥の防止

・定期的に口腔内・咽頭の清拭を行う．

❶ 人工呼吸器関連肺炎（VAP）バンドル

Ⅰ	手指衛生を確実に実施する
Ⅱ	人工呼吸器回路を頻回に交換しない
Ⅲ	適切な鎮静・鎮痛をはかる．特に過鎮静を避ける
Ⅳ	人工呼吸器からの離脱ができるかどうか，毎日評価する
Ⅴ	人工呼吸中の患者を仰臥位で管理しない

（日本集中治療医学会 ICU機能評価委員会．人工呼吸関連肺炎予防バンドル2010改訂版．）

❷ 人工呼吸器関連肺炎（VAP）の発生機序

①口腔内の唾液や分泌物，鼻腔・副鼻腔の分泌物が細菌とともに気管内チューブの外側を伝わり気管に流入
②胃の内容物，細菌が胃管を伝わり気管に流入
③挿管チューブから菌を直接気管に吸い込む
④痰などの不潔な吸引操作
⑤人工呼吸器回路（加温加湿器も含め）の汚染
⑥アンビューバッグ，ジャクソンリース回路の汚染

- 気管カニューレのカフ上部の貯留物を吸引するために，側孔付きの気管内チューブを使用する．
- カフ圧計を用い適正なカフ圧を保持する．虚血による障害防止には 25 mmHg 以下が望ましい．一方，カフの横からの誤嚥防止には十分なカフ圧が必要である．
- 胃潰瘍予防薬のルーチンの投与は必要としないが，ストレス潰瘍の危険がきわめて高い患者や明らかな上部消化管出血が存在する患者では制酸薬を使用するほうがよい．
- 半座位での人工呼吸管理は有効である．経管栄養中は，栄養剤の注入時には可能であれば上体を 30〜40 度挙上させる．

◉人工呼吸器関連の対策

- 人工呼吸器回路は患者ごとに交換する．一方，1 週間以内での定期的交換は行わない（回路は肉眼的または明らかに汚染されている場合に交換するのみでよい）．
- 成人例では加温加湿器に比べて肺炎の合併率が低いため，可能であれば人工鼻を使用する．小児例においては人工鼻の効果は不明なため，加温加湿器の使用が第一選択となる．
- 気管内吸引操作は清潔操作とし，必要最小限に努める．吸引チューブは 1 回吸引ごとに使い捨てにする．吸引チューブの交換が不要な閉鎖式吸引システムの使用が推奨される．
- アンビューバッグやジャクソンリース回路も細菌のリザーバーとなる．患者ごとに使用し，期間を決めて交換する．
- 加温加湿器使用時の水の補給は，閉鎖式のシステムを用いる．
- 人工呼吸中は薬剤をネブライザーで投与するのを控えたほうが感染のリスクは低い．
- 気管支鏡による気管内の痰の吸引は，細菌感染のリスクを高める．しかし，無気肺の原因となっている分泌物の除去が必要な場合は，気管支鏡による痰の吸引は有効である．

◉術後肺炎の防止策

- 術後は適切な除痛および早期離床を行い，気道内分泌物の喀出を助ける．
- 術後肺炎のリスクの高い患者では，術前に排痰訓練や呼吸リハビリテーションを施行する．
- 胃管チューブはできるだけ早期に抜去する．

（川上健司）

再確認！ 人工鼻

多くの感染症は外界と人が接しているところに起こる．本来，外界と人との間には何らかのバリア機能が備わっていて感染症を起こりにくくしている．しかし，人工呼吸中は気管挿管されており，バリアとして外界と気管との間で感染をブロックしている鼻が機能しない状態である．鼻の機能には加温・加湿，バクテリアフィルターなどの役割がある．人工鼻とは人工呼吸器回路と気管内チューブの間に装着して使用する物であり，患者の呼気に含まれる熱と水蒸気を補足し，人工呼吸器から供給される吸気ガスを加温・加湿することにより加温加湿器を不要とする．内部構造に細菌やウイルスを通さない素材を用いることにより，病原体のフィルターとしての役割も兼ねる．すなわち，人工鼻とはまさに本来の鼻の機能を補うものである．

（川上健司）

Question 44

周術期の患者における抗菌薬の選択と投与方法について教えてください

Answer 周術期の予防的抗菌薬には，術中に汚染が予想される細菌に対して十分な抗菌活性を有する抗菌薬を選択します．清潔手術では皮膚常在菌を対象として，セファゾリンやスルバクタム・アンピシリンが，準清潔手術では腸内の常在菌を対象として，セフメタゾールやフロモキセフが推奨されます．手術開始時に十分な殺菌作用を示す血中濃度が必要であるため，原則として皮膚切開の1時間前以内に投与を開始します．

周術期感染症の分類

周術期感染症は，術後に発症した感染症の総称であり，術後30日以内（異物挿入時は1年以内）に手術操作を直接加えた部位および隣接する部位に発生する感染症である手術部位感染（surgical site infection：SSI）と，手術操作が及ばない部位に発生する感染症である遠隔部位感染（術野外感染）に分類される．SSIはさらに，その深さにより表層切開創SSI，深部切開創SSI，臓器・体腔SSIに分類される．SSIの原因は，ほとんどが皮膚常在菌や消化管内の常在菌であるが，医療スタッフの手を介した病院内汚染菌が原因となる場合もありうる．そのため，遠隔部位感染の対策としては標準予防策の遵守が重要となる．

周術期の予防的抗菌薬投与とは

SSIの予防に関しては，手術環境や手術手技など，さまざまな感染防止対策が考えられる．そのなかの一つとして予防的抗菌薬の投与がある．周術期における予防的抗菌薬の投与は，細菌汚染が生じる前から抗菌薬を投与し，術後に起こりうるSSIを予防することを目的としている．そのため，基本的には遠隔部位感染は予防的抗菌薬投与の対象とされていない．予防的抗菌薬の投与は治療とは異なるため，抗菌薬の選択や投与期間について注意が必要である．予防的抗菌薬は，手術野組織の無菌化を目標とするのではなく，手術中の汚染菌量を患者の防御機構が対応できるレベルまで下げるための補助的手段である．また，ほとんどすべての手術症例において投与されるため，乱用による耐性菌の出現などについても念頭においておく必要がある．

手術創は手術中の創部汚染による菌量予測に基づいて❶[1)]のように大きく4つに分類することができる．このうち予防的抗菌薬の適応となるのは主にClass Ⅰ 清潔創とClass Ⅱ 準清潔創である．Class Ⅲ 不潔創およびClass Ⅳ 汚染-感染創では，原則として感染部位からの培養結果および抗菌薬の組織移行性を考慮した治療的抗菌薬の投与を行う．

予防的抗菌薬の選択・投与方法

●選択時の注意点

予防的抗菌薬は，手術時に存在することが想定される細菌に有効な抗菌薬を選択する．SSIの原因菌としては，黄色ブドウ球菌，コアグラーゼ陰性ブドウ球菌，腸球菌，大腸菌，エンテロバクター属，肺炎桿菌などがある．

❶ 術中の創部汚染による菌量予測に基づく手術創分類

Class Ⅰ 清潔創 (clean wound)	1) 炎症のない非汚染手術創 2) 呼吸器・消化器・生殖器・尿路系に対する手術は含まれない 3) 一期的縫合創 4) 閉鎖式ドレーン挿入例，非穿通性の鈍的外傷
Class Ⅱ 準清潔創 (clean-contaminated wound)	1) 呼吸器・消化器・生殖器・尿路系に対する手術 2) 異常な汚染を認めない場合が該当 3) 感染がなく，清潔操作がほぼ守られている胆道系・虫垂・腟・口咽頭手術 4) 開放式ドレーン挿入例
Class Ⅲ 不潔創 (contaminated wound)	1) 発症4時間以内の穿通性外傷（事故による新鮮な開放創） 2) 清潔操作が著しく守られていない場合（開胸心マッサージなど） 3) 消化器系から大量の内容物の漏れが生じた場合 4) 急性非化膿性炎症を伴う創
Class Ⅳ 汚染-感染創 (dirty-infected wound)	1) 壊死組織の残存する外傷 2) 陳旧性外傷 3) 臨床的に感染を伴う創 4) 消化管穿孔例

(JAID/JSC感染症治療ガイド・ガイドライン作成委員会編，JAID/JSC感染症治療ガイド2014．日本感染症学会・日本化学療法学会；2014．)

Class Ⅰ清潔創では，皮膚常在菌を対象として，セファゾリン（CEZ）などの第一世代セフェム系抗菌薬が第一選択薬として推奨される．また，スルバクタム・アンピシリン（SBT/ABPC）などのペニシリン系抗菌薬は第二選択薬として推奨される．

Class Ⅱ準清潔創では，Class Ⅰの菌に加え大腸菌や肺炎桿菌などのグラム陰性菌に抗菌活性を有する第一・二世代セフェム系抗菌薬が勧められる．また，下部消化管手術ではバクテロイデス・フラギリス（Bacteroides fragilis）など嫌気性菌のカバーも必要となるため，セフメタゾール（CMZ）やフロモキセフ（FMOX），メトロニダゾール（MNZ）が第一選択薬となる．バンコマイシン（VCM）は，日常的に使用することは推奨されない．しかし，①β-ラクタム系抗菌薬にアレルギーがある場合，②メチシリン耐性黄色ブドウ球菌（methicillin-resistant Staphylococcus aureus：MRSA）によるSSI発症率が高い場合，③MRSAを保菌している場合には，VCMなど抗MRSA薬の予防投与を考慮する．

● 投与量

予防的抗菌薬の投与量に関しては，予防投与であっても治療量を投与する必要がある．特に肥満患者に投与する場合には，通常投与量では血中濃度が低くなるため，増量が必要である．また，手術開始時（皮膚切開時）には十分な殺菌作用を示す血中濃度（組織内濃度）が必要である．Classenらは，皮膚切開の2時間前以内に抗菌薬を投与した場合，SSIの発生率が最も低くなることを報告している[2]．つまり，微生物汚染が生じる前から投与すべきであり，通常は皮膚切開の1時間前以内に投与を開始することが推奨されている．ただし，VCMやニューキノロン系薬は，1時間以上かけて投与を行うため，皮膚切開の2時間前以内に投与を開始する[3]．VCMのインタビューフォーム中の併用注意の項目には，「全身麻酔薬チオペンタール等と同時に投与すると，紅斑，ヒスタミン様潮紅，アナフィラキシー反応等の副作用が発現することがある．全身麻酔の開始1時間前には本剤の点滴静注を終了する」と記載されている．また，VCMは点滴終了後1時間でピーク濃度に達するため，薬物動態学的にも理にかなったものと考えられる．

● 手術時の追加投与

長時間手術の場合には術中の追加投与が必要となり，一般的には半減期の2倍以上の時間にわたって手術が続く場合に行う．適切な追加投与のタイミングとしては，半減期の2倍の時間が目安とされており，各抗菌薬の半減期を参考に追加投与を行うことが望ましい（❷）[1]．たとえば，CEZでは半減期が1.9時間であることから，再投与は3〜4時間後となる．また，術中に大量の出血を認めた場合には，決められた追加投与までの時間を待たずに，追加投与を行う必要がある．

❷ 抗菌薬の半減期

抗菌薬	半減期 ($T_{1/2}$)
セファゾリン（CEZ）	1.9時間
スルバクタム・アンピシリン（SBT/ABPC）	1時間
ピペラシリン（PIPC）	1.3時間
セフメタゾール（CMZ）	1.2時間
セフォチアム（CTM）	50分
フロモキセフ（FMOX）	50分
クリンダマイシン（CLDM）	2.4時間
バンコマイシン（VCM）	6時間

（JAID/JSC 感染症治療ガイド・ガイドライン作成委員会編．JAID/JSC 感染症治療ガイド2014．日本感染症学会・日本化学療法学会；2014．）

● 投与期間

　従来，予防的抗菌薬は3～5日間と比較的長期間の投与が経験的に行われてきた．しかし近年，予防的抗菌薬投与を24時間以内に終了しても，それ以上継続した場合と比較して効果に差がないことが報告された．また，予防的抗菌薬の長期使用は正常細菌叢を抑制し，耐性菌が増殖しやすい環境をつくってしまうため，耐性菌の出現や耐性菌による術後感染のリスクという問題につながる．この耐性菌の選択に関してHarbarthらは，冠動脈バイパス術を受けた患者2,641例を対象として検討を行い，長期間（3日間以上）の投与では，短期間（2日間以内）の場合と比較して，SSIを減少させず，耐性菌による感染リスクの増加と関連（オッズ比1.6）すると報告している[4]．このような背景から，欧米では投与期間は術後24時間を超えるべきではないとされているが，例外的に，心臓外科手術に関しては米国胸部外科医学会ガイドラインやSurgical Care Improvement Project（SCIP）で，48時間投与が推奨されている（❸）[1]．このことから，予防的抗菌薬の投与期間は，長くても術後48時間以内とし，発熱が持続あるいは増悪すれば，予防的抗菌薬が無効であるので，治療的抗菌薬に変更するべきである．治療的抗菌薬の投与には原因微生物の検索が必要であり，適切な検体の採取および培養検査の実施が有効な治療成績のために必要条件となる．

MRSA保菌者に対する対応

● MRSA スクリーニング

　術前患者の鼻腔のMRSAスクリーニングに関しては，ルーチンに実施することは推奨されない．理由としては，①陰性であっても微生物が存在しないことを示すものではない，②リザーバーになりうるのは鼻腔のみではない，③一過性の保菌を見ている場合がある，④経済的な負担が大きい，などがある．しかし，MRSA感染の既往のある患者や長期療養施設・介護施設への入所者，最近における病院への入院患者，透析患者などのMRSA保菌の高リスク患者では，術前にMRSA保菌のスクリーニングを行うべきである．

● ムピロシンの鼻腔内塗布

　術前からの黄色ブドウ球菌の鼻腔保菌がSSIの発症と関連することが示されている．Wilcoxらは，術前に5日間のムピロシン塗布がSSIの発症率を有意に低下させたことを報告している[5]．またPerlらは，ムピロシンの鼻腔内塗布は黄色ブドウ球菌によるSSIの発症率を減少させないが，保菌者においては黄色ブドウ球菌感染症の発症率を有意に減少させたと報告している[6]．現在，心臓血管外科や整形外科，脳神経外科手術では術前のMRSAスクリーニングを行い，必要な場合にはムピロシンの鼻腔内塗布およびバンコマイシンの予防投与が勧められる．ただし，ムピロシンの過剰な使用はムピロシン耐性の危険があるため注意が必要である．ムピロシン軟膏（バクトロバン®軟膏）の添付文書には，「適量を1日3回鼻腔内に塗布する．必要最小限な期間（3日間程度）の投与にとどめ，漫然と長期にわたり投与しないこと」と記載されている．また，最近では，ムピロシンの鼻腔塗布と4%クロルヘキシジングルコン酸塩による皮膚洗浄を併用する方法が，MRSAの除菌に効果的であるとの報告もあり，MRSA感染症のハイリスク患者や心臓血管外科や整形外科のような

❸ 術後感染の予防的抗菌薬の投与期間

創分類	術式	投与期間
Class Ⅰ	medical device を挿入しない	術前単回投与のみ
	medical device を挿入する	術後 48 時間以内
	過大侵襲を伴う手術（CABG など）	術後 48 時間以内（ただし鼠径ヘルニアは単回投与）
Class Ⅱ	腹腔鏡下胆嚢摘出術	術前単回投与のみ
	通常の手術	術後 24 時間以内
	過大侵襲を伴う手術（胸部食道全摘術など）	術後 48 時間以内
Class Ⅲ	消化器系から大量の内容物の漏れが生じた手術	術後 48 時間以内

CABG：冠動脈バイパス術
（JAID/JSC 感染症治療ガイド・ガイドライン作成委員会編．JAID/JSC 感染症治療ガイド 2014．日本感染症学会・日本化学療法学会；2014．）

人工物の留置を伴うハイリスク手術などでは，MRSA の保菌患者に対してこれら併用による除菌は有効であると考えられる．

（宮脇康至，関　雅文）

一般病棟に活動性結核を持ち込まないために

　結核病棟を有する病院であれば，感染リスクが眼前にあるため構造的・組織的な感染防止体制が施されているが，かえって結核患者の診療を日常的に行っていない医療施設にこそ潜在的な結核感染リスクがある．感染リスクがあるのは主に活動性の呼吸器結核であるため，少なくとも入院時の感染症スクリーニングの際には胸部 X 線検査を実施することが勧められる．特に特異的な呼吸器症状の出にくい高齢者や，結核高まん延地域の出身者など，既感染リスクが高いと思われる患者は積極的にスクリーニングしておくべきである．また，呼吸器科以外の入院で「入院時 X 線検査を実施したが見ていなかった」といった事例もあるので，当たり前のことではあるが必ず読影することも忘れてはならない．

（末永麻由美，御手洗　聡）

Question 45

移植患者が自宅で生活する際の注意点を教えてください

移植を終えて退院した後も免疫不全状態が続くため，基本的には細菌，真菌，ウイルスなどによって汚染されている可能性のある環境に近づかないこと，曝露してしまった場合には手洗いやうがいなどにより病原菌を落とすことが大切です．食事では，食べてはいけない食品を理解し，調理をする際にも清潔な手で清潔な調理器具を用いること，加熱により食中毒原因微生物を死滅させること，正しい保存方法をとることが必要です．

造血幹細胞移植後の免疫回復

同種造血幹細胞移植を受けた患者（以降，同種移植患者）の場合，大量の抗がん剤と全身放射線照射を組み合わせた移植前処置後の血球減少期を経て，生着後に白血球数が回復した後も，免疫抑制剤の投与を主な原因とする免疫力の低下が継続する．自家造血幹細胞移植患者の場合には，生着までの血球減少期に感染症の危険性が最も高い．プリンアナログやステロイドなどの移植前治療による免疫低下による感染症の管理が生着後に必要となる症例があるものの，同種移植患者と比較するとその危険性は少ない．以下，同種造血幹細胞移植後の注意点について述べる．

生活上の注意点

●食事

当院にて指導を行っている禁止食品（❶）[1]，身の回りの細菌・ウイルスと予防法（❷）[1]，その他の基本的事項を示す．

・飲料水：水道水には塩素が含まれているため，基本的には安全であるが，クリプトスポリジウムにより汚染されている可能性がゼロではない．水道水は1分以上煮沸してから飲水し，煮沸後の保存は24時間以内とする．
・調理：食品は賞味期限を確認し新鮮なものを選ぶ．調理の前には手洗いを行い，生野菜などは流水で丁寧に洗う．生肉や生魚などは別のまな板を使うか，生野菜などの調理が終わった後で調理する．包丁やまな板は食器用洗剤でよく洗い，熱水消毒（85℃以上で1分）をする．
・食品の保存：調理後2時間以上室温に放置することは避け，作り置きする場合にはできる限り速やかに冷蔵・冷凍をする．解凍は電子レンジで速やかに行う．炊飯器やポットなどの保温も同様に長時間は避ける．

●ガーデニング，工事現場

土壌中には多くの細菌や真菌が含まれるため，土を掘り起こす作業により，細菌や真菌が空中に散乱する危険性がある．それらの細菌や真菌を吸

❶ 禁止されている食べ物

生肉/生魚/魚卵/生卵/半熟卵
生みそ/自家製の発酵食品（漬物，みそ，しょうゆ，ヨーグルト，塩こうじ）
カビタイプのチーズ（ブルーチーズ，カマンベールチーズなど）
ナチュラルチーズ（クリームチーズ，モッツァレラチーズ，チェダーチーズ）
生はちみつ/生の木の実/ドライフルーツ
・生野菜や果物は，新鮮なものを流水でよく洗えば可
・プロセスチーズは可

（国立がん研究センター中央病院 12B病棟編．同種造血幹細胞移植療法を受けた方へ—退院後の生活．2014．p.25．より抜粋）

❷ 身の回りの細菌・ウイルスと予防法

食中毒を起こす細菌・ウイルス	主な原因食品	予防法
腸炎ビブリオ 　塩分3％前後で発育	魚介類	真水でよく洗い，調理後2時間以内に食べる
サルモネラ菌 　多くの動物の体内に存在	肉・卵・乳	よく熱を通す（中心温度75℃以上）
病原性大腸菌 　O-157等は少ない菌でも感染	あらゆる食品	手を洗って調理し，よく熱を通す（中心温度75℃以上）
カンピロバクター	肉・水・乳	肉と他の食品を別々に保存
ブドウ球菌 　人や動物の皮膚に存在	（素手で調理した）おにぎり・弁当・和菓子	傷口がある場合は調理をしない
ノロウイルス 　秋～冬にかけて流行	牡蠣などの二枚貝	手を洗って調理し，よく熱を通す（中心温度85～90℃・90秒以上）
ロタウイルス 　1～4月にかけて流行	人から人へ（乳幼児の排泄物など）	手をしっかり洗う

（国立がん研究センター中央病院 12B病棟編．同種造血幹細胞移植療法を受けた方へ—退院後の生活．2014．p.29．）

い込むことで肺炎などの感染症をきたす可能性があるため，移植後しばらくはガーデニングや土いじりを避け，工事現場などに近づくこともできる限り避ける．

●ペット飼育

猫，鳥，犬，爬虫類などは，カンピロバクターやトキソプラズマ，クリプトスポリジウム，サルモネラなどを保菌している．移植後の動物との接触は感染症の危険性を高めるため，できるだけ避けることが望ましい．自宅にペットがいる場合には，ペットへのワクチン接種，トイレの処理は家族に担当してもらう，殺菌されたペットフードや過熱された食事を与える．猫は外に出さないなどの注意が必要である．

●その他の基本事項

・手洗い：食事の準備の前，食事（内服）の前，トイレの後，外出からの帰宅時，動物と接触した後などのタイミングで，石けん（液体石けんを推奨）と流水で手を洗う．清潔で乾燥したタオルで手を十分に拭く．

・うがい，歯磨き：うがい薬の使用は必須とはしていない．

・入浴，シャワー浴：毎日行い，下着などの衣服も清潔なものに交換する．

・温泉（循環式風呂），公衆浴場，水泳：細菌や真菌により汚染されている可能性があるため，移植後半年～1年は控え，担当医の許可を得てから行う．

・掃除：基本的には自分では行わず家族に担当してもらう．ほこりには真菌や細菌が含まれるため，掃除の際は吸入しないようにマスクを着用し，換気を十分に行う．可能であればほかの部屋へ移動する．

・水回りの管理：水回りには特に細菌や真菌が発生しやすい．やむをえず水回りの掃除をする場合には，ゴム手袋とマスクを使用する．スポンジや布巾なども，よく洗って乾かすことが重要である．

●家族の健康管理

移植患者と同居する家族がインフルエンザなどの伝染性疾患にかかった場合には，できる限り同室内で過ごすことは避ける．状況によっては，患者にオセルタミビルなどの予防内服が必要となる場合もある．家族からの感染症伝播を避けるために，明らかな感染徴候がない場合にもできる限りタオルの共有をしない，排泄物に接触しないなどの注意が必要である．移植直後の患者は自身がワクチンを接種できないため，同居する家族はインフルエンザの予防接種を受け，感染を予防するよう心がける．

（黒澤彩子，山本有夏）

Question 46
脾摘患者に必要なワクチンについて教えてください

脾臓を摘出すると，重篤な感染症にかかる可能性が高まることが知られています．これを脾臓摘出後重症感染症と呼んでいますが，特に肺炎球菌による発症が多いことがわかっています．この発症予防として，成人では23価肺炎球菌ワクチンの接種が推奨されています．脾臓摘出後重症感染症は肺炎球菌以外の菌でも起こりうるため，海外で実用化されている髄膜炎菌ワクチンや，小児で実用化されているHibワクチンについてもこれらの感染症予防の必要性が高い場合には接種を考慮します．

脾臓摘出の適応

脾臓摘出の適応となる病態を❶に示す．理由は何であれ，脾臓摘出後は重症感染症のリスクが高まる．また，肝硬変などで脾臓を摘出する場合などは，もともとの基礎疾患でも易感染性の状況にあるため，感染予防の対策はさらに重要である．

脾臓摘出後重症感染症

脾臓は細菌の食菌・浄化，特異的免疫応答，オプソニン産生を行う臓器である．脾摘患者ではこれらの機能が低下するため，脾臓摘出後に感染症を合併すると，感染症が急速に増悪して敗血症に陥るリスクが高くなる．脾臓摘出後の重症感染症

❶ 脾臓摘出の適応となる病態
- 遺伝性球状赤血球症
- 特発性血小板減少性紫斑病
- 胃腫瘍，膵腫瘍の一部
- 脾機能亢進症
- 悪性腫瘍の脾臓転移
- 肝硬変や脾静脈血栓症による門脈圧亢進症
- 悪性リンパ腫や自己免疫性溶血性貧血などの一部
- 重症型サラセミア
- 外傷

を脾臓摘出後重症感染症（overwhelming post-splenectomy infection：OPSI）という．OPSIの合併頻度は脾摘患者の約5％，発症までの期間は脾臓摘出後5日から35年と非常に幅広い．特に，脾臓摘出後2年から3年で罹患する可能性が高いが，その後も生涯そのリスクは続く．OPSIの原因菌としては，肺炎球菌が最多で50〜90％を占めている．数時間から数日で死に至る場合があり，その致死率は50〜75％と報告されている．そのほかの菌では，髄膜炎菌，ヘモフィルス・インフルエンザ菌b型（*Haemophilus influenzae* type b：Hib）などが起因菌となる．

脾臓摘出後のワクチン接種

OPSIは死亡率が高いため，ワクチンでの予防が重要である．脾臓摘出後に接種を検討するワクチンを❷に示す．23価肺炎球菌ワクチンは多糖体ワクチンであり，2歳未満では十分な効果が得られない．一方，13価肺炎球菌ワクチンやHibワクチン，髄膜炎菌ワクチンの一部は結合型のワクチンで，抗原性を高める蛋白質などがワクチンの成分に含まれており，2か月以上で接種可能である．米国では脾臓摘出後に小児の定期接種ワクチンである13価結合型肺炎球菌ワクチンをまず接種し

❷ 脾臓摘出後に接種を検討するワクチン

2歳以上：多糖体ワクチン
・23価肺炎球菌ワクチン（2歳以上で保険適用）
・髄膜炎菌ワクチンの一部（国内では未承認）

2か月以上：結合型ワクチン
・13価肺炎球菌ワクチン（小児の定期接種）
・Hibワクチン（小児の定期接種）
・髄膜炎菌ワクチンの一部（国内では一部未承認）

て，8週後に23価肺炎球菌ワクチンを接種するという方法が推奨されている．

● 23価肺炎球菌ワクチン

　OPSIの発症予防として，肺炎球菌ワクチンの接種が推奨されている．23価肺炎球菌ワクチン接種のタイミングは，手術後ではなく少なくとも脾臓摘出の14日前までに行うほうが望ましい．外傷が原因で脾臓を摘出する場合などでは，緊急手術となることが多いため術前にはワクチンを接種できない．このような場合は，術後にある程度体力が回復した後で，術後14日以上経過してワクチンを接種することが推奨されている．なお，23価肺炎球菌ワクチンの保険診療上の適応は脾臓摘出後となっているので，健康保険を利用して接種する場合には注意して行う．このワクチンの効果は時間の経過でしだいに減弱するが，OPSIの可能性は生涯続く．できるだけ肺炎球菌感染のリスクを減らしておくために，1度接種して5年以上経過した場合には，2回目の23価肺炎球菌ワクチン接種を考慮する．

● 髄膜炎菌ワクチン，Hibワクチン

　肺炎球菌以外の菌によるOPSIも，頻度は低いものの発症する可能性がある．成人ではOPSIの予防に髄膜炎菌ワクチンやHibワクチンが使用されることがある．

　髄膜炎菌ワクチンは欧米では実用化されているが，国内では未承認であった．2015年5月に4価髄膜炎菌結合型ワクチンが国内で承認された．髄膜炎菌は日本国内では現在，年間の発症数が5人から20人程度で，感染・流行はない．したがって，国内にいる限りは感染，発症のリスクは低いといえる．しかし，世界全体では毎年30万人が髄膜炎菌感染症に罹患しており，アフリカなどでは流行地域がある．髄膜炎菌には，莢膜多糖体の違いから13の血清型があるが，ヒトに感染するのは主として血清型A，B，C，Y，W135である．髄膜炎菌ワクチンには，血清型の種類や結合型ワクチンかどうかでいくつかの異なるワクチンがある．流行地域に渡航する場合には，海外旅行のワクチンを専門にしている外来で相談し，自己責任でワクチン接種を検討する．

　Hibワクチンは2007年から小児を対象に国内でも承認されたワクチンである．Hib感染のリスクが高い場合にはこれを成人に活用することも考慮する．

〔川上健司〕

再確認！

造血幹細胞移植後の長期フォローアップ（LTFU）外来の役割

　日本では2012（平成24）年4月に造血幹細胞移植後患者指導管理料が新設され，移植後の長期フォローアップ（long-term follow-up：LTFU）外来の開設が推奨されている．LTFU外来では，早期に合併症を察知することにより予後の改善につなげるために定期的に患者の状態を評価するほか，認定看護師による退院後の生活指導や情報提供が行われる．自宅での生活をサポートするうえで，LTFU外来の役割は非常に大きいと考えられる．

〔黒澤彩子，山本有夏〕

わかりやすい抗菌薬の基礎知識 6

抗菌薬を賢く使うためのPK/PDとは

　これまでは感染症患者にどのように抗菌薬を選択するかを述べてきたが，次にその選んだ抗菌薬をいかに有効に使うかを考える．

抗菌薬の抗菌効果を考える

　一般的に薬剤は，多く投与すれば効果が高くなると考えられる．そのため，抗菌薬もできるだけ多く投与すれば，感染症の治療効果がより高くなると想像される．

　たしかに，不十分な投与量ではいかに優れた薬剤でも効果を発揮することはできないが，その反面，過剰な投与量では副作用の発生頻度が高くなり，さらに発現した副作用もより重篤になることが懸念される．抗菌薬はすべてヒトの体内には存在しない成分であるため，ヒトの体内に過剰な抗菌薬が存在するときには，そのような可能性が高くなる．

　抗菌薬は，経口薬でも注射薬でも，投与された薬剤は血中に移行し，血流を介して感染病巣に存在する原因微生物に作用し，治療効果を認める．そのため，その抗菌薬の体内動態を確認するため，開発の段階から血中濃度も用いた検討がなされ，その薬剤を最も有効かつ安全に投与するための用法・用量が検討されている．

最高血中濃度と血中半減期

　血中濃度から体内動態を考えるときに基本となる指標が，最高血中濃度と血中半減期である．最高血中濃度はある一定の用量の抗菌薬を投与し，時間経過から血中濃度を測定した際に最も高くなる血中濃度で，この濃度からその薬剤の有効性と安全性を考えて投与量を決定する．事前に試験管内で，ある細菌に対する最小発育阻止濃度（MIC）が求められ，その細菌による感染症に効果を示すには，理論的にはそのMIC以上の濃度が必要となり，MICに到達しない血中濃度では治療効果が期待できないことになる．そのため，MIC以上の濃度に到達する血中濃度が確保できるための投与量は必要となるが，投与量が異常に多くなれば，副作用が発現しやすくなる．副作用が発現することのない最も少ない投与量を設定する必要がある．このような用量の設定は，薬剤を開発する際に健常者に投与したときの体内動態から推測し，至適用量を決定することになる．

　また，血中半減期は薬剤の投与回数などの用法を決定する際の重要な指標となる．単純にいえば，血中半減期が短い薬剤では投与回数を多くする必要があり，

逆に長い薬剤では回数を少なくできる．また，副作用などの安全性の面からは，血中半減期が短い薬剤は，仮に副作用が発現しても，速やかにヒトの体内から薬剤がなくなるため遷延することはないが，長い薬剤では，副作用がいったん発現すれば，その影響が長く続くことが懸念される．そのため，有効性と安全性の両面を考慮して，最もよい投与回数が決定される．

PK/PD に基づく抗菌薬の使い方

これまでは，このような体内動態から抗菌薬の用法・用量が決定されてきたが，近年，それぞれの抗菌薬の種類に応じて，その体内動態と臨床効果の関係が判明してきた．それ以前は，多くの抗菌薬は種類にかかわらず，1日3回，毎食後投与することが原則と考えられてきた．そのため，たとえば臨床試験で他の薬剤とその有効性や安全性を比較するとき，すべての抗菌薬はこのような用法・用量で投与された後に，その臨床効果や安全性が比較されてきた．しかし，薬理学的にPK (pharmacokinetics) と PD (pharmacodynamics) の考え方が確立されてから後は，それぞれの抗菌薬によって，最も適した用法・用量で治療に用いることで，より高い臨床効果が得られることが判明した．

この PK/PD 理論から導かれた抗菌薬の用法・用量によって，抗菌薬はその臨床効果が用量に依存するものと，時間に依存するものに区別して考えられるようになった．用量に依存する薬剤は，簡単にいえば，投与量が多くなるほど臨床効果が高くなる薬剤である．もちろん，過剰な投与量は先述したように副作用の発現が懸念されるが，原則として，1回の投与量が多くなれば，より高い臨床効果が得られることになる．そのため，このような薬剤は投与回数を少なくして1回の投与量を多くすることによって，より優れた臨床効果が期待される．逆にいえば，1日の投与量が同じであっても，分割して投与した際には，臨床効果が期待できない．それに対して，時間依存性の薬剤は，投与回数を増やすことによって，より優れた臨床効果が期待できる．そのため，1日投与量が同じであれば，1日1回投与するより，1日3回あるいは4回に分割して投与したときにより優れた臨床効果が期待できる．しかし，同じ量を分割して投与する場合は，当然1回の投与量が少なくなる．そのため，最高血中濃度が原因微生物のMICまで到達しない場合は，分割投与することによってまったく効果が認められなくなるため注意が必要である．

このような，PK/PD 理論から導かれた抗菌薬の用法・用量が決定される以前の臨床試験では，用量依存性の薬剤であるキノロン系薬と，時間依存性の薬剤であるセフェム系薬が，たとえば肺炎を対象疾患とした臨床試験において同じように1日3回，毎食後の投与で実施されていた．より対等の条件で2つの薬剤の有効性と安全性を比較して，新しく開発された薬剤の臨床効果を確認するためであったが，PK/PD 理論に基づく抗菌薬の用法・用量から考えると，キノロン系薬にとってはきわめて不利な用法・用量で勝負したことになる．しかし，現実的に

はキノロン系薬の抗菌力が優れていたため，セフェム系薬と同等の臨床効果が確認され，臨床的に使用されることになった．現在の新薬は臨床試験の前に，このPK/PD理論からその薬剤に最も適した用法・用量が決定されているため，こうしたことはなくなったが，その抗菌薬の臨床効果を最大限に発揮するためには，添付文書で定められた用法・用量で薬剤を投与すべきである．

〔前﨑繁文〕

7章

病原菌, ウイルスへの対応

入院患者がインフルエンザを発症した場合，周囲の（発症前の）患者に予防的にオセルタミビル（タミフル®）を投与したほうがいいでしょうか．その場合の基準や方法を教えてください

入院患者がインフルエンザを発症した場合，抗インフルエンザ薬の予防投与を接触者の同意を得て実施することが推奨されています．基準は同室者や接触者ですが，複数の病室にわたってインフルエンザ患者が発生した場合は病棟やフロア全体での予防投与を考慮します．予防投与が承認されている薬剤は，オセルタミビル，ザナミビル，ラニナミビルの3剤で，予防投与中に発症した場合は治療量に変更します．

予防投与とは

インフルエンザは感染力が強く，発症の1日前から感染期間（ウイルスを排出し他人に感染させることができる期間）があることから，接触者はインフルエンザウイルスに曝露されており発症する可能性が高い集団となる．また，インフルエンザウイルスは病原性が高く，施設内で集団感染を起こした場合，重症者や死亡者が出ることがある．そのため，2012年の日本感染症学会提言「インフルエンザ病院内感染対策の考え方について（高齢者施設を含めて）」では，「インフルエンザを発症した患者に接触した入院患者や入所者に対しては，承諾を得た上で，ただちにオセルタミビルかザナミビルによる予防投与を開始します」とされ[1]，病院と高齢者施設，それぞれの特徴に合わせた予防投与の対象者の範囲（❶）と具体的な対応（❷）[1]が示されている．また，ワクチンは発病を100％抑えられるわけではないため，ワクチン接種の有無にかかわらず予防投与を実施する．

2016年1月現在，抗インフルエンザ薬は4種類が発売されており，そのうち，予防投与が承認されている薬剤は3種類である（❸）．また，予防投与中に発症した場合は，治療量に変更する必要がある．特に高齢者では，発症しているか潜伏期なのか判断できないような場合もあるため，抗インフルエンザ薬を治療量で開始することも検討する．

予防投与の適応となる患者への対応

予防投与しても発症することがあるため，予防投与の有無にかかわらず発症の可能性を考慮して接触者に対応する．潜伏期間は通常1〜3日であり，この期間は以下の対応を実施する．

- 個室隔離を実施する．個室隔離が困難な場合は，同じ病室に収容しカーテンによる隔離を行う．
- 飛沫感染予防策を実施する．病床から離れるときや近くに人がいるときにはサージカルマス

❶ 予防投与の対象者の範囲

病院	・インフルエンザ発症が1つの病室にとどまっている場合は，その同室者 ・複数の病室にわたってインフルエンザ患者が発生した場合は，病棟全体やフロア全体での予防投与を考慮する
高齢者施設	・インフルエンザ発症者の接触者が特定できる場合は接触者 ・接触者が特定できない場合はフロア全体，あるいは入所者全員の予防投与を積極的に実施する ・インフルエンザ様の患者が2〜3日以内に2人以上発生し，1人でも迅速診断でインフルエンザと診断されたら，フロア全体の抗インフルエンザ薬予防投与の開始を考慮すべきである

7章 病原菌，ウイルスへの対応

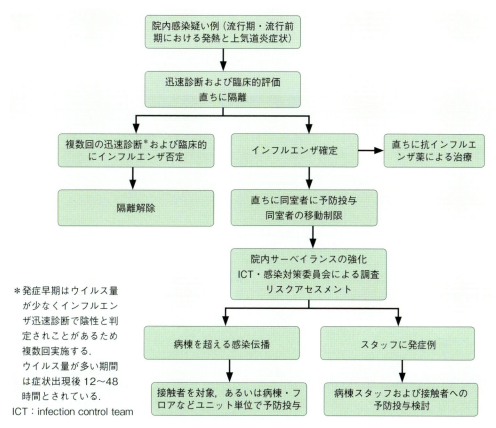

❷ 病院におけるインフルエンザ感染症予防のフローチャート
(日本感染症学会・インフルエンザ委員会. 日本感染症学会提言2012「インフルエンザ病院内感染対策の考え方について（高齢者施設を含めて）」. 日本感染症学会；2012. を基に筆者作成)

❸ 予防投与が承認されている抗インフルエンザ薬（2016年1月現在） (添付文書を基に筆者作成)

薬品名 （商品名）	予防投与量（成人）	予防投与量（小児）	注意事項
オセルタミビル （タミフル®）	1カプセル（75 mg）を1日1回，7～10日間内服	・体重が37.5 kg以上の小児は1カプセル（75 mg）を1日1回，10日間内服 ・幼小児は2 mg/kg（ドライシロップ剤として66.7 mg/kg）を1日1回，10日内服．ただし，1回最高用量はオセルタミビルとして75 mgとする	腎機能に応じて投与量，期間を変更する インフルエンザ感染症患者に接触後2日以内に投与を開始する
ザナミビル （リレンザ®）	10 mgを1日1回，10日間吸入	10 mgを1日1回，10日間吸入	インフルエンザ感染症患者に接触後1.5日以内に投与を開始する
ラニナミビル （イナビル®）	20 mgを1日1回，2日間吸入	20 mgを1日1回，2日間吸入（10歳以上）	インフルエンザ感染症患者に接触後2日以内に投与を開始する

クを着用するように指導する．
・他の患者と接する機会の多いリハビリテーション室でのリハビリテーションは中止する．
・透析は個室透析が望ましいが，個室が困難な場合，ベッド周囲にカーテンやスクリーンを置き飛沫を遮断する．
・検温の回数を増やし，発熱や呼吸器症状などインフルエンザ発症の徴候がないか観察する．

(水上由美子)

Question 48

入院患者からインフルエンザが複数発生しました．患者や職員への対応はどのようにしたらいいでしょうか

A 直ちに発症患者を個室またはコホート隔離します．感染拡大防止のため，同室者や接触者への対応は，感染対策チーム（ICT）などに相談のうえ検討します．職員への対応は，病床運営が困難となることが予想される場合には抗インフルエンザ薬の予防投与を行いますが，一般的には推奨されません．職員は予防投与の有無にかかわらず，発症の可能性のある期間はサージカルマスクをつけて業務を行うように指導します．

インフルエンザ発生時の対応

●発症者への対応

発症者は直ちに個室隔離またはコホート隔離し治療を開始する．待機手術の前や検査入院などインフルエンザ発症により入院の目的であった治療が中止または延期となる場合には退院を検討する．

●感染源の確認

発症者の感染源を確認し，インフルエンザ拡大を防止する．同室者や面会者，職員，その他，リハビリテーションや透析を同じ時間帯に受けていた他病棟の患者などが感染源となっていないか確認する．特に高齢者やステロイド使用患者はインフルエンザの症状が乏しく，発症が見逃され感染源となっている場合があるため，同室者にこのような患者がいた場合は，インフルエンザ抗原検査を実施する．

●同室者・濃厚曝露者への対応

同室者または発症者と濃厚接触があった濃厚曝露者には，抗インフルエンザ薬の予防投与を検討する．予防投与を実施しても発症を100％防止できるわけではないため，同室者，濃厚接触者には発症の可能性を考慮して対応する（詳細は **Q47** 参照）．

●面会者への対応

面会時にはサージカルマスクをつけてもらい，入室前と退出時に手指衛生の実施を指導する．なお，面会者が感染源であった場合は，解熱後2日かつ発症後5日を経過するまでは面会を制限する．また，小児は免疫が未熟なことと集団生活によりインフルエンザ罹患の可能性が高い集団であることから，地域の流行状況に応じて面会を制限する．

●職員への対応

職員への抗インフルエンザ薬の予防投与は一般的に推奨されないが，職員間で感染が持続している場合や複数の職員の発症により病床運営が困難となることが予想される場合には，感染対策委員会等で予防投与について検討する必要がある．職員は予防内服の有無に関係なく，発症の可能性がある期間はサージカルマスクをつけて業務を行うよう指導する．特に職員同士は休憩時間などマスクをつけずに接触する時間があることから，インフルエンザを発症した場合，その前日にカンファレンスや食事で一緒だった職員が数日後に発症することがある．そのため，インフルエンザ患者と濃厚接触をした職員は，潜伏期間にマスクを外さなければならない食事時間などは他の職員との接触を最小限にするよう指導する．

初期対応のポイント

インフルエンザは感染力が強く主に飛沫感染を起こすため，インフルエンザ流行期にインフルエンザ様症状のある患者をみつけたら，早期に患者を個室隔離するとともに感染源を特定し感染拡大を防止する．

病棟閉鎖の基準

病棟閉鎖の基準はないが，医療機関には院内感染対策指針の作成が義務づけられている．指針にはアウトブレイク発生時の対応について記載されており，複数の発症患者がいる，発症が持続しているなど感染拡大の徴候がある場合は指針に則り，直ちに感染対策委員会等に相談して対応を検討する．また，感染制御の専門家がいない場合は，感染防止対策加算などで連携している医療機関や保健所に早めに相談する．

収束の判断

一般的にアウトブレイク収束の判断は「最後の症例が治癒した後，潜伏期間の2倍の日数に新たな発症がない」という基準が採用される場合が多い．インフルエンザの潜伏期間は1〜3日であるため，最終症例の治癒後6日間，新たな患者発生を認めなければ収束と判断する．

（水上由美子）

再確認！
インフルエンザ院内感染防止のための当院の取り組み

インフルエンザは感染力が強いため，院内感染防止のためには院内に持ち込ませないようにすることが最も重要である．そのため，院内にインフルエンザを持ち込む可能性の高い集団である医療関係者は，自身の職業感染防止のためだけでなく，患者や他の職員への施設内感染防止の観点からも積極的にワクチン接種を行うことが推奨される．また，インフルエンザ流行期には，患者や面会者がインフルエンザを持ち込まないような対策も重要である．

当院では，流行期は入院3日前から体温測定を行ってもらい，入院時に患者と同居者にインフルエンザ様症状がないか確認している．また，入院患者が外泊から帰院したときにも問診と体温測定を実施し，インフルエンザを見逃さないようにしている．面会者が持ち込む場合があるため，流行期は面会者にもインフルエンザ様症状がある場合は申し出ること，インフルエンザと診断された場合は，原則として解熱後2日かつ発症後5日は面会を遠慮していただくように説明している．

（水上由美子）

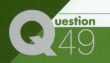

Question 49 小児病棟で水痘や麻疹が発生した場合，患者や職員はどのように対応したらいいでしょうか

病院などの施設で水痘や麻疹が発生することはきわめて重大な問題です．発症した患者と周囲の患者への対策を同時に開始します．発生のリスクアセスメントを行ったうえで，周囲の患者に対していかに早く対策がとれるかが問われます．日ごろからこれらのウイルスが施設内へ持ち込まれることがないよう発症者の早期発見に努めることや，医療従事者へのワクチン接種などの対策が必要です．

麻疹も水痘も空気感染であり，発症前から感染力があるため，これらの免疫をもっていない可能性の高い集団である小児病棟での発生は，感染拡大の可能性がきわめて高いだけでなく，接触した患者対応への費用もかかる．ICT (infection control team) が全力で取り組み，発生時の状況および経過について病院管理者や関係者に報告し，早急に対策をとらなければならない．

発症した患者への対策

発症した患者は直ちに個室隔離する．陰圧か独立した換気システムのある病室が望ましく，こうした空調設備がない場合は，退院が可能かどうか検討する．いずれも困難である場合，小児や免疫異常の患者が少ない一般成人病棟の個室への移動も考慮する．

周囲に感染させる可能性のある期間（感染期間）は隔離が必要になる．水痘は，水疱出現から5日経過し，かつすべての水疱が痂皮化するまで，麻疹は発疹出現後4日間の隔離が必要である．免疫抑制のある患者では長期化することがあるので，隔離解除の判断は慎重に行う．

周囲の患者への対応が必要となることもあり，検査による確定診断を行うことが望ましい．水痘も麻疹も急性期と回復期のペア血清によるIgG抗体上昇を確認する．IgM抗体も確認するとよいが，発症から72時間以内では感度がさまざまであり，麻疹ワクチン接種歴がある場合は一過性の陽性であったりするので陰性の場合には判断指標にできない（陽性の場合は参考にできる）．このほか，水疱内容液や痂皮でのPCR法による水痘・帯状疱疹ウイルスの同定，尿・血液・髄液・鼻咽頭粘液のRT-PCR法による診断などが必要となってくる．

水痘は初回発症の入院患者について7日以内に，麻疹は全例直ちに保健所に発生届を提出する．

周囲の患者への対応

まず，発生のリスクアセスメントを行う．潜伏期間中（水痘は発症前2日，麻疹は感染から5日後から）の発症者の行動を把握したうえで，接触した（可能性を含む）患者をリストアップする．年齢，ワクチン接種・罹患歴，疾患や治療による免疫不全の有無，定期的なヒト免疫グロブリン投与の有無と時期，初回接触日時，接触の程度などを確認し，総合的にアセスメントする．そのうえで，たとえば「〇月〇日から当該病棟にいた患者全員（すでに退院した患者を含む）」などのように客観的・公平に感染の可能性がある患者として特定する．同時に対応が必要な期間を決める．対応が必

要な期間は，発症のリスクがある接触者が全員退院するか，対策を開始した翌日から最長潜伏期間（水痘21日，麻疹18日間）が経過するまでとなる．この期間は感染リスクがあるので，水痘や麻疹の免疫がない小児を新規入院させたり，他病棟からの移動を受け入れたりすることはできない．なお，患者のほかに付添いや面会者についても可能なかぎり確認する．麻疹，水痘に免疫のない妊婦の場合はリスクが高いので注意する．

対応としては，対象者一人ひとりについて，①経過観察，②緊急ワクチン接種，③ヒト免疫グロブリン投与，④水痘の場合は抗ウイルス薬予防投与のいずれが推奨されるかを判断する．ワクチン接種歴の記録が明確にない場合や罹患歴が曖昧な場合などは抗体価を測定する必要がある．ICTは担当医の意見も確認しながら推奨方法を提案し，担当医が患者・家族に説明後，同意を得たうえで決定する．

免疫不全がなくワクチン接種歴や罹患歴がある場合は経過観察を行う．ワクチン接種歴も罹患歴もなく生ワクチン接種が可能な場合は，初回接触から72時間以内，水痘は遅くとも5日以内であれば緊急ワクチン接種が推奨される．免疫不全のある患者や合併症のリスクが高い患者の場合，ヒト免疫グロブリンは接触後6日以内の投与であれば麻疹の予防あるいは重症化防止が期待できるため，ヒト免疫グロブリンの投与を検討する．

水痘もできるだけ早くヒト免疫グロブリンの投与を検討する．米国では高力価水痘帯状疱疹免疫グロブリン（VZIG）を使用するが，日本では一般の静注用免疫グロブリンとなるため早い投与が望まれる．緊急ワクチン接種の時期を越えているか適応がない場合は，アシクロビルの内服を検討する．接触後7〜10日後から開始し，7日間投与する．免疫不全がある場合はヒト免疫グロブリン投与に加えてアシクロビルも14日間長期投与するという考え方もある．

感染リスクのある期間中，対象者全員の経過を

❶ 免疫のない職員への対応期間

	水痘	麻疹
潜伏期間	10〜21日	10〜18日
感染期間	発症前2日〜痂皮形成完了	接触後5日〜発疹出現後5日
免疫のない職員の曝露後制限期間	最初の曝露後8日〜最後の曝露後21日まで	最初の曝露後5日〜最後の曝露後18日まで

観察する．免疫グロブリンを投与した場合は潜伏期間が延長するため，観察期間を28日程度とする．

医療従事者への対応

医療従事者への対応を発生後にとることは避けたい．小児病棟に勤務する職員は，勤務開始時から水痘や麻疹の免疫をもっていないと患者にとっても職員本人にとっても不利益となる．もし，免疫がないまま勤務し発症者と接触があった場合は，緊急ワクチン接種適応期間であれば迅速に接種する．接種が間に合わなければ発症する可能性があるため，就業を制限する．潜伏期間や感染期間に幅があり文献によっても多少の違いがあるため，❶のように施設としての基準を決めておき，就業制限の内容についても出勤停止とするのか，患者との接触を避けた何らかの業務につかせることが可能なのか，日ごろから規定しておく．

免疫があることの基準としては，日本環境感染学会の「医療関係者のためのワクチンガイドライン」[1]を参考にして設ける．たとえば，①1歳以上で2回の予防接種歴の証明，②1歳以上で1回の予防接種記録があり，さらに1か月以上あけてもう1回予防接種記録がある，③1歳以上で1回の予防接種記録があり抗体価が基準を満たしている，などである．

（高野八百子）

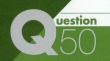

嘔吐・下痢で入院している児がロタウイルス陽性とわかりました．どのように対応したらいいでしょうか

直ちに個室隔離し，接触予防策を行います．病棟スタッフには，退室時に石けん・流水手洗いで物理的にウイルスを洗い流すよう指導します．同室者は，曝露した可能性が高いため可能な限り早期退院とし，退院が不可能である場合は，集団コホートのうえ接触予防策を実施しながら症状を観察します．発症者の病室の高頻度接触面はウイルスに汚染されているため，1,000 ppmの次亜塩素酸ナトリウムで環境表面を消毒します．

ロタウイルス感染症とは

ロタウイルスは，乳幼児期に発症する感染性腸炎の主要な原因ウイルスである．ロタウイルスワクチンが定期化している先進国では減少した．日本では任意接種であるが，接種率が高い地域では流行がなくなってきている．流行期が重なるノロウイルスは成人でも発症するが，ロタウイルスとの重複感染も多い．家族内で成人も発症している場合は重複感染を疑う．

ロタウイルス感染症は，ごく少量のウイルス量（＜100 個）が口から入ることで発症する．口に入った後1～2日の潜伏期間を経て嘔吐で発症し，1～2日で水様性下痢をきたして3～8日で治癒する．診断は下痢便を用いたロタウイルス迅速抗原検査でされることが多い．乳幼児では脱水症で補液を要することがあるが，健常児では経口補水液のみで多くが自然治癒する．乳幼児では，治癒後数週間はウイルスが便から排泄されるが，免疫不全症の児では数か月に及ぶことがある．

入院児のロタウイルス感染症のインパクト

患者の吐瀉物や水様性下痢は，飛散して患者周囲のリネンやおもちゃ，ベッド柵を汚染し，医療者の手によってカーテン，ドアノブ，椅子の背もたれ，電子カルテ，水道蛇口へと拡大する．乳幼児は指しゃぶりなどで頻回に手を口元に持っていくため，感染しやすく，迅速に対応しなければ急速に拡大する．

小児病棟では，長期入院を要する先天性心疾患，哺乳に障害をもつ神経学的合併症をもつ児，腎障害・消化管疾患の児など，重症化する背景をもつ児が集中している．脱水症によるショックや電解質異常，アシドーシスをきたす．また，原病が悪化して心不全や腎不全に至ることがある．骨髄移植後などの免疫不全症の児では，治癒せず慢性下痢症となって隔離解除ができなくなることもしばしば遭遇する．

小児病棟をどのように守るか

●予防策

小児病棟でのアウトブレイクは重症者が出るリスクが高く，普段からの予防が重要である．入院児には平常時から食前と排泄後の石けん・流水手洗いを初等教育と同様に指導し，ウイルスの経口摂取を防ぐ．症状がある家族や面会者は，症状が消失するまで面会を禁止する．流行期は，病棟管理者が毎朝，有症状者を把握して報告させる症状モニタリングも，職員の周知徹底とアウトブレイ

クの早期発見に有効である．

●発症者への対応

　嘔吐・下痢症状がある患者では，原因が感染性ではないと判明するまで感染性腸炎として接触予防策を開始し，経腸栄養や下剤による浸透圧下痢や抗菌薬関連下痢症を鑑別する．迅速抗原検査は確実な検査ではないため，家族歴や集団保育での流行状況を確認し，接触歴がある嘔吐・下痢患者は，検査が陰性でも感染性腸炎として個室隔離および接触予防策を徹底する．

●医療者の対応

　医療者の衣服に，吐物や下痢が飛散して汚染されると他の患者に水平伝播して感染源となる．入室時は個人防護具（長袖ガウン，手袋）を装着し，退室時にはウイルスを室外に持ち出さないように細心の注意を払う．個人防護具の外側に触れないように脱ぎ，病室内で廃棄ボックスへ廃棄する．速乾性擦式アルコール製剤ではロタウイルスを失活できないため，30～40秒の石けんと流水手洗いで物理的にウイルスを洗い流す．

　汚染環境は1,000 ppmの次亜塩素酸ナトリウムで消毒する．特に，使用したトイレや高頻度接触面は念入りに消毒する．カーテンやじゅうたんは熱湯消毒する．発症者のおむつやリネンは他の患者と別処理とし，拡散を防ぐ．

●収束期の対応

　患者の全身状態が回復し，経口摂取ができたら可能な限り早期に退院させる．固形便となると飛散が減少し，感染性は低くなる．原疾患の治療で退院できない場合は，発症前の便性に戻るまで接触予防策を継続する．

（荘司貴代）

乳児のロタウイルス感染症—公衆トイレのおむつ替え台に注意！

　乳児のロタウイルス感染症は，冬季の小児の救急診療で多く遭遇する．ミルクしか口にしない乳児で，家族内発症者や集団保育がなく嘔吐・下痢症を発症し，感染経路がはっきりしないこともある．しかし，2～3日内の外出を尋ねると，デパートやショッピングセンターに行って，公衆トイレのおむつ替え台を使用していることが多い．そこでおむつ替えをした多くの乳児のなかには嘔吐・下痢症から回復したばかりの乳児もいるだろう．

　おむつ替えの間，赤ちゃんはきょろきょろ見回し，転落防止の柵や台に触れ，指しゃぶりをして口の中にウイルスが入ったのではと想像を巡らす．両親に，公衆トイレでのおむつ替え台を使うなと言うのは気が引けるし，次亜塩素酸ナトリウム含有の携帯用消毒薬は市販されていない．家族での楽しい思い出に水をさすのも嫌な仕事である．商業施設で自主的に消毒してほしいものである．

（荘司貴代）

Question 51

RSウイルスはどのような患者で問題となりますか．小児病棟での発生時はどうすればいいでしょうか

早産・低出生体重児，新生児，先天性心疾患・気管支喘息・免疫不全症の児では重症化の原因となります．発症者を個室隔離もしくは集団コホートし，手指衛生の徹底と飛沫・接触感染対策を行います．接触者は，集団コホートして潜伏期間を観察し二次感染を防ぎます．医療者や保護者を含めた成人は，軽症でも感染源になるため，症状がある場合は勤務・面会停止が望ましいですが，不可能な場合はハイリスク者のケアを回避します．

RSウイルス感染症とは

RS（respiratory syncytial）ウイルスは，すべての子どもが2歳までに1度は罹患する，冬に流行する急性呼吸器感染症の原因ウイルスである．成人も鼻汁だけなどの軽症で何度も罹患して感染源になる．

院内では小児病棟で流行しやすく，NICU（新生児集中治療室）と先天性心疾患・血液腫瘍・造血幹細胞移植後患者で問題になる．軽症の成人から伝播するため，長期入院患者でも院内発症する．流行期に鼻汁が増加した場合はRSウイルス感染症を疑う．

● 症状

健康な児の多くは，かぜ様の上気道症状（咳，鼻汁，発熱）であるが，20％ほどで下気道感染症（細気管支炎，肺炎）に進展し，乳幼児や気管支喘息の児では酸素需要や呼吸苦による哺乳不良で数日の入院加療を要する．特効薬は存在しない．呼吸苦があれば酸素投与や呼吸補助，哺乳不良には補液などの対症療法を行う．入院を要するRSウイルス感染症のうち20％の児は，気道過敏性が数か月間残存し，反復性喘鳴をきたす．

早産・低出生体重児，新生児，先天性心疾患・慢性肺疾患がある児の下気道感染症では無呼吸発作や肺高血圧をきたして人工呼吸管理などの集中治療を要する．

また年齢にかかわらず骨髄移植後急性期ではRSウイルス感染により20％が肺炎を起こし，33％が死亡する．

● 診断

診断はRSウイルス迅速抗原検査でされることが多い．早期発見のため，医療者，保護者にRSウイルス感染症に関する情報提供を行う．

● 予防

パリビズマブ（シナジス®）を，ハイリスク児には肺炎などの重症化や罹患後の呼吸機能低下の予防目的で冬の流行シーズン（10～3月）に月1回筋注する．RSウイルスに感染後の投与には重症化予防や治療効果はない．

発生時の対応

入院患者が発症した場合は個室隔離し，接触者は集団コホートのうえ潜伏期間を観察し，二次感染を防ぐ．医療者が発症した場合は，軽症でも感染源となるため，症状がある場合は勤務停止が望ましいが，不可能な場合はハイリスク児のケアは行わないようにする．

保護者の場合は，症状が治まるまで面会を禁止する．

小児病棟をどのように守るか

　日本ではインフルエンザの流行期と重なるため，入院患者の症状モニタリングを毎日行う．RSウイルスの排出は，鼻汁や唾液から乳幼児で2～3週間，免疫不全症の児では数か月持続することが知られている．特に鼻汁・咳嗽が持続している状況ではウイルス量は多いと考えられる．

　患者が使用したおもちゃや医療者の手にもRSウイルスは30分～1時間は死滅せずに残存して感染源となるため，おもちゃは個人持ちとして共有しない．面会や外泊中に家族（特に同胞）から感染することも多いため，家族への指導は特に重要である．面会時には問診を行い有症状者をスクリーニングする．

　職員は速乾性擦式アルコール製剤による手指消毒や咳エチケットの指導を強化し，飛沫・接触感染対策を継続する．

〈荘司貴代〉

再確認！ やめよう！　腕マスク，あごマスク

　サージカルマスクは咳や鼻汁などの症状がある場合に飛沫を95％遮断する目的で装着する．インフルエンザの流行期には，患者からの直接飛沫を防ぐ目的で職員全員に装着を指示する施設もある．患者を診察した後のサージカルマスクの外側は汚染されているため，ずり落ちたサージカルマスクを手で戻すことで手もウイルスで汚染される．その手で目をこすったらどうなるか容易に想像できるだろう．

　話しにくい，食事の際に邪魔であるなどの理由で腕やあごにサージカルマスクを装着している医療者を見かけることがある．使用したサージカルマスクは感染性廃棄物とみなし，「もったいない」とは思っても，その都度廃棄すべきである．

〈荘司貴代〉

Question 52

ヒト・メタニューモウイルス（hMPV）による施設内感染事例はありますか

小児の施設から高齢者の長期療養施設まで多数の施設内感染事例があります．2015年12月現在のPub Medによる検索では，hMPVによるアウトブレイクは2004年以降で17件あります．このうち6件はわが国からの報告で，4件が施設内流行[1-5]，1件が地域流行に関する報告[6]です．

ウイルスの特性

ヒト・メタニューモウイルス（human metapneumovirus：hMPV）は，2001年にオランダでRSウイルス感染症と類似する急性上気道炎，急性細気管支炎，肺炎を発症した小児28人から分離し，発見された[7]．RSウイルスと同じパラミクソウイルス科に属し，そのなかのニューモウイルス亜科に属している．本ウイルスは大きく2つの遺伝子型Aタイプ，Bタイプに分かれ，さらにA1，A2とB1，B2の4つのサブタイプに分かれている．

疫学

小児にはRSウイルスに次ぐ頻度で気道感染を起こすものの，免疫の成立が不完全なため感染を繰り返し，成人も発症する．ウイルスによる呼吸器感染症のうち小児では5～10％，成人では2～4％が本ウイルスによると考えられている[8,9]．日本における血清抗体価の調査では，生後6か月目頃から陽性となり始め，5～10歳で93％，10歳以上だと全例が陽性となり，誰でも生涯に複数回感染する病原体と考えられている[8,9]．また，3～6月の比較的温暖な時期に発症者数が多くなる．

日本におけるhMPV施設内感染事例

日本における主な報告事例を示す（❶）[1-4]．本感染症は，他の気道系ウイルス感染症と臨床症状のみで鑑別することは困難である．ただ，1件を除いては，4～10月のインフルエンザの非流行期間に生じている．上気道炎から気管支炎程度にとどまる例から肺炎を発症する例まで，同一ウイルスによる施設内流行であっても病態の幅が広い．

臨床症状および所見

潜伏期間は5～6日で，発症後7日程度で軽快する例が多い．小児では，発熱，咳，鼻汁の症状が多いが，発熱者の頻度はRSウイルス感染者よりも高い[8]．小児が本感染症で入院となる場合は，気管支炎，肺炎，基礎疾患の喘息の増悪が原因となる．健康成人の場合は，インフルエンザや感冒様症状程度で済む場合が多いが，心肺に基礎疾患を有する症例，特に高齢者の場合は，喘鳴や呼吸不全を生じる頻度が上昇する．成人で入院となるような慢性閉塞性肺疾患（COPD）急性増悪の4～12％，喘息増悪の7％，市中肺炎の4％にhMPVが関係するといわれている[9]．施設内アウトブレイク事例では，非膿性ではあるものの湿性の咳嗽

❶ 日本における主なhMPV施設内感染の報告

報告文献	施設（ウイルス遺伝子型）	時期	罹患者数/入所者数（発症率）	症状および所見
1)	重度心身障害者施設：B病棟（B2）	2012年5月29日～6月18日	8/58（13.8％）	・37.5℃以上の発熱の平均持続期間6.8日（遺伝子陽性例中では10.1日） ・38℃以上の発熱者の比率：79％
1)	重度心身障害者施設：A病棟（A2）	2011年8月22日～10月2日	34/59（57.6％）	・湿性咳嗽，鼻汁，気管支炎，肺炎（遺伝子陽性17例中7例に肺炎，5例に気管支炎） ・非肺炎/肺炎症例のCRP最高値平均（mg/dL）：6.3/18.7　WBC（診断時）（/μL）平均：5,708.9/7,816.3
2)	高齢者ケア施設（B2）	2009年9月～10月	27/99（27.3％）	・PCRで遺伝子が証明された7例中で肺炎発症3例，発熱と咳嗽4例
3)	重度心身障害者施設（B2）	2008年4月10日～4月21日	疑い例含む20/22（90.9％） 確定例のみ9/22（40.9％）	・A, B病棟各22床のA病棟のみから発症 ・平均体温：38.98℃（37.4～40.1℃） 　40℃以上；5例，39～40℃未満；6例，38～39℃未満；5例，37～38℃未満；4例 ・急性気管支炎：16例 ・慢性気管支炎の急性増悪：2例 ・急性上気道炎：2例
4)	高齢者入院施設（B1）	2005年1月18日～1月31日	8/23（34.8％）	・診断：細気管支炎；1例，気管支炎；5例，上気道炎；1例 ・症状：発熱；7例（37.8～38.9℃），鼻汁，嗄声；8例，湿性咳嗽；7例

CRP：C反応性蛋白，WBC：白血球数
(1) Matsuda S, et al. Jpn J Infect Dis 2013；66：195-200, 2) Omura T, et al. Jpn J Infect Dis 2011；64：85-7, 3) Yang Z, et al. Jpn J Infect Dis 2014；67：318-21, 4) Honda H, et al. J Am Geriatr Soc 2006；54：177-80.)

を伴っている（❶）[1-4]．また，C反応性蛋白（CRP）や末梢血白血球数の上昇は肺炎を起こした症例ほど高値であり，発熱もPCRでウイルスが確認された症例ほど38℃以上となる比率が高く，有熱期間も長いようである[1-4]．

検査方法

主に鼻咽腔ぬぐい検体のPCRあるいは細胞培養によるウイルス分離といった，一般の臨床施設では実施しにくい検索手段を用いて行われている．しかし，hMPVの細胞培養陽性率は低く，4倍以上の血清抗体価上昇などペア血清による診断を併用した報告もある[1,3]．2014年から「画像診断で本感染症による肺炎が強く疑われる6歳未満の患児」にhMPVウイルス抗原検出キットによる検査が保険適用となったが，施設内流行時の検索でも有用であったという報告[5]が1件ある．

施設内感染発生時の対応

hMPVによる施設内感染を疑う状況は，4～8月などの比較的暖かい時期に短い潜伏期間で集中的に発生する発熱性呼吸器疾患を検知した場合となる．感染経路はRSウイルスと同じく飛沫感染と接触感染であることから，発症者のゾーニングを行って施設内での新規発症を抑制した報告[5]がある．一方，全例がベッド上臥床例であった重度心身障害者施設における施設内感染の報告[3]では，2病棟の一方のみでアウトブレイクが起こったことから，無症状の非入所者による持ち込みが疑われており，発症症例のみの管理では感染制御には限界があることも示唆された．

施設内での気道系ウイルス疾患の流行が疑われる際には，職員や面会者もサージカルマスク着用が必要である．

（宮良高維）

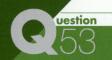

Question 53

流行性角結膜炎のアウトブレイクを予防するには，どのような対策が必要ですか．また，アウトブレイクが起きた場合，どのように対応したらいいでしょうか

標準予防策と環境を含む接触予防策を徹底しましょう．特に発症患者の眼の分泌物の取り扱いと付着物の処分に注意し，手指と環境の消毒を正しく行うことが基本になります．アウトブレイク時は，可能であれば感染力がなくなるまでの間，発症患者の外泊あるいは一時的な退院や，入院患者の制限といったベッドコントロールを含めた対応を検討してください．

流行性角結膜炎とは

流行性角結膜炎（epidemic keratoconjunctivitis：EKC）は，一般に「はやり目」と呼ばれ，家族内感染や学校内の集団感染などの原因になる急性の結膜炎である．症状としては，結膜が充血し，眼脂（目やに）や涙が出て，眼の中がゴロゴロしたり眼の痛みが出てくる．感染した眼をこすった手や，感染した涙を拭いたハンカチなどが眼に触れることで，アデノウイルス（8型，19型，37型，54型など）が体に入って発症する．潜伏期間は1週間から10日程度といわれ，症状が出る3日前から治癒するまでの約2週間は，感染力が強いとされる．また，最初は片眼だけに発症しても，数日中にもう片眼も発症することがある．症状が出てから1週間頃に病状のピークを迎えるが重症化することはなく，一般的にはその後徐々に改善する．

発生時の対応

流行性角結膜炎と診断されたら，周囲の人に感染を広げないよう，標準予防策に加えて接触予防策の徹底が必要であり，特に感染力が強い2週間は注意が必要である．

医療施設においては，流行性角結膜炎患者と接触した医師，看護師など医療従事者を介して感染が拡大することがあるため，発症患者の眼の分泌物の取り扱いと付着物の処分に注意することと，手指と環境の消毒を正しく行うことが基本になる．病室のベッド周囲，洗面台やトイレなど，手が触れる環境表面は残らずアルコールまたは0.1％次亜塩素酸ナトリウムで消毒する．入浴も最後にすると，効率的である．

患者は原則個室隔離とするが，可能であれば感染力がなくなるまでの間，外泊あるいは一時的な退院を検討することも感染拡大を防ぐ有効な対応になる．外来での診察や検査は，基本，往診が望ましいが，やむをえない場合は，他の患者との無用な接触を避けるため，時間帯をずらしたり，専用の部屋を確保するなどの対応を検討する．ルーチン業務として予定が組まれている外来診察や検査はないか，それらの診察や検査を，今の時期にどうしても実施しなければならないのか，感染拡大のリスクを踏まえながら治療上の優先順位を再度医師に確認する．

眼科病棟であれば，患者間の交差感染を防ぐことが重要になるため，医療器具は共有せず個別化することが望ましい．また，眼圧測定，ミラーを用いた眼底，隅角検査，点眼操作などは，直接患者の眼に触れないよう工夫する．発症患者への診

察は，個室へ往診するようにして，検査室での交差感染を防ぐ．

ウイルスは熱や消毒薬などに弱いことから，アルコールを活用した手指と環境の消毒をしっかり行うことで，十分に対応できる．過度に恐れる必要はないが，この基本的な感染対策の実践を少しでも省略すると，瞬く間にアウトブレイクするため，発症患者が入院している間は，気をゆるめることなく緊張感をもって対応することをスタッフへ啓発する．

アウトブレイク時の対応

同じ部署で複数例発症した場合は，アウトブレイクの発生を念頭に置き，診療科とベッドコントロールを含めた対応を検討する．先に述べたように，発症患者の外泊や一時的な退院のほかに，新たな発症患者を増やさないため入院患者を制限することも検討する．退院困難な場合は個室隔離を行うが，個室の確保が困難な場合は，発症患者同士を集団隔離する方法もある．

アウトブレイクでは，同時多発的に発症患者が出てくるため，目の前の現状に振り回されそうになる．しかし，発症患者は必ず「どこか」で「何か」に触れて感染しているため，感染源である「場所」と「物」を特定しなければならない．それには，今までの経過から発症患者1人1人の行動を冷静に振り返り，検証することが必要となる．たとえば，発症患者の行動を時間とベッド配置の観点から図示してみると，感染経路が視覚的に明確になる．また，感染管理上の観点から，発症患者がいる間に発症していない患者を不用意に部屋移動させると，感染経路の検証作業が難しくなる場合があるため，感染管理の担当者とよく相談してから部屋移動を行う．

眼科病棟では，術後やほかの眼疾患により，充血や流涙など流行性角結膜炎と同様の症状がみられることがあるため，発症患者を見逃さないよう注意する．同室患者を含む発症患者との接触者をリストアップすることは，次に発症する可能性が高い者をあらかじめ把握でき，当人も含め注意喚起ができるため有効である．また，可能であれば，発症患者に対応する看護師を固定することにより，スタッフの管理がしやすくなるだけでなく，より集中的に感染対策の教育を行うことができる．

〔高橋正美〕

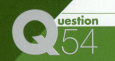

病棟内で複数の患者が胃腸炎症状を訴えた場合，まず何をすべきでしょうか

胃腸炎のアウトブレイクが発生した可能性を検討します．代表的な原因は，ノロウイルス，偽膜性腸炎ですが，その他のウイルス，細菌，薬剤性，経管栄養なども考慮します．初期対応として，状況の正確な把握（罹患者の特定，時系列表の作成，面会者，持ち込み食，外泊，他病棟の有症者），関係部署への連絡，接触予防策の開始（手指消毒，個人防護具，個室・コホート隔離），診断（迅速検査など），感染経路の考察を行います．

アウトブレイクの可能性の検討

病棟内で複数の患者が胃腸炎症状を訴えている場合，胃腸炎のアウトブレイクの可能性を検討する．代表的な原因には，ノロウイルス，偽膜性腸炎などがあるが，その他のウイルス，食品汚染による毒素性下痢症（黄色ブドウ球菌，ウェルシュ菌，セレウス菌），薬剤性（下剤，抗菌薬），経管栄養なども考慮する．特に，突然の嘔吐または下痢があり，下剤や経管栄養の影響が考えにくい場合は，ノロウイルスを念頭においた対応を開始しておく必要がある．ノロウイルス胃腸炎は一年を通して発生しうるが，特に11～1月頃に多く発生する．いったん病棟でアウトブレイクが生じると，病棟閉鎖や重症者の発生などの大きな問題につながる可能性があるので，速やかに対応する．

初期対応

病棟内で胃腸炎のアウトブレイクが発生した可能性がある場合に必要な初期対応には，状況の正確な把握，関係部署への連絡，接触予防策の開始，診断，感染経路の考察などがある．

●状況の正確な把握

病棟管理者，または感染管理担当者は，まず罹患したと考えられる患者および職員を特定する．罹患が疑われる各患者について，氏名，年齢，性，病室，悪心，嘔吐，下痢，腹痛などの症状の有無（いつから始まりいつまで続いているのか），発熱の有無，重症化の有無（脱水による腎不全，嘔吐後の誤嚥性肺炎や呼吸不全，窒息など）についてチェックする．また，下痢がある場合は，普段から軟便や下痢がないか，下痢を生じる慢性的な基礎疾患がないか（潰瘍性大腸炎やCrohn病，胃全摘後など），下剤内服の有無，経管栄養の有無，抗菌薬曝露の有無（偽膜性腸炎のリスク）を調べる．感染経路についての情報を得るために，地域の流行状況，罹患者の病室移動歴，面会者の有無とタイミング，面会者の症状の有無，持ち込み食の有無，外泊状況，病棟職員やその家族の胃腸炎症状の有無，他病棟での罹患者の有無などをチェックする．有症状の職員には受診してもらい，急性胃腸炎と診断された場合は自宅療養とする（職場復帰の目安は，症状消失後48時間以降）．職員の健康状態把握のためには，普段から職場内でのコミュニケーションを円滑にしておくことが重要である．

疫学的に患者や職員の罹患者を把握・整理するために，サーベイランスフォーム（❶）[1]を活用するとよい[1]．疫学調査のポイントは，時間・場所・人である．病棟マップを用いるとさらにわかりやすくなる．

病原菌，ウイルスへの対応

❶ 感染性胃腸炎集団発生サーベイランスフォーム（積極的疫学調査票）

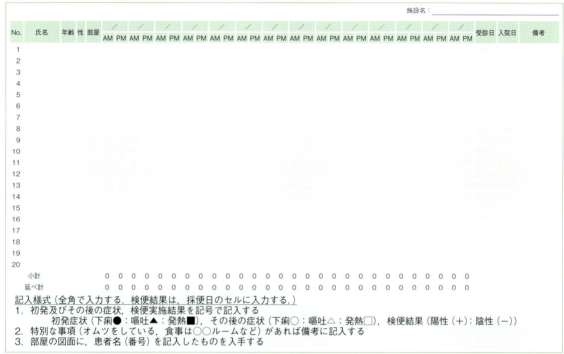

（京都市．高齢者介護施設における感染症対策のすすめ方―集団感染をおこさないために 第2版．京都市保健福祉局保健衛生推進室保健医療課；2012．p.27．）

●関係部署への連絡

胃腸炎のアウトブレイク発生時は，感染の拡大を防止するために病院全体として取り組む必要がある．このため，疑いが生じた段階で，病院長，看護部長，経営管理部長などに状況を速やかに報告する．必要に応じて，臨時の感染予防委員会小会議（参加者：感染対策委員会委員長，病院長，看護部長，経営管理部長，感染管理担当者など）を開催する．また，栄養科やリハビリテーション科，診療科の部長，微生物検査室，病棟リンクナースとも情報を共有する．同一病棟で短期間にノロウイルス胃腸炎を疑う患者が発生した場合は，10人以上を目安に最寄りの保健所へ報告して指導を受ける．アウトブレイク発生時は，感染管理担当者は適宜患者の発生状況について保健所に報告する．

●接触予防策の開始

原因がノロウイルス以外と判明するまでは，ノロウイルス胃腸炎のアウトブレイクが発生したものとして対応を開始しておくとよい．以下，ノロウイルス胃腸炎に対する接触予防策について説明する．

ノロウイルスは感染力がきわめて強いため，罹患者の個室隔離またはコホート隔離を行う．隔離を開始する前に，主治医より患者および家族に病状説明を十分に行う．患者はトイレ付きの個室に隔離することが望ましいが，個室の確保が難しい場合は有症者を同室に集めてコホート隔離とする．同室での隔離の際は，できる限りハイリスク患者（透析患者，免疫抑制薬または抗がん剤使用者，がん患者，術後患者，妊婦，乳幼児など）から遠ざける．トイレはできる限り有症者専用のトイレを確保し，使用後はその都度0.02％次亜塩素酸ナトリウムで接触部位を消毒する．隔離期間中は，一般的に入浴やリハビリテーションを休止し，やむを得ない場合を除き，面会も制限する．

Q54

品名	単価	個数	金額（1セット）
サージカルマスク	¥5.56	2枚	¥11.12
プラスチック手袋（Mサイズ）	¥1.97	8枚	¥15.76
アイソレーションガウン	¥50.50	2枚	¥101.00
ペーパータオル	¥65.65	1袋	¥65.65
手提げポリ袋（一次処理袋）	¥1.57	1枚	¥1.57
ポリ袋20 L	¥3.50	1枚	¥3.50
エチケット袋	¥7.10	1枚	¥7.10
透明ビニール袋（ガウン・手袋入れ用）	¥1.11	2枚	¥2.22
0.1％次亜塩素酸ナトリウム（500 mL遮光ボトル含む）		1本	¥66.20
安全な吐物処理手順書，新聞紙，外袋，ラベル			¥0.00
合計			¥274.12

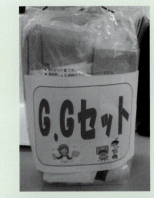
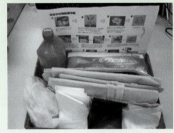

❷ ノロウイルス対応迅速セット——内容と原価（2人分）

退院や転院も避けたほうがよい．担当する看護師については，患者間の交差が最小限となるように業務分担を考慮する．職員が罹患してマンパワーが減少した場合，必要に応じて他病棟からの応援体制を検討する．

目安として，症状が消失して48時間経過した場合に，隔離の解除を検討する．

病棟でノロウイルス胃腸炎のアウトブレイクが発生した可能性がある場合，病棟全職員が流水と石けんによる手指消毒を徹底するよう指導する（ノロウイルスは消毒用アルコールが無効）．また，日々の環境整備では，病棟での感染が収束するまでは，0.02％次亜塩素酸ナトリウムによる消毒を1日に2回程度行う．

●排泄物の取り扱い

吐物，下痢便には多量のウイルスが含まれており，取り扱いは，手袋，マスク，エプロン着用で行う．病棟には必要な個人防護具を十分に配置する．床の吐物の処理は，最後に0.1％次亜塩素酸ナトリウムで清拭消毒（嘔吐箇所の半径2 mを消毒）する．ノロウイルスは，乾燥吐物からの飛沫感染の可能性も示唆されており，部屋の換気を十分に行う．衣類は次亜塩素酸ナトリウムでは色落ちするので，85℃，1分間の熱湯消毒を行う．金属は次亜塩素酸ナトリウムでさびが生じるため，できる範囲で消毒後に水拭きする．有症者の食器は，病棟で0.02％次亜塩素酸ナトリウムに30分間浸水後，下膳車に返却する．当院では，感染防止対策室と薬剤部が協力して，各部署にノロウイルス対応迅速セット（以下，迅速セット）を通年で配置している[2]．現場で吐物などを迅速かつ適切に処理できるように，拭き取り作業に必要な，0.1％次亜塩素酸ナトリウム消毒液（500 mLの遮光ボトルにあらかじめ用意しておく），サージカルマスク，プラスチック手袋，アイソレーションガウン，ペーパータオルを各2人分，その他，ポリ袋，新聞紙などをセットしている（❷）．迅速セットを用いて職員が素早く行動できるように，ノロウイルス胃腸炎に関する勉強会では，迅速セットを用いて模擬吐物を処理する練習を行っている．

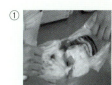
① G・Gセットの袋は手で大きく開け、中を取り出しやすくします

② 作業する前に腕時計などを外し、長袖は腕まくりをし、手洗いをします。そしてアイソレーションガウン、マスク、手袋を装着します。患者には嘔吐用のエチケット袋を渡します

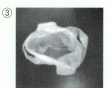
③ 吐物から2×2mの範囲に他の患者を近づけないようにします。手提げポリ袋の口を大きく広げて用意します(一次処理袋)

④ これは吐物です

⑤ まず、粗大な吐物を新聞紙で取り除きます。吐物中のウイルスが飛び散らないように上から新聞紙で覆います。外側から内側に包み込むよう取り除きます

⑥ ある程度、きれいに拭き取れたら手袋を交換し、遮光ボトルに入っている0.1%次亜塩素酸ナトリウムを、吐物とその周辺にまんべんなく散布します

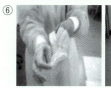
⑦ 同様に外側から内側に向けてペーパータオルで拭き取ります。目には見えないけれども吐物は中心から約2mまで広がっていることがあるので、広い範囲を拭き取ります

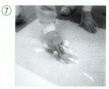
⑧ 拭き取った新聞紙、ペーパータオルは一次処理袋に入れ、袋の口はしっかり縛ります

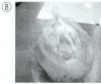
⑨ 一次処理袋を20Lのポリ袋に入れます。手袋・アイソレーションガウン・マスクの順序で脱ぎ、20Lのポリ袋に入れます。また、読み終わった手順書もポリ袋中に廃棄します

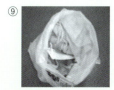
⑩ 内側を触らないようにしてポリ袋の口を縛り、感染性廃棄物入れに捨てます

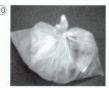
⑪ 流水と石けんでしっかり手を洗い、ペーパータオルで手を完全に乾かしてください。室内の十分な換気を行ってください

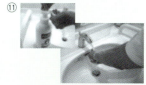

❸ 吐物処理の手順書

(洛和会音羽病院　感染予防委員会〈2012年11月〉、を基に筆者作成)

吐物処理の手順については❸を参照.

●診断

2012(平成24)年4月から、一部の患者(3歳未満、65歳以上、悪性腫瘍の診断が確定している、臓器移植後、抗悪性腫瘍薬、免疫抑制薬または免疫抑制効果のある薬剤を投与中)では、ノロウイルス迅速検査の保険適用が認められた。しかし、検査の感度は十分に高いとはいえず、陰性であっても疾患が完全に否定できないため、検査の結果はあくまでも参考程度にとどめる(必要に応じ、詳しい検査は保健所に相談して行う)。基本的に、ノロウイルス胃腸炎の診断は、流行状況、臨床症状、曝露歴の有無によって行うが、疑いのある段階でもノロウイルスとして対応を開始しておくことが重要である。ノロウイルス以外の原因検索として、ロタウイルス迅速検査、アデノウイルス迅速検査、CDトキシン検査(偽膜性腸炎)、便培養などがある。

●感染経路の考察

今後の感染対策の見直しのためにも、疾患の潜伏期と疫学的情報から感染経路の特定に努める。ノロウイルスは、潜伏期が24〜48時間と比較的短時間であるにもかかわらず、感染経路の特定はしばしば困難である。感染者の2〜3割が無症状でも便からウイルスを排泄する可能性があるためと思われる。

(井内律子、神谷　亨)

Question 55

ノロウイルスの検査方法やその感度について教えてください

Answer

ノロウイルスの主な検査方法には，RT-PCR法，リアルタイムPCR法，RT-LAMP法など遺伝子を検出する方法と，イムノクロマト法，ELISA法でノロウイルス抗原を検出する方法があります．感度は検査により異なるため，それぞれのメリット・デメリットを把握し，感染管理対策や診断に応じた検査を選択することが必要です．

遺伝子検出方法

ノロウイルスは培養が困難なため，以前までは電子顕微鏡下で目視にてウイルスを確認していたが，現在はRT-PCR法，リアルタイムPCR法，RT-LAMP法など，より高感度な遺伝子検査が用いられている（❶）[1,2]．

●RT-PCR法

スタンダードな方法で，「ウイルス性下痢症検査マニュアル 第3版」[3]に記載されており，地方衛生研究所や検査センターなどで広く使用されている．

●リアルタイムPCR法

増幅量をリアルタイムに定量することが可能で，電気泳動も不要である．

●RT-LAMP法

リアルタイム濁度測定装置（Loopamp®）を用いて，増幅から検出までを1ステップで行い，操作は1つのチューブで完了できる．反応時間は1時間で電気泳動が不要である．

●遺伝子検査のデメリット

・保険適用外であり，高額である．
・検査を実施するための設備や試薬に費用がかかる．
・結果が出るまでに時間を要する．

❶ 各種検査法の比較

検査法	抗原検出		遺伝子検出		
	イムノクロマト法	ELISA法	RT-PCR法	リアルタイムPCR法	RT-LAMP法
所要時間	約15分	約2時間	4〜5時間	3〜4時間	1時間
感度	約40〜80％[1]	約60〜90％[2]	約100％		
特異度	約70〜100％[1]	95％以上[2]			
保険適用	○（本文参照）	×	×		
長所	・ベッドサイドでの検査が可能 ・保険適用あり ・特異度は高い	・操作が簡便 ・低コストで大量検体の処理が可能	・スタンダードな方法	・ウイルスの定量が可能であり，電気泳動が不要	・増幅から検出が1ステップででき，電気泳動が不要
短所	・感度が低いため偽陰性に注意が必要		・設備，試薬に費用がかかる ・結果が出るまでに時間を要する		

(1) 山崎謙治．衛生研究所・保健所におけるノロウイルス迅速診断検査法の導入とその評価．大同生命厚生事業団，2) 中澤武司，石和久．ノロウイルス．臨床と微生物2007；34（増刊）：583-5．を基に筆者作成）

抗原検出方法

ノロウイルス抗原を検出する方法にはイムノクロマト法やELISA法があり，特にイムノクロマト法は短時間で簡便に検査ができる（❶）[1,2]．現在，イムノクロマト法を測定原理とする迅速検査キットは数種類販売されており，キットの種類によっては遺伝子型（genogroup）別（GⅠ・GⅡ）が検出可能なものもある．

イムノクロマト法の注意すべき点を以下に示す．

●偽陰性の問題
・感度がメーカーによって異なる．
・添付文章記載の感度と実際の臨床例における感度が異なる．

理由として，肉眼で判定するために個人による差が出やすいこと，コピー数の問題よりはウイルスの抗原性の多様性に影響されると考えられる[3]．

当院で臨床症状からノロウイルスを疑った患者の糞便で感度92％（メーカー添付文書）の検査キットを使用した検討では，陰性13例をPCR法で確認したところ6例に陽性を認めた．

●偽陽性の問題
・浣腸便や嚥下補助食品，経管栄養食などのゲル化剤を含む食後の便において偽陽性反応が出る場合がある．
・新生児の糞便において，胎便などに含まれる何らかの特有の物質による交差反応で偽陽性になる可能性がある[4]．

採取時期

検出感度を上げるためにも，病初期のウイルス排泄量が多い時期[5]に採取するのが望ましい．

保険適用はノロウイルス抗原定性（イムノクロマト法）のみで，以下のいずれかに該当する患者について，ノロウイルス感染症が疑われる場合に算定するとされている．

・3歳未満の患者
・65歳以上の患者
・悪性腫瘍の診断が確定している患者
・臓器移植後の患者
・抗悪性腫瘍薬，免疫抑制薬，または免疫抑制効果のある薬剤を投与中の患者

判断は慎重に

近年では，嘔吐物などで汚染された環境からの感染や感染経路が不明な場合も多く，流行時期になると医療施設や学校などでアウトブレイクが発生している．また，感染力が非常に強いため，ウイルスに感染している食品取り扱い者を介して汚染された食品による集団食中毒事例なども問題となっている．

イムノクロマト法は，簡便で迅速な結果が得られるが，感度が低く，偽陰性を「真の陰性」と信じて対策をとらないと感染拡大の危険性があるため，判断は慎重に行う．また，感染対策においては，初期対応が何よりも重要であり，ウイルス性胃腸炎が疑わしい場合は迅速検査結果に左右されず，ノロウイルス胃腸炎としての対応（個室隔離など）を開始する必要がある．

（澤 佳奈，水谷 哲）

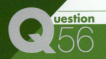

高齢者における IGRA の有用性について教えてください

高齢者であっても IGRA を行い，結核既感染かを診断する必要があります．高齢者が免疫状態をさらに低下させるような疾患に罹患した場合，副腎皮質ステロイド薬や免疫抑制薬の投与や透析の導入などが行われる場合，あるいは，結核菌が喀痰から検出されるような感染性結核患者と接していた場合に行います．

　70歳以上の高齢者が，新規発症の結核患者の約60％を占める．高齢者では内因性再燃による結核発病が多くを占めると考えられるが，外来性再感染（初感染後に，再び結核菌を吸い込み感染すること）の報告もまれではない．

　高齢者の結核は，必ずしも呼吸器症状を訴えず，食欲低下や倦怠感など疾患を特定できない症状を呈する場合があり，画像診断では空洞を有さない浸潤影のみのいわゆる「Ⅲ型」が多いが，Ⅲ型であっても喀痰塗抹・培養陽性者が多い．いつの間にか発病しており，身体的状況からの診断は容易ではない．

　高齢者という条件のみで結核発病を予防する必要はないが，高齢者であって，かつ免疫を低下させるような疾患に罹患した，あるいは低下するような治療を行う場合，70歳以上の高齢者には，あらかじめ結核既感染の有無を精査しておく必要がある．

　一方，高齢者は身体機能の低下から集団生活をせざるをえない場合がある．高齢者の入居施設として介護老人福祉施設，介護老人保健施設，認知症対応型共同生活介護（グループホーム），特定施設入居者生活介護では，周囲への感染拡大を防ぐ目的から，入居前に健康診断書を提出することが推奨されているが，この場合は結核発病の有無のみで，感染の有無を診断する目的ではない．

結核感染の診断と高齢者

　インターフェロンγ遊離試験（interferon-gamma release assay：IGRA）が開発され，日本においては成人ではすでにツベルクリン反応（ツ反）を凌駕し汎用化されている．ツ反は，高齢者の場合，皮膚組織が薄いため皮内への注入が困難な場合があること，48〜72時間後の判定のために再来の必要があること，判定が皮膚反応のため正しく判定するには熟練者でなければ困難であること，直後には再検ができないことなど，多くの問題があり，この点を IGRA は解消したと考えられる．

　高齢者における推定既感染率は高齢になるほど高率で，過去の蔓延状態を反映している．Mori らによる推定では，既感染率は70〜74歳で約50％，80〜84歳で約70％と，多くの高齢者が結核既感染である（2010年時点）[1]．もし IGRA 健診を高齢者に行った場合，陽性率が反映されることが期待される．

　しかし，鈴木らの検討では，70歳以上では高齢になるにつれクォンティフェロン® TB-2G（QFT-2G）を用いた結核既感染陽性率とツ反陽性率は低下しており[2]，Mori らの検討においても，QFT-2G を用いた検討で，2000年時，60〜69歳の結核

既感染率は53.1%と推定されていたが，一般住民の2003年の健康診断時の結核既感染率は9.8%であり，IGRA成績は経年的に陰転していく可能性があると報告されている[3]．高齢者の免疫能低下，特にリンパ球機能の低下については既知のことであるが，加齢によって胸腺が萎縮するため，血中に認められるナイーブT細胞の数が減少し免疫能が低下すると考えられる[4]．

IGRAとは

IGRAは，結核菌に存在する特異抗原 early secreted antigenic target-6 kDa protein (ESAT-6) と 10 kDa culture filtrate protein (CFP-10) が発見され開発された．結核菌の感染により結核菌抗原でTリンパ球が感作される．あらかじめ結核菌感染が生じている人の血液をESAT-6, CFP-10で刺激するとTリンパ球がIFN-γを産生することを利用し，結核感染の有無を診断するのがIGRAであるため，加齢にてリンパ球機能の低下が生じれば，ツ反におけるアネルギーと同様に，必ずしも既感染者全例が陽性にはならないと考えられる．

原田による報告では，結核既感染であっても休眠状態に入った場合，結核菌の増殖期に分泌されるESAT-6, CFP-10が分泌されなくなることから，感染から長期間経過した場合にはIGRAが陰性化することもあると述べられており[5]，結核蔓延時期に感染を受けたと考えられる高齢者では，必ずしもIGRAは既感染を反映しないと考えられる．

高齢者におけるIGRAの有用性

近年，瀬戸らの検討にて，高齢者においても最近の感染によるIGRA陽性者が認められること，また接触者健診における高齢者のクォンティフェロン® TBゴールド (QFT-3G) 陽性率が年齢とともに上昇していることから[6]，既感染率をある程度反映しているものの，高齢者の推定既感染率には及ばないことが報告された[7]．

接触者健診における年齢制限は，「感染症法に基づく結核の接触者健康診断の手引きとその解説 平成26年改訂版」から年齢の上限が撤廃されている[8]．これは上記の報告などから，高齢者への再感染あるいは新規の感染が生じている現状が明らかとなったためである．

また，副腎皮質ステロイド薬および免疫抑制薬の投与，透析の導入，生物学的製剤の導入が，高齢者にも行われており，潜在性結核感染症として治療を必要とする場合がある．

上記の2点から，高齢者でもIGRAによる結核感染確認を行う意味はあると考えられるが，結果の解釈は慎重に行うべきである．

結核発病者は高齢者に偏在しているが，高齢者から若年者への感染のリスクを断ち切るよう，今後も対策が必要である．

〔佐々木結花〕

Question 57

入院1か月の患者が疥癬と診断されました．今後，どのように対応すべきでしょうか

疥癬が通常疥癬か角化型疥癬（ノルウェー疥癬）かによって対応が変わります．通常疥癬患者であれば，イベルメクチン（ストロメクトール®）内服あるいはフェノトリンローション外用を行います．もし角化型疥癬ならアウトブレイクをきたしている可能性があるため，水平伝播を考慮した対応が必要です．角化型疥癬患者を隔離・治療することに加えて，接触者が疥癬に感染していないかスクリーニングをします．

疥癬とは

疥癬は，ヒゼンダニが皮膚に寄生して生じる伝染性皮膚疾患である．重症度に応じて2つに大別され，軽症の通常疥癬と重症の角化型疥癬（ノルウェー疥癬）がある．感染力がまったく違い，対応が異なるため，これらの区別は重要である．

通常疥癬は，虫体の数が10数匹くらいまでであるのに対して，角化型疥癬は虫体数が数百万匹と桁違いに多い．角化型疥癬は，少し触れただけで容易に感染するため，感染管理に厳重な注意が必要である．

疥癬の診断

疥癬の診断は，疥癬トンネルを探すことである．疥癬トンネルとは，雌ヒゼンダニの生涯の住み家で，その先端から虫体が見つかる．疥癬トンネルは，長さ5 mm前後の白色線状皮疹で，手や足に好発する．

男性の場合，陰部に5〜10 mmの赤い結節（しこり）が生じる．新しい結節であれば，結節表面上に疥癬トンネルがあり，先端から虫体が見つかる．

疥癬の特徴

●通常疥癬（❶）

通常疥癬では，激しいかゆみと多数の赤い丘疹，掻破痕が生じる．このような皮疹は，アトピー性皮膚炎や皮脂欠乏性皮膚炎でも生じるため区別がつきにくい．一番の鑑別点は，疥癬に特徴的な皮疹である手足の疥癬トンネルである．

●角化型疥癬（ノルウェー疥癬）（❷）

角化型疥癬は，垢のような痂皮がこびりついているのが特徴である．痂皮には虫体が多数ついている．手掌や足底に，洗ってもとれないような垢が固着していれば，落屑を採取し虫体の有無をみる．

通常疥癬と角化型疥癬の区別がはっきりしないこともある．一部だけに厚い鱗屑が付着している場合，その部位には虫体が多数いるため，角化型疥癬に準じた対応をする．

疥癬の治療

疥癬の治療は，通常疥癬でも角化型疥癬でも同じで，内服薬と外用薬がある．内服薬は，イベルメクチン（ストロメクトール®）錠を1週間間隔で2回投与する．外用薬は，フェノトリンローショ

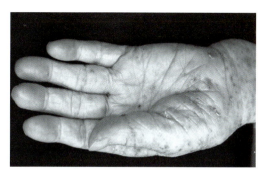
❶ 通常疥癬

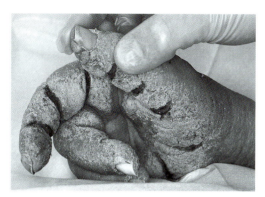
❷ 角化型疥癬（ノルウェー疥癬）

ンを1週間間隔で2回塗布する．

2回投与する理由は，ヒゼンダニのライフサイクルと関係がある．ヒゼンダニは，皮膚角層の疥癬トンネルの中で産卵する．卵はトンネル内で孵化し，幼虫，若虫を経て成虫となり，成虫が疥癬トンネルを掘り産卵するといったライフサイクルを送っている．疥癬治療薬は，幼虫・若虫・成虫には効くが，卵には無効であるため，卵が孵化するころに治療薬を再投与する必要がある．卵は産卵後3〜5日で孵化するとされるため，1週間後の再投与が推奨されている．

角化型疥癬の場合は，その患者を隔離し，接触予防策に努める．接触時にはガウンテクニックを用いる．シーツの上に落ちた落屑中にも虫体がたくさんいるので，落屑が足元に落ちると，足から感染するおそれがあるため，足元にも注意する．

角化型疥癬患者発生時の対応

角化型疥癬患者が見つかったら，アウトブレイクの可能性を念頭に，患者と接触した人をスクリーニングする．水平的な患者の広がりを把握し，その後も患者数の動向に注意する（**Q58** 参照）．

（和田康夫）

再確認！
角化型疥癬とノルウェー疥癬

重症型の疥癬のことを従来，ノルウェー疥癬と呼んでいた．近年はノルウェー疥癬ではなく角化型疥癬と呼ぶことのほうが多くなっている．ノルウェー人が見つけたのでノルウェー疥癬と名づけられたが，ノルウェー人に対する差別用語ではないかという意見があり，角化型疥癬と呼ぶことが多くなっている．

実際ノルウェーの皮膚科医がどのように思っているのか聞いてみた．ノルウェーのオスロ大学皮膚科に問い合わせると返事は意外なものだった．「オスロ大学病院では，"角化型疥癬"と"ノルウェー疥癬"，いずれの用語も用いています．多分この用語に誇りがあるのでしょうね」．医学用語の変遷には，日本的な他者への配慮が感じられる．

（和田康夫）

Question 58

療養型の病院で患者が角化型疥癬（ノルウェー疥癬）と診断され，ほかに数人の患者と職員の感染も判明しました．アウトブレイク対策としてイベルメクチンの予防投与は，どのようにすればいいでしょうか

Answer まず予防投与を行うかどうか，もし行うなら誰に予防投与を行うかなど難しい問題で，対応はケースバイケースになります．いずれにせよ，最初に感染の広がりを把握し，次に治療対象者の範囲を把握して，感染者数の割合から，予防投与を行うかどうかを検討します．

発生時の対応

●感染の広がりの把握

接触した可能性のある患者と職員を全員，スクリーニングする．病院なら，患者がどの部屋から出たのか，どの病棟から出たのか，どの階から出たのか，病院全体に及んでいるのかを調べる．職員で感染しやすいのは，患者の身近で看護や介護をする人である．看護師，介護士，リハビリテーションスタッフで接触者を診察する．

予防投与をする，しないにかかわらず，水平的な分布（水平伝播）を把握しておくことは重要である．治療対象者，あるいは今後もフォローをする必要のある患者・職員はどの範囲かをみる必要がある．

療養型の病院で，患者の入れ替わりがほとんどない場合は，入院中の患者を主に診察するとよい．ただし，退院や転院した患者がある場合は，患者の退院先，転院先にも注意喚起のため情報提供を行う．疥癬と診断された患者の面会者にも感染していないか診察を促す．

●経時的な診察

疥癬は，無症状の潜伏期間が1〜2か月ある．潜伏期間中に診断するのはきわめて難しいため，対象者を定期的に診察する必要がある．感染者数の動向が増加傾向にあるのか収束傾向にあるのか，経過をフォローする．

●スクリーニングのコツ

スクリーニングのコツは，手の疥癬トンネルを探すことである．疥癬トンネルは，針先でひっかいたような長さ数mmの線状皮疹で，その先端に

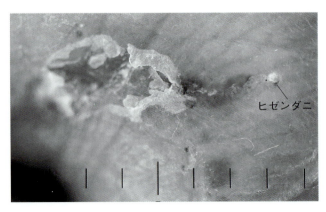

❶ 疥癬トンネルとヒゼンダニ
黒点がヒゼンダニの口器，前脚部である．

虫体がいる（❶）．疥癬では体幹に無数の掻破痕が生じるが，掻破痕から虫体が見つかることはまれである．疥癬を疑った場合には，まず手に線状皮疹がないかを見て，線状皮疹が見つかったら，ヒゼンダニの有無を確認する．

●ヒゼンダニの確認方法

ヒゼンダニは慣れると肉眼で見えるようになる．疥癬の決め手である手の線状皮疹（疥癬トンネル）が見つかれば，その先端の黒点に着目する．ヒゼンダニは，口と前脚が黒褐色で，皮膚に寄生していても，これらが一塊となって微細な黒点として見える（❶）．皮膚科で使用するダーモスコープという10倍のライト付きルーペ（悪性黒色腫のような皮膚がんの診断に用いる）を用いると，皮膚角層内に寄生したヒゼンダニを直接見ることができる．

予防投与

●予防投与の判断

感染の広がりが，一部屋だけ，あるいは一つの病棟だけで，患者数も数人程度であれば，予防投与は行わず個々の患者の治療を行う．疥癬患者が病棟の半数以上など，感染の広がりが広範囲に及んでいる場合には，予防投与を考慮する．

●予防投与をしない場合

予防投与をしない場合は，接触者を定期的に診察する．疥癬には，症状の出ない潜伏期間が1〜2か月あるため，当初無症状で虫体が見つからなかった人から，1か月くらいして虫体が見つかることはよくある．その場合，見つかった患者を順に治療していく．

●予防投与をする場合

おおまかな水平伝播を把握したあと，対象者に予防投与をする．

予防投与薬としては，イベルメクチン（ストロメクトール®）の内服あるいはフェノトリンローションの外用を1週間間隔で2回行う．

予防投与の欠点として，非感染者だと治療が不要であることに加えて，本当の感染者が誰だったかわからなくなることである．疥癬治療薬の有効率は100％ではない．疥癬患者が特定されていれば，あとのフォローは該当患者だけでよいが，診断がつかないまま予防投与をすると，予防投与者全員をフォローする必要がある．

アウトブレイク時の対応

一番大切なことは，角化型疥癬患者の早期発見と隔離治療である．早期発見が遅れるとアウトブレイクを引き起こす．逆にアウトブレイクがある場合，感染源として感染力の強い角化型疥癬患者がいる可能性を念頭に，角化型疥癬患者を早期に見つけて，治療をする必要がある．

感染源を絶たないと疥癬の集団発生は収束しない．

（和田康夫）

再確認！ 角化型疥癬を見逃したつけ

角化型疥癬（ノルウェー疥癬）を見逃し，病院内で疥癬のアウトブレイクをきたしたことがある．入院患者の手に垢がついてとれないと診察の依頼があった．調べると角化型疥癬であった．患者が入院してから1か月以上がすでに経過しており，患者やスタッフを診察すると30人以上が疥癬に感染していた．

角化型疥癬は感染力がきわめて強い．入院時に早期に発見することが大切と痛感した．

（和田康夫）

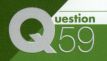

病院内で真菌が原因となったアウトブレイク事例はありますか

カンジダによる事例，アスペルギルスによる事例が多数報告されています．カンジダによるアウトブレイクは医療者の手指を介した接触感染が原因と推定されているものが多いのに対し，アスペルギルスによるアウトブレイクは建築・改築工事に伴うものや病院設備管理の不備などによる環境要因が主たる原因と考えられています．また，頻度は少ないものの，その他の菌種によるアウトブレイク事例もあります．

　真菌は屋外はもちろん，病院内においてもあらゆるところに生息している．また，環境のみならず，ヒトの皮膚・粘膜，口腔内，消化管などにも真菌は生息している．免疫不全宿主や中心静脈栄養を受けている患者など，深在性真菌症発症リスクの高い患者では，リスクの内容に応じた感染予防策が必要となる（❶）．一方で，低リスクの患者では通常通りの対応で十分なことが多い．

糸状菌

　アウトブレイクの報告が多い糸状菌としては，アスペルギルス（*Aspergillus*），ムーコル（*Mucorales*），フザリウム（*Fusarium*）スケドスポリウム（*Scedosporium*）の各菌があげられる．これらの菌の胞子は空中を浮遊しており，多くの場合，免疫不全宿主が経気道的に吸入し感染が成立すると考えられている．造血幹細胞移植後の好中球減少期は糸状菌感染のリスクがきわめて高いため，室内を陽圧とし HEPA フィルターで空調管理したバイオクリーンルームへの入室が糸状菌感染予防のために有用である．

　糸状菌感染のアウトブレイクは，アスペルギルスが原因菌である事例が大多数を占める．菌種としてはアスペルギルス・フミガーツス（*A. fumigatus*）が最も多い．本菌は天井裏や壁紙の裏など，普段の清掃が行き届かないところに多数生息しているため，内装工事や改築に伴って飛散した大量の菌が原因となりアウトブレイクが発生しやすい（**Q7** 参照）．さらに，土壌中にも生息しているた

❶ アウトブレイクの主な原因菌とリスク，対策

主な原因菌		アウトブレイクの主なリスク	推奨される対策
糸状菌	アスペルギルス	・建築，改築 ・空調設備の管理不徹底 ・汚染医療器材・薬剤 ・給水システムの汚染	・菌を含んだ塵埃からの物理的な防御 ・病院設備の適切な保守管理 ・薬剤，医療器材の管理
	ムーコル		
	フザリウム		
	スケドスポリウム		
酵母	カンジダ	・血管内留置カテーテル ・医療者の汚染された手指	・接触予防策の徹底 ・適切なカテーテル管理
	トリコスポロン		
	クリプトコックス・ネオフォルマンス	・鳥類の排泄物	・防鳥ネットなどの設置
その他	ニューモシスチス・イロベチイ	・ニューモシスチス肺炎患者との接触	・接触を避ける病棟管理

め，病院およびその隣接地における建築工事に伴い地面の掘削などが行われる場合は，土壌からの菌の拡散が増加するためリスクとなる．そのため，工事期間中は菌を含んだ塵埃などからの物理的防御（工事区画の防じんフィルムなどによる被覆，目張りや屋内気流の管理，窓の閉鎖など）を行う．また，空調機器の内部やダクト内などもアスペルギルスの生息場所であり，不適切な保守管理が原因と考えられるアウトブレイク事例が報告されている．その他，病室内の落下菌が原因と考えられる手術創感染も報告されている．

アスペルギルス以外の糸状菌もほぼ同様であるが，特にフザリウム，スケドスポリウムは水回りに多く生息するため，病院の給水設備の汚染が感染源と考えられる事例や津波・洪水後に発症数の増加がみられた事例などが報告されている．そのほか，医療器具（包帯や舌圧子など）や薬剤（内服薬，注射用製剤）の汚染が原因と考えられるアウトブレイクがアスペルギルス，フザリウム，ムーコルなどで報告されている．

酵母

酵母は糸状菌と異なり空中を多数浮遊することはないため，経気道感染は少ない．一方で，酵母であるカンジダ（Candida），トリコスポロン（Trichosporon）などは，ヒトの皮膚・粘膜，口腔内，消化管などに常在している．そのため，病院内発症のカンジダ血症は内因性と推定されるものが多いが，医療者の汚染された手指を介した接触によるカテーテル関連血流感染症のアウトブレイクも報告されている．

菌種としては，カンジダ血症原因菌の第一位であるカンジダ・アルビカンス（C. albicans）よりもカンジダ・パラプシローシス（C. parapsilosis）

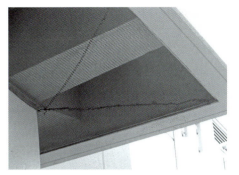

❷ 病院外壁に設置された防鳥ネット
建物周囲に鳥の排泄物が堆積するのを防ぐ．

やカンジダ・トロピカーリス（C. tropicalis）などによる報告が多い．トリコスポロン症は症例数が少ないが，接触感染が疑われるアウトブレイクや内視鏡を介した感染が報告されている．

クリプトコックス・ネオフォルマンス（Cryptococcus neoformans）は，ハトなどの鳥類の排泄物中で増殖することが知られている．現在までのところ原因が特定されたアウトブレイクは存在しないものの，感染対策上，鳥類の病院建物への飛来を防止する対策（❷）をとることが妥当である．

その他

ニューモシスチス・イロベチイ（Pneumocystis jirovecii）は，ニューモシスチス肺炎（PCP）患者から感染すると考えられている．感染様式は，空気感染のほか，汚染された環境表面からの接触感染などが推定されている．本菌は幼少期までに大部分が不顕性感染しているとされているが，病院内アウトブレイクが遺伝子学的に証明された事例も報告されている．よって，免疫不全宿主とPCP患者との接触は避けることが望ましい（**Q60**参照）．

〔渡辺　哲，亀井克彦〕

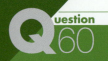

免疫不全宿主におけるニューモシスチス肺炎の予防について教えてください

ニューモシスチス肺炎（PCP）の病原体であるニューモシスチス・イロベチイは，発症患者や保菌者からのヒト-ヒト感染や，病原体の付着した環境表面を介した感染を起こしうることがわかってきています．免疫不全宿主では，院内感染によるアウトブレイクも報告されており，PCP発症患者を免疫不全宿主と同室にしないなどの配慮が必要です．発症リスクのある免疫不全宿主では，ST合剤などによる積極的な予防内服が推奨されます．

免疫不全宿主のPCP発症リスク[1]

　免疫不全の種類や併用薬剤などにより，そのリスクは大きく異なっているため，発症リスクは患者ごとに個別に検討されるべきである．

● HIV

　ヒト免疫不全ウイルス（HIV）感染者では，CD4数が200/μL未満となった場合に，ニューモシスチス肺炎（PCP）発症のリスクが高い．CD4数が200/μL以上の場合には発症リスクは低く，PCP患者への曝露があったとしても特に対策を講じる必要はない．一方，HIV感染者以外の免疫不全宿主，たとえば移植患者やステロイド内服患者もPCP発症リスクがあると考えられるが，HIV感染症におけるCD4数のように，発症リスクを客観的に評価する指標は存在しない．

● 悪性腫瘍

　血液悪性腫瘍のPCP発症リスクは高い．急性リンパ芽球性白血病の小児では，22～45％の高頻度にPCPを発症するという報告がある．その他，悪性リンパ腫，重症複合型免疫不全症（SCID），横紋筋肉腫での発症頻度が高いことが知られている．固形腫瘍の患者のPCP発症リスクはあまり高くないが，ステロイドの投与を受けている場合は1.3％という報告がある．

● 移植後

　移植領域では全体で5～10％の発症リスクがあるとされ，特に肺移植患者ではリスクが高い（25％以上）．自家造血幹細胞移植例でのPCPの頻度は低いとされているが，同種造血幹細胞移植の場合には生着後から移植後6か月まで，移植片対宿主病（GVHD）を発症している場合にはそれ以上の期間でPCPの発症リスクが高くなる．

● 自己免疫疾患

　自己免疫疾患でのPCP発症のリスクは2％未満とそれほど高くない．発症患者のほとんどは免疫抑制薬などによる治療が行われており，自己免疫疾患単独のPCP発症リスクはさらに低いと考えられる．ただし，多発血管炎性肉芽腫症（Wegener肉芽腫症）ではPCP発症頻度は6％程度とされ，自己免疫疾患領域では比較的リスクが高いことが知られている．日本の自己免疫疾患患者10,290例に関する後ろ向き調査では，32例（0.3％）のPCP発症例があったと報告されている[2]．

　生物学的製剤の使用もPCP発症リスクの増加と関連しており，市販後全数調査ではインフリキシマブ5,000例中22例（0.4％），エタネルセプト13,894例中25例（0.18％）のPCP発症が報告されている．特に65歳以上（ハザード比〈HR〉3.77），6mg/日以上のステロイド使用（HR 3.76），肺基礎疾患の存在（HR 2.54）がある場合に発症リスク

が増大していた[3]．

感染経路と院内感染対策

長い間，PCPの病原体であるニューモシスチス・イロベチイ（*Pneumocystis jirovecii*）の感染経路は不明であったが，最近の検討により，ヒト-ヒト感染が主要な感染経路であることがわかってきている．nested-PCR法などの高感度の検出法により，PCPを発症していないニューモシスチス・イロベチイの保菌者が多数存在することが判明した．免疫不全患者は保菌率が高く，HIV患者で10～68.8％，ステロイド内服などによる免疫抑制状態の患者では15.5～58.9％であった．健常小児も9.4～100％と高い保菌率であることが判明した[4]．これらの未発症保菌者が感染源となるかどうかが，今後検討されるべき課題であるが，現時点で，未発症保菌者が感染源となった可能性が示唆される施設内アウトブレイクが，少なくとも2つ報告されている[5,6]．

さらに，PCPを発症している患者からは，環境中にニューモシスチス・イロベチイが大量に拡散している[7]．患者の病室から8m離れた廊下からも検出されることから，PCP患者から他の免疫不全宿主へ空気感染しうると考えられる．実際に，臓器移植病棟におけるPCPのアウトブレイクの報告は少なくない．これらのアウトブレイクに関する検討では，遺伝子解析から同一菌の伝播であることが確認されており，患者と直接接触のない症例が同一菌によるPCPを発症している例もあることから，環境表面を介した接触感染あるいは塵埃感染のような感染形式も考えられている．

前述のように，ニューモシスチス・イロベチイの保菌者が多数存在し，ヒト-ヒト感染しうることから，PCPの発症リスクがあると思われる患者ではPCPの予防内服を行うことが望ましい．予防投与を考える状況を❶に示す．これに加えて，現時点で明確なガイドラインは存在しないが，

❶ PCP予防の適応と考えられる状況

PCP発症リスクのある免疫不全宿主の入院病棟では，以下の感染対策を考慮する

1）あるいは2）のいずれかを行う
  1）PCP発症者は，十分な治療が終了するまで可能な限り個室に隔離する
  2）PCP発症者と他の免疫不全宿主との同室を避ける

以下の状況でPCPの予防内服を行う

（推奨）
 1) HIV患者でCD4数200/μL未満
 2) 血液悪性腫瘍
 3) 同種造血幹細胞移植（生着後～6か月）
 4) 多発血管炎性肉芽腫症（Wegener肉芽腫症）
 5) 固形臓器移植（～移植後6か月）

（考慮）
 1) プレドニゾロン長期服用患者
 2) 生物学的製剤を使用している患者
 3) 自己免疫疾患
 4) その他の細胞性免疫不全状態

❷ PCP発症予防に用いられる方法

推奨		
ST合剤	1g/日，連日	
代替法		
ST合剤	2g/日，週3回	
ペンタミジン吸入	300mg，月1回	超音波ネブライザーを用いる
アトバコン	1,500mg/日，連日	食後内服
ジアフェニルスルホン	100mg/日，連日	レクチゾール®（保険適用外）

PCP発症患者の個室管理，あるいはPCP患者と他の免疫不全患者を同室としない，という対策は行うべきと考える．

予防に用いられる薬剤を❷に示す．ST合剤が最もエビデンスが多く，予防効果も高い．過敏症や副作用などでST合剤の内服ができない場合には，ペンタミジン吸入，アトバコン，ジアフェニルスルホン（ダプソン）が第二選択となる．アトバコンは有害事象が少なく，近年多用される傾向にあるが，味に難点があり，しばしば患者が服薬を自己中断していることがあるため注意が必要である．また，吸収率が低くかつ食事の有無で大きく影響を受けるため，原則として食後内服が必要である点にも注意する．　　　　　（照屋勝治）

わかりやすい抗菌薬の基礎知識 7

抗菌薬の適正使用のために何が必要か

メスや内視鏡と抗菌薬はどう違う？

　抗菌薬の適正使用を考える前に，まず何が適正であるかを考えてみたい．
　抗菌薬を使用する最大の目的は，目前の感染症の治療を行うことであり，抗菌薬は感染症専門医にとって，唯一の武器である．たとえば外科医がメスを使うように，また消化器内科の専門医が内視鏡を使うように，感染症専門医もその最大かつ最強の武器である抗菌薬を使いこなさなくてはならない．
　しかし，抗菌薬を使用するに際しては，メスや内視鏡と若干異なる側面がある．まず，メスや内視鏡にはある程度の訓練が必要で，手術を行ったことのない医師や，内視鏡検査を行ったことのない医師に使いこなすことは不可能である．しかし，抗菌薬は処方箋さえ書けば，何科の医師であっても，あるいはこれまで抗菌薬を使用した経験がない医師でも，患者に投与することができる．その意味では，メスや内視鏡を使ったことがない医師がいても不思議ではないが，おそらくこれまで抗菌薬をまったく使用したことがない医師を探し出すことは困難であろう．
　さらに，メスや内視鏡と抗菌薬が大きく異なる点は，使いすぎると問題が生じることにある．もちろん，メスや内視鏡も使いすぎれば，キレが悪くなったり，視野が悪くなったりする不都合は生じるかもしれないが，それはあくまでもその個別の用具や機器に限ったことであり，周囲に影響を及ぼすものではない．しかし，治療の対象となる原因微生物は抗菌薬にさらされることによって，巧みなしくみで薬剤耐性菌を生み出してしまう．さらに，その薬剤耐性菌が蔓延すれば，周囲の感染症にその抗菌薬がまったく無効となる．このように，抗菌薬の使用に関しては，個々の感染症患者の治療効果のみならず，薬剤耐性菌を生み出さないように，社会的にその抗菌薬の有効性を確保し続ける必要がある．

抗菌薬をとりまく今

　以前に比べて最近は抗菌薬の適正使用が強く意識されている．その理由の一つとして，抗菌薬の開発の著しい停滞があげられる．ペニシリンの発見は20世紀の人類の10大発見の一つにも数えられるほど，人類に対して大きな貢献をしてきた．その後，多くの抗菌薬が開発され，実際の臨床の場で使用できるようになり，数々の感染症は治癒可能な疾患となった．たとえば，結核など以前はわが国では死亡原因の上位にあったが，優れた抗結核薬の登場によって，今では治療可能な感染症となった．しかし，抗菌薬は一部の自然界から見出された化合物を除

けば，多くのものは化学合成の技術で作り出されており，物理的にその合成技術がすでに限界に近づきつつあると考えられている．

さらに，衛生環境や栄養状態の改善に伴って，感染症の患者数そのものが減少し，抗菌薬を使用する機会も明らかに少なくなっている．それに対して，高血圧症や糖尿病などの生活習慣病の患者数は急激に増加しており，製薬企業としても市場規模の大きなこれらの疾患の治療薬の開発に力を注ぐことはやむをえない．さらに，相手となる原因微生物はさらに巧みなしくみで薬剤耐性菌を作り出しており，これまでは，いくつかの抗菌薬に耐性を示していた菌は，すべての抗菌薬に耐性を示す多剤耐性化の傾向を認め，そのような薬剤耐性菌に有効な抗菌薬を開発することは，さらに困難となっている．このような負の連鎖は簡単に解消される見込みはなく，我々は手持ちの抗菌薬を大切にして，その有効性が新たな薬剤の出現まで維持できるように使用しなくてはならない．その意味でも，今後さらに抗菌薬の適正使用が求められてくると考えられる．

抗菌薬使用時に心がけるべきこと

実際に抗菌薬を使用するときには，まず初めに感染症の診断が適切であることはいうまでもない．このことは，不要な抗菌薬を投与しないことに大きく関与してくる．究極的には抗菌薬を使用しなければ薬剤耐性菌は生み出されない．しかし，それでは感染症の治療はできず，患者は治癒しない．そのため，抗菌薬を使用するときには，これまで以上にまず，抗菌薬が本当に必要か否かを問いかけることが大切である．「自分一人くらいが，かぜの患者に抗菌薬を投与したぐらいで，薬剤耐性菌が蔓延することはないだろう」と安易に考えてはいけない．もし周りの医師が同じような考えで抗菌薬を使用すれば，薬剤耐性菌が次から次に生み出され，瞬く間に広がってしまう．抗菌薬は比較的安全な薬剤であり，手軽に処方できる薬剤であるが，ヒトの体内に存在しない化合物を患者に投与することに変わりはない．まったく薬剤を使わないときに比べて，いかに安全な薬剤であっても副作用が発現しないとはいえない．患者に利益がなく，不利益をもたらす治療はやはり行うべきではないと考える．

また，抗菌薬の使用が必要と考えた際には，必ず選択した抗菌薬が無効であったときにどう考え，どう対処するかを事前に準備しておく必要がある．その場合は，抗菌薬を変更する，ほかの抗菌薬を追加する，抗菌薬の用法・用量を変更するなどの方法が考えられるが，最初に選択した抗菌薬が無効なときには往々にして，治療が後手に回り，その結果抗菌薬の使用が長期間となり，それによって薬剤耐性菌が作り出され，さらに治療が困難となることが多い．そのため，最初から，初めに選択した抗菌薬が無効なときの戦略も描いておくことが重要である．それには，専門的な知識が必要となる場合も多いため，感染症専門医にコンサルテーションし，その知恵を拝借することも一つの方策である．

〔前﨑繁文〕

8章

耐性菌への対応

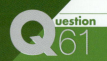

乳・小児ICUで，MRSA対策として常時手袋を着用することに意義はあるのでしょうか

 すべての患者に対して常時手袋を着用することは，意義がある場合もない場合もあります．手袋を外した後の手指衛生を省略できるわけではないので，外すタイミングと手指衛生も併せて適切に実施します．自施設の状況を考えて判断し，実施状況を評価しなければ意味のない強化対策になってしまいます．

手袋着用の基本

手袋着用について基本に立ち返って考えてみる．標準予防策（スタンダードプリコーション）は，汗を除くすべての湿性生体物質に感染性微生物が含まれると考え，防護具などにより感染を防止するという考え方である．

接触予防策は，患者または患者の周辺環境に直接もしくは間接的に接触することによって拡散する感染性微生物（疫学的な微生物を含む）の伝播を防ぐことを目的としており，メチシリン耐性黄色ブドウ球菌（MRSA）などの薬剤耐性菌検出時に実施する．また，薬剤耐性菌の検出がなくとも，創部からの過剰な排菌，便失禁，その他の分泌物による環境の広範囲な汚染や感染リスクの可能性が高い場合に実施するとされている．

MRSAなどの薬剤耐性菌対策は，標準予防策に追加して検出患者に接触予防策を実施することが求められることがある．患者の湿性生体物質だけでなく，患者の周辺環境も汚染している可能性があるため，便や吸引物だけでなく，患者の周辺環境に入るときに医療従事者の手指やユニフォームなどが汚染される可能性があり，これらを防ぐためにガウンや手袋などの防護具を着用する．

MRSA検出患者に対し防護具を着用することは異論のないところであるが，MRSA検出歴がある患者に対し接触予防策をとり続けるかどうかは施設ごとに判断するしかない．「検出歴のある同じ検体で複数回陰性が確認できた場合に隔離を解除する」など取り決めをする．ICU入院中であれば，抗菌薬使用や侵襲的処置により再検出する可能性もあるため，検出歴がある患者に対し接触予防策をとるというのは妥当な選択と思われる．

手袋着用は，使用中のピンホールや手袋破損，外す際の手指の汚染があり，手指衛生の代わりにならないということも忘れずに押さえておきたい点である．

常時手袋着用という考え方

MRSA検出患者ではない，すべての患者に対し手袋を着用するという考え方は，有効な対策であろうか．保菌率が減少したという報告もあれば，そう言い切ることはできないという報告もある．

有効である理由として推測されることは，大きく2つ考えられる．一つは，MRSA検出が判明する前からMRSA対策としての接触予防策を実施していることになる点である．小児病棟入院時あるいは小児ICU入室時などのタイミングで監視培養を実施しても，培養結果が出るまでに時間がかかり対策は後手になりがちである．すべての患

者に常時手袋を着用していれば，後手になることなく接触予防策を実施できるという影響が考えられる．

もう一つの理由としては，手指衛生遵守率が低い場合に，手指衛生を補う，あるいは手指衛生を意識づけている可能性があり，MRSAなどのアウトブレイク時や保菌率が高い場合に低減させることができたという影響が推測できる．

また，常時防護具を着用することにより接触の頻度が減少することは，直接的な手袋着用のメリットではないにしろ影響はあると考えられる．

常時着用のデメリットとして考えられることは，手指の汚染に気づきにくいこと，手袋を外したら手指衛生を実施するというセットで遵守しなければならないことから手指衛生を省略する可能性があることである．手指が体液など分泌物で汚染されていなければ速乾性擦式アルコール製剤の使用のみであるところ，手袋を外して手指衛生をするという2つの行為になり，わかっていても省略する可能性が高くなる．

小児ICUという特殊性から考えた手袋着用

新生児集中治療室（NICU）においては，皮膚のバリア機能を担う角質層が形成される在胎32週未満で生まれた未熟児・早産児の場合，皮膚というより粘膜と考えて保護する必要があり，常時手袋着用が求められる．生後2週間程度でバリア機能は成熟してくるので，常時手袋着用も2週間程度ということになる．子どもにより32週未満かそうでないかの判断など混乱するのであれば，生後2週までは一律常時手袋着用としてもいいかもしれない．また，この時期に手袋を着用することは，MRSAなどが原因となる新生児TSS様発疹症（neonatal toxic shock syndrome-like exanthematous disease：NTED）の発症防止につながる可能性がある．

常時手袋着用での注意

ICT（infection control team）は，手袋という防護具一つでMRSAなどの薬剤耐性菌対策が有効となるわけではないことをよく認識しておかなければならない．必ず手指衛生とセットで考えるべきであり，「常時手袋着用」は，本来の標準予防策の概念や行動パターンと異なるため，リスクもあると考えるべきである．実施する医療従事者に説明し，手指衛生や他の防護具を含めた実際の処置やケアの流れ（装着から外すときまで）を指導する．遵守状況を確認し，実施の評価だけでなく，感染率が低減したなどの結果の評価を行うことで真に意味のある対策となるよう計画するべきである．手指衛生や防護具の着用などの遵守率が，一般的に50～80％程度のところ，さらに実施機会を増やすことになるので安易に導入せず，薬剤耐性菌検出が多い傾向が持続しているような場合に慎重に実施し，その際は必ず評価を行う．

〈高野八百子〉

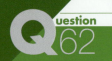

迅速に報告すべき病原微生物や耐性菌にはどのようなものがありますか

迅速に報告すべき病原微生物や耐性菌には，インフルエンザウイルスやノロウイルス，MDRPやMDRAB，VREなどがあります．どれも感染性が強く，迅速に対応しなければ多くの患者に感染する可能性が高いものです．また，ノルウェー疥癬が検出された場合も迅速に報告する体制を確立しておく必要があります．

微生物検査室との綿密な連絡を

院内感染対策において，重要な情報の一つが微生物検査室からの報告である．そのため，微生物検査室と感染対策室，あるいはICT（infection control team）が綿密な連絡をとれる体制を確立しておくことは院内感染対策に必須である．特に薬剤耐性菌などの情報は微生物検査室の検体検査の結果からのみ得られるため，アウトブレイクなどを未然に防ぐためにも迅速な報告体制が必要となる．大学病院などの医療機関では院内の臨床検査部に微生物検査室が設置され，微生物検査技師が勤務しているため，迅速に情報をキャッチすることができるが，最近は病院経営の合理化から院内に微生物検査室を有していない医療機関も多い．そのような医療施設では，外注検査から得られた微生物検査結果をどこかで一元的に管理すべきである．

迅速な対応が必要な微生物

迅速に報告すべき微生物検査室の情報は，一般的に感染性が強く，迅速に対応しなければ多くの患者に感染する可能性が高い微生物や薬剤耐性菌など，治療に難渋する可能性のある微生物が対象

となる（❶）．

結核菌は空気感染対策が必要となるため，検出されたときには迅速に報告を受け，適切な院内感染対策を実施する必要がある．

薬剤耐性菌は微生物検査室での分離・同定から薬剤感受性試験の結果が判明するまで数日間かかり，さらにバンコマイシン耐性腸球菌（VRE）では耐性遺伝子の確認が必要となるため，選択培地などを使用し，疑わしい薬剤耐性菌が検出されたときには，最終的な結果が出る前に感染対策室などに一報を入れておく．薬剤耐性菌によっては感染症法に基づき届け出義務があるため，主治医の

❶ 院内感染対策において迅速に報告すべき主な微生物

ウイルス感染症	インフルエンザ ノロウイルス アデノウイルス（流行性角結膜炎）
細菌感染症	薬剤耐性菌 　多剤耐性緑膿菌（MDRP） 　多剤耐性アシネトバクター・バウマニ 　（MDRAB） 　バンコマイシン耐性腸球菌（VRE） 　カルバペネム耐性腸内細菌科細菌 　基質特異性拡張型 β-ラクタマーゼ 　（ESBL）産生菌 結核菌 クロストリジウム・ディフィシル（Clostridium difficile）
その他	疥癬

みならず，感染対策室や感染対策の責任者に迅速に報告すべきである．

迅速な報告が必要な薬剤耐性菌には多剤耐性緑膿菌（MDRP），多剤耐性アシネトバクター・バウマニ（MDRAB），バンコマイシン耐性腸球菌（VRE）などがあるが，近年，基質特異性拡張型β-ラクタマーゼ（ESBL）産生菌の増加が報告されており，大腸菌をはじめとする腸内細菌でESBL産生菌が検出されたときには迅速に報告し，適正な治療薬の選択と感染対策を講じる．また，カルバペネム耐性腸内細菌科細菌は，日本ではこれまできわめてまれであるが，欧米を中心に急激に増加傾向を示しているため，このような薬剤耐性菌が検出された場合には，当然，迅速に感染対策室や感染対策の責任者に報告する．

メチシリン耐性黄色ブドウ球菌（MRSA）は，日本ではすでにブドウ球菌の約半数はMRSAであり，最近は医療機関とはまったく関連性のない市中感染型MRSAも増加しているため，すべてのMRSA検出例を迅速に報告する必要性は乏しい．しかし，血液培養からMRSAが検出されたときは，抗MRSA薬を早期に投与しなければ予後不良となることも多いため，電話などで迅速に主治医に報告する．

また，インフルエンザやノロウイルスなどのウイルス感染症は細菌感染症と異なり，微生物検査室で原因ウイルスの分離・同定を行うことはなく，通常は抗原検出法によって診断される．そのため，医療機関によっては微生物検査室以外の部署で検査されることもあるが，流行期にはこれらのウイルス感染症も時に院内でアウトブレイクすることがあるため，陽性の検査結果が得られたときには迅速に報告する体制をとっておく．

そのほかでは，疥癬，なかでもノルウェー疥癬と診断された場合も迅速に報告する体制を確立しておく．一般的に疥癬は皮膚科外来での鏡検で診断されることが多いため，診断時には，皮膚科医から迅速に報告してもらう体制を確立しておく．

また，偽膜性大腸炎の原因微生物であるクロストリジウム・ディフィシル（*Clostridium difficile*：CD）は便から分離・同定を行っている微生物検査室は少なく，多くの場合は便中のCDトキシンや抗原の検出によって診断される．このCD関連腸炎も時にアウトブレイクを発生し，また環境整備などの感染対策も重要となるため，陽性患者の情報は感染対策室や感染対策の責任者が把握しておく必要がある．

（前﨑繁文）

再確認！ 感染症診療には微生物検査室とのコミュニケーションを

感染症や感染対策では，必ずその相手となる原因微生物があることが，糖尿病や高血圧などの疾患と大きく異なる点である．しかも，その相手となる原因微生物は生物であるため，常に生き残りをかけて進化する点も感染症診療のダイナミズムの一つである．その進化の最たるものが薬剤耐性菌といえる．微生物は多彩で，かつ巧みなしくみによって進化し続け耐性菌となっていく．そのような感染症診療のダイナミズムを肌で感じとれる場所が微生物検査室である．臨床検査部にはさまざまな部署があるが，生き物を対象としているのは微生物検査室以外にない．そのため，微生物検査室では，分離菌などの疫学的情報は絶えず変化している．感染対策において，微生物検査技師とのコミュニケーションは不可欠であり，感染対策の端緒となる情報は微生物検査技師から届けられ，さらに感染対策が奏効したか否かも，その情報によって評価できる．感染制御医師（infection control doctor：ICD），感染管理認定看護師とともに感染対策に従事する臨床検査技師は感染対策のうえでなくてはならない存在である．

（前﨑繁文）

Question 63

鼻腔や喀痰からMRSAが検出された患者は，全員を個室管理すべきでしょうか．対応できるだけの個室がありません

A 多床室へ配置する同室患者とMRSA検出患者を選定する際に，注意点を踏まえながら，それぞれの感染リスクを評価し，手指消毒と接触予防策を確実に実施していけば，多床室でMRSA検出患者を管理していくことは可能です．多床室管理の場合，カーテンによる隔離，物品の専用化，環境消毒，そして職員や面会者への注意喚起を行ってください．

個室管理の有効性

メチシリン耐性黄色ブドウ球菌（methicillin-resistant *Staphylococcus aureus*：MRSA）は医療関連感染症を起こす代表的な菌であり，院内で最も多く検出される耐性菌である．MRSAの感染拡大を防ぐためには，標準予防策に加えて接触予防策の実施が重要になる．

そもそも，なぜ感染対策として個室管理が有効なのだろうか．一つは，患者および面会者，職員に感染対策の遵守を意識づけることができること，もう一つは，室内の備品がすべて患者専用となり洗面台やトイレなどを共用しないため，結果的に備品や環境を介した他の患者への交差感染を防ぐ効果があることである．つまり，個室管理にすることで，多床室よりも感染管理が容易になるということである．

患者配置のポイント

では，多床室では感染管理はできないのだろうか．個室には限りがあるため，注意すべき点はいくつかあるが，感染対策を確実に実施していくことで，多床室にMRSA検出患者を配置し，感染管理をしていくことは可能である．

なお，個室でも多床室でも，職員一人ひとりが標準予防策と接触予防策を遵守し，患者および面会者に手指消毒などの感染対策を適切に指導することが基本である．

●多床室での同室者の選択

病棟において，どのMRSA検出患者を個室管理にするのかを考える前に，MRSA検出患者を多床室へ配置した場合，どの患者を同室にするのかを検討する．同室患者を選ぶ際には，その患者が容易にMRSAを保菌する病状かどうか，またMRSAに感染すると病状が重症化する危険性が高いかどうかを確認する．

患者自身の抵抗力には問題がなくても，処置などが多い場合は，MRSA検出患者と同室にしないほうがよい．これは医療従事者の一連の行為のなかで，MRSA検出患者へ触れたあとに，流れ作業で同室患者へ触れてしまう可能性が高くなるからである．そこで手指衛生のタイミングを間違えてしまうと，瞬く間にMRSAが伝播してしまう．また，MRSA検出患者を含め，対象となるすべての患者が，多床室において感染対策を正しく実施できるかどうかも評価する．程度にもよるが，認知機能低下，視力低下のある患者とは同室にしないほうがよい．

MRSAの感染対策のなかで手指衛生は重要で，正しく実施できるかどうかは感染拡大の可能性を

予測する指標の一つとなる．

● 個室管理する患者の選択

次に，個室管理する MRSA 検出患者を検討するが，実施している処置の内容，たとえば洗浄など，周囲へ汚染液を飛散させるような行為が含まれているかどうかを確認する．また，MRSA が検出された部位はどこか，創部であれば，広範囲で重度の熱傷や褥瘡のように，滲出液が多くドレッシング材で被覆することが難しい場合や，複数の医療従事者が処置のため創部へ触れる場合は，個室管理が望ましい．

痰から MRSA が検出された場合，咳や喀痰が多いか，嘔吐はどうか，確認する．気管切開の患者は，気道吸引によって周囲へ MRSA を伝播する可能性に注意が必要である．

便から MRSA が検出された場合は，下痢があるのか確認する．

つまり，MRSA が患者の行為や実施する処置などによってどれだけ周囲へ広がるのか，その拡大する範囲を予測して個室管理患者の優先順位を決める．

多床室での管理のポイント

ベッド周囲はカーテンで閉め切り，必要な感染対策を明示して職員や面会者への注意喚起を図る．MRSA 検出患者に使用する血圧計，体温計，聴診器などの医療器具は，可能な限り患者専用とし，使用後はアルコール消毒する．また，ベッド柵，オーバーテーブル，床頭台など患者が多く触れる備品は，1 日 1 回以上アルコール消毒する．

さらに，同室患者の MRSA 検出状況を定期的に確認し，日常的な感染対策が十分な効果を得ているか監視することも必要である．

（高橋正美）

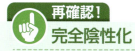

完全陰性化

藤沢市民病院では 2010（平成 22）年に VRE のアウトブレイクを経験し，各種スクリーニングの結果 100 人以上の VRE 陽性者を確認した．入院中に確認しえた VRE 保菌期間は最長で 1 年半だった．この患者は抗菌薬使用中止後 1 か月が経過し，食事を開始した数週間後に陰性化が確認された．

VRE の陰性化した患者を 70 人以上確認したが，そのなかには 1 か月以上の抗菌薬投与を繰り返し受けていても VRE が検出されなくなったケースが 3 例あった．これらの患者では VRE が完全に腸内から淘汰され，VRE 再陽性となる可能性がないと判断し，再陽性に備えたスクリーニングや，再入院時の VRE 検査結果が出るまでの隔離対策は実施していない．

（柴原美也子，佐藤厚夫）

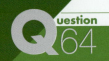

Question 64

MRSAやMDRP，ESBL産生菌などの保菌者が介護施設に入所した場合，病院のようには対処できないので困っています．どのように扱えばいいでしょうか

健康な状態の介護施設入所者は，薬剤耐性菌を保菌していても周囲に耐性菌を伝播させる可能性は低いため，特別な対策を行う必要はありません．しかし，薬剤耐性菌の保菌者に限らず，体液や分泌物（喀痰，便，尿，膿など）に触れる可能性のある場合には，手袋とガウンを着用するなど，日頃から標準予防策を遵守することは，介護施設においても重要です．

病院の入院患者と介護施設の入所者の違い

病院と介護施設では，入院や入所の目的が異なるため，治療や管理の方法も異なる．病院の入院患者は，何らかの医療を必要とし，抵抗力が低下した人が多く存在するのに対し，介護施設の入所者は，セルフケアの維持が困難であること以外は，健康な人も含まれるのが特徴である．基礎疾患を有する人や，加齢に伴って抵抗力が低下した高齢者は感染しやすい状態にはあるが，介護施設の入所者と，病院に入院している患者の感染のしやすさは同等ではない．

主な薬剤耐性菌

病院で検出される主な薬剤耐性菌の特徴を❶に示す．これらの耐性菌の多くは，抵抗力が保たれている人には病原性を示さないため，保菌しているだけでは感染症を起こすことはない．しかし，感染症を起こした場合には，有効な抗菌薬が限られるため，治療が難しくなることがある．一方で耐性菌による感染症は，薬剤感受性菌によるものと比較し，重症度が増すわけではないことは理解しておく必要がある．

●検出率

介護施設入所者における感染症では，市中感染と比較し，耐性菌が起因菌となる頻度が高い[1, 2]．同様に，米国でのカルバペネム耐性腸内細菌科細菌（CRE）の検出率は，急性期病院では4.6%であるのに対し，長期療養型急性期病院では17.8%と高いことが報告されている[3]．耐性菌の保菌者が多いほど，他者への伝播のリスクが高まるため，状況に応じた適切な感染対策を実施することが求められる．

介護施設での対策

●平常時の対応

米国疾病予防管理センター（Centers for Disease Control and Prevention：CDC）の指針[4]では，急性期病院では，耐性菌の感染者および保菌者すべてに接触予防策を実施することが推奨されている．一方，長期療養型施設においては，比較的健康な入所者には標準予防策で対応し，多量の分泌物，褥瘡，排膿のある創部，便失禁，人工肛門や人工膀胱などの処置を行う際には，手袋とガウンを確実に着用することが推奨される．

症状がなく，保菌しているだけの状態では，周囲に耐性菌を広げる可能性は低いため，個室管理の必要はなく，通常の入所生活においては，保菌

❶ 主な薬剤耐性菌の特徴

耐性菌名	菌種	主な原因疾患	頻度の高い分離材料	特に注意すべき状況	備考
メチシリン耐性黄色ブドウ球菌（MRSA）	黄色ブドウ球菌	菌血症，食中毒，皮膚化膿症，毒素性ショック症候群，肺化膿症，骨髄炎，心内膜炎	膿瘍，創部，鼻腔・咽頭，喀痰，血液	吸痰，創傷処置時	乾燥に強い
基質特異性拡張型β-ラクタマーゼ（ESBL）産生菌	大腸菌	尿路感染症，肝・胆道系感染症	便，尿，血液	便や尿の処理時	
	クレブシエラ・ニューモニエ（K. pneumoniae）	肺炎，尿路感染症，肝・胆道系感染症，菌血症，髄膜炎	便，尿，血液，喀痰	便や尿の処理時	
	クレブシエラ・オキシトカ（K. oxytoca）	敗血症，抗菌薬関連下痢症	便，咽頭，尿，喀痰	便や尿の処理時	
	プロテウス・ミラビリス（P. mirabilis）	尿路感染症，呼吸器感染症，創部感染，胃腸炎	便，尿，膿瘍，喀痰，血液	便や尿の処理時	
バンコマイシン耐性腸球菌（VRE）	腸球菌	尿路感染症，菌血症，腹腔内感染症，心内膜炎	便，尿，創部，血液，胆汁	便や尿の処理時	抗菌薬投与下の保菌者に対しては接触予防策も考慮する
多剤耐性緑膿菌（MDRP）	緑膿菌	創部感染，菌血症，呼吸器系基礎疾患を有する場合の呼吸器感染症	便，尿，創部，喀痰，膿，血液	便や尿の処理時，創傷処置時	湿潤環境を好み，乾燥に弱い
多剤耐性アシネトバクター・バウマニ（MDRAB）	アシネトバクター	肺炎，菌血症，尿路感染症，創部感染，腹膜炎	喀痰，尿，創部，血液	便や尿の処理時	
カルバペネム耐性腸内細菌科細菌（CRE）	クレブシエラ・ニューモニエ	肺炎，尿路感染症，肝・胆道系感染症，菌血症，髄膜炎	便，尿，血液，喀痰	便や尿の処理時	
	大腸菌	尿路感染症，肝・胆道系感染症	便，尿，血液	便や尿の処理時	

者に対して制限を設けたり，特別扱いしたりする必要はない．保菌者に対して過剰な反応をすることで，差別につながらないよう注意することも重要である[5]．また，全介助状態など介護必要度が高い，人工呼吸管理，封じ込めが難しい分泌物を認める，ドレナージが行われているなどの場合には，標準予防策に加え，接触予防策の実施が推奨される．

●発生時の対応

入所者が薬剤耐性菌による感染症を発症し，周囲に耐性菌を広げやすい状況が発生した場合には，接触予防策を行う．感染徴候を認めた際には個室管理とし，早めに医療機関を受診する．

●解除の判断

培養検査によって，対象の耐性菌の陰性化を確認したうえで接触予防策の解除を行うことが推奨される[4]．この場合，耐性菌が体内から消滅したのではなく，検査で検出できない菌量まで減ったと考えるべきであり，その後の感染徴候の出現などに注意を払う必要がある．

CDCの指針[4]では，数週間以上抗菌薬が投与されておらず，排膿のある創部や大量の喀痰を認めず，施設内での耐性菌保菌患者との接触歴がない場合には，1～2週間に3回以上の監視培養で繰り

返し陰性であれば，接触予防策を中止してもよいとされている．

病院との連携

介護施設へは，自宅のほか，病院やほかの介護施設からなど，さまざまな入所経路がある．また，入所中に何らかの疾患のために病院への入院が必要となり，治療後に再入所する場合もある．特に数か月以内の入院歴がある場合は，耐性菌を保菌している可能性が高いが，医療機関から耐性菌の検出歴について連絡があるとは限らない．退院後，自宅などでの療養を経て入所した場合には，なおさらである．耐性菌の保菌を理由に入所を拒むことは，あってはならないことであるが，情報の伝達不足のために施設内で耐性菌を伝播させることも防ぐべきである．医療機関に耐性菌の検出状況について問い合わせることや，保菌者の入所時に，介護施設での感染対策の方法について事前に相談することも有用である．その結果，各入所者の状況に応じた感染対策についての助言を得られることや，病院側との"風通しのよい"関係の構築につながることが期待される．

〈渡邉珠代〉

再確認！ ESBL産生菌の検出と感受性結果の読み換え（解釈基準の変更）

米国のCLSI（Clinical and Laboratory Standards Institute）では，2010年の改訂からESBLスクリーニング検査の実施に関する解釈が変わってきている．それまでは，ESBLスクリーニング検査でESBL産生株と判定された場合，セフェム系薬およびアズトレオナム，ペニシリン系薬に関しては，薬剤感受性結果が「感性」であっても，効かない可能性を考慮し「耐性」と変更して報告することになっていた．しかし，2010年の改訂では，感性と判定する基準を厳しくする（MIC判定基準を下げる）代わりに，この判定基準に従った用量であれば，解釈基準の変更は不要と判断された．すなわち，判定基準で「感性」と判定されれば，ESBLであるか否かは関係なく，「感性」と報告してよいことになった．これは大きな変更点であり，日本においてもその適応が検討されているが，実はこの厳しくなった判定基準に日本の検査室で用いられる薬剤感受性プレートがまだ対応しきれていない．現状では，これまで通り，ESBL産生を疑った場合はESBLスクリーニング検査を実施すべきである．また，疫学的観点や感染管理の観点から今後もESBLスクリーニング検査が重要であることに変わりはない．

〈山口哲央〉

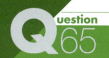

ICU内での耐性菌のスクリーニングや接触予防策にはどれくらいの効果がありますか

臨床的な必要性と無関係に保菌の有無を定期的に確認する積極的監視検査（AST）ですが，MRSAに限ってもASTが医療関連MRSA感染症を減少させるか否かについて定説は得られていません．ICUのようなハイリスク病棟における積極的監視培養（ASC）は検討の価値があると考えますが，手指衛生や個人防護具の徹底を含む医療安全組織文化の醸成とともに感染防止対策を進めることを本筋と考えるべきです．

AST, ASCとは

　積極的監視検査（active surveillance test：AST），積極的監視培養（active surveillance culture：ASC）とは，メチシリン耐性黄色ブドウ球菌（MRSA）などの特定の耐性菌などについて臨床症状の有無にかかわらず，保菌の有無を定期的にチェックする方法であり，臨床的な必要性から培養検体を採取する臨床培養（clinical culture）とは異なる．たとえば，MRSAであれば入院時あるいは転床時，入院期間が長い場合は週1回などのペースで鼻腔・咽頭，さらには皮膚破綻部から検体を採取するプロトコルが考えられる．ASCは米国医療疫学学会（Society for Healthcare Epidemiology of America：SHEA）のガイドライン[1]でも推奨されているが，ガイドラインがエビデンスに基づく限り，実際にMRSAが減少したか否かを確認する手段としてASCは必要であり，科学論文となるためのバイアスが存在するようにも考えられる．実際，手指衛生の徹底のみによってASCなくMRSAのコントロールを達成することができたとの報告[2]もある．

　なお，MRSAを同定する方法として，従来は培養検査による分離・同定が一般的であり，積極的監視ともてASCと呼ぶ場合が多いが，最近はより迅速に数時間で結果が判明するPCR検査によるASTが普及しつつある．

接触予防策[2]

　接触予防策では，皮膚と皮膚の直接的な接触などで生じる直接接触と，医療器具などを介した間接接触が問題となるが，いずれにせよ，医療従事者による適切な手指衛生こそが最も有効な予防策である．物理的な遮蔽も正しく行えば有効であり，特に患者のケアや周辺の環境に入る場合，清潔（未滅菌）手袋と袖付きガウンを着用することで対応できる．患者のケアに使用する器具は，できるかぎり患者間で共有しない．しかし，実際的には個室病床などの医療資源が限られた日本において，どのような場合に接触予防策を実践するかを一律に決定することは困難であり，隔離解除に関する科学的根拠も乏しく，感染管理認定看護師などの専門担当者による感染防止リスク評価のうえで方針を決定することが望ましい．

　SHEAガイドライン[1]では，MRSA陽性患者の病室では環境が高率に汚染されていることが指摘されており，複数床病室より個室管理の優先を推奨している．環境の汚染から積極的な手袋の使用が推奨されるのは合理的であると考えられるが，さらにMRSA陽性患者の病室に入室する際には，

医療従事者の保菌を防止する目的から外科用マスクを着用すべきであるとの記載もあり，米国におけるバンコマイシン耐性腸球菌（VRE）のまん延，MRSAの増加を背景とした強い危機感を感じさせる．患者の周囲で，医療従事者が不用意に手を顔に持っていくと，結果としてMRSAを保菌してしまうリスクも高まることから，ベッドサイドでは肩から上に手を上げないように心がける．筆者はMRSA陽性患者であっても，手指衛生遵守を含む感染防止対策に協力的であれば，ケアにあたる医療従事者の手指衛生（標準予防策）の徹底を前提として複数床室で管理可能と考えている．

接触予防策および飛沫予防策においては，ガウン，外科用マスク，フェイスシールド，手袋の個人防護具（personal protective equipment：PPE）を適切に使用することが重要である．外科用マスクでは，きちんと口と鼻を覆ってフィッティングに配慮するなどの注意点があげられるが，さらに重要なのは脱ぎ方であり，手袋からフェイスシールドやガウン，そしてマスクという順番で，より汚染されている可能性が高い装具から慎重に脱ぐ習慣を身につけたい．

ASTの効用

ASTの有効性については，手術患者22,000人を対象とする大規模な介入対照研究[3]があり，介入群ではすべての症例を対象として入院時に迅速スクリーニングを実施して，MRSAが検出された場合には隔離を含む接触予防策，5日間にわたるMRSA除菌薬の局所塗布，周術期の予防的抗菌薬投与の変更などの対策が実施された．この研究では，無症候性MRSA保菌患者が300人以上も確認されたが，ASTを含む介入を実施してもMRSA感染症の発生頻度は低下しないという結果に至っている．MRSA感染症が発生した患者の57%は入院時の迅速スクリーニングでMRSA定着が認められておらず，入院後にMRSAを保菌した可能性があるため，入院後にも定期的なスクリーニングが必要であるとされている．

また，すべての入院患者を対象にASCを実施すれば，スクリーニング対象を集中治療部門に入室する患者に限定する場合と異なり，MRSA感染症を有意に減少させるとの報告[4]もある．この大規模な観察研究は，ASCは実施せず臨床培養のみ，集中治療部門へ入室する患者を対象にASCを実施，すべての入院患者を対象にASCを実施の3通りについて，介入の前後でMRSA感染症の発生率が検討されており，MRSA保菌患者は隔離を含む接触予防策，MRSA除菌薬の局所塗布が計画されたが，除菌の実施率については評価されていない．結論としては，すべての入院患者を対象としたASCにより，医療関連MRSA感染症が50%以下にまで減少したが，一方，集中治療部門に入室する患者のみを対象にASCを実施しても有意な変化は認められなかった．

最近の研究においても，18の集中治療部門に入室した9,000人以上の患者を対象とした無作為化対照研究[5]により，ASC，接触予防策，患者がMRSA陰性と判明するまで手袋を常時着用する介入が無効であることが示されている．この研究では感染対策の実施について抜き打ち調査も実施されており，医療従事者の対策実践率は向上していたにもかかわらず，MRSAの保菌率と感染症の発生率はいずれも有意差を認めなかった．

一方，米国退役軍人病院における"MRSAバンドル"の一環としてASCが実施された研究[6]では，150病院の196の集中治療部門と428の一般病棟における約200万人の入院患者・転床患者・退院患者を対象として，実際の現場における状況が確認された．この研究では，医療従事者の手指衛生に関する意識の向上，感染対策への責任を強調する組織文化の醸成と相まって，MRSA感染症にとどまらず，その他の医療関連感染症の発生率も大幅に減少した．

そのほかにも，ASTおよびASCの効果を検討

した研究は少なくないが、その効果は一定せず、定説を形成するには至っていない[7]。

ASTの問題点

ASTおよびASCを評価するそもそもの問題点として、確かにMRSA保菌それ自体がメチシリン感受性黄色ブドウ球菌（MSSA）保菌と比較しても医療関連感染症のリスクを高くする[8]一方、水平伝播自体が感染症の原因となっているのは約40％にすぎない[9,10]という点がある。すなわち、医療関連感染症では、他の患者や医療環境のような外来病原体の伝播ではなく、内因性感染症としての要素が少なくないことがある。また、そのためにはムピロシン鼻腔内塗布などによる除菌が重要となるが、スコットランドの6つの急性期ケア病院から約3万例の入院患者を対象としたASCに関する前向きコホート研究[11]では、入院時に7.5％の患者がMRSAを保菌していたが、除菌の実施率は41％にとどまっており、その主な原因として入院期間が短いこととともに、検査結果が判明するまで約2日間を要することがあげられていた。やはりPCR検査などのより迅速な検査が必要であるかもしれないが、そのコストは膨大であり、さらに費用対効果までも検討する研究が必要であろう。

なお、MRSA陽性のために個室隔離となった心不全症例で、隔離が必要でなかった症例と比較して医療事故の発生率が高かったとする報告[12]もあり、患者の基本的人権にも配慮しつつ、過剰な個室管理は避けたいところである。

感染防止リスク評価に基づくAST

一般的に科学的に確立された感染対策は少なく、手指衛生の向上が直接的にMRSA保菌率や医療関連感染症の発生率を減少させた研究[13]すらきわめてまれではあるが、現実的には手指衛生の徹底やPPEの適正使用を含む医療安全組織文化の醸成とともに感染対策を進める必要がある。新生児集中治療部門[14]や心臓血管外科病棟、整形外科病棟などのようなMRSAによる医療関連感染症のリスクがきわめて高い部署においては、感染防止リスク評価に基づいたASTおよびASCは検討の価値があるとは考えるが、その効果はまだ確立されていない。

将来的な展望

最近の遺伝子工学的手法の急激な進歩により、塩基配列の決定は想像をはるかに超えて迅速になっており、すでに臨床的に分離されたMRSAの全塩基配列の解析に基づくアウトブレイク調査が報告されている[15]。医療関連防止対策は、すべての医療従事者に対する人間工学的なアプローチによる組織安全文化の醸成こそが最も重要であるが、組織横断的対策であればこそ、より説得力のあるエビデンスの構築は急務であり、新たな手法を積極的に取り入れて科学的議論のレベルを上げていくことも考えなければならない。

〈森澤雄司〉

Question 66

クロルヘキシジン（ヒビテン®）浴は耐性菌対策として有効なのでしょうか．また，どのように行えばいいでしょうか

Answer
クロルヘキシジン（ヒビテン®）浴は，MRSA保菌者の手術部位感染の予防を目的として行われています．方法として，クロルヘキシジンシャワーと清拭があります．シャワーでは，クロルヘキシジン含有石けんで首から下を洗浄します．清拭では，2％クロルヘキシジンクロス（日本では未発売）で清拭します．

クロルヘキシジンの殺菌効果

クロルヘキシジンは，100 mg/L未満では細胞膜透過性を障害することで静菌的効果を示し，100〜500 mg/LではATP（アデノシン三リン酸）や核酸を凝固・沈殿することで殺菌的効果をもたらす．グラム陽性菌，グラム陰性菌，真菌の一部など広く活性を有し，医療従事者の手指衛生のほか，手術部位や血管内留置カテーテル挿入部位の皮膚の消毒などに広く用いられている．

クロルヘキシジンにより皮膚の常在細菌数を減少させ，感染の減少を期待しクロルヘキシジンシャワーのほか，海外ではクロルヘキシジン含浸クロスによる清拭が行われている．日本ではメチシリン耐性黄色ブドウ球菌（MRSA）保菌者の手術部位感染の予防を目的として行われることがある．クロルヘキシジンシャワー浴とは，手術部位や手指消毒に用いるグルコン酸ヘキシジンを浴槽に混ぜて行う入浴や，直接全身に塗布することではなく，クロルヘキシジン含有石けんで皮膚を洗浄することである．

●クロルヘキシジンシャワーの殺菌効果

クロルヘキシジンにより皮膚細菌数を減少させる報告として，術前に4％クロルヘキシジンによるシャワーと7.5％ポビドンヨードシャワーの比較を行った研究では，頭皮を含む2回の全身シャワーにより，クロルヘキシジンはポビドンヨードと比較し，細菌数は1/2から1/10へ減少したとしている[1]．また，術前のシャワーの回数と，皮膚細菌叢の菌数の検討では，3回のクロルヘキシジンシャワーで有意な菌数の減少がみられたとする報告[2]のほか，6日間に6回のシャワーを行った結果，2回のシャワーで菌数が77.49％低下し，3回目，4回目では減少の程度はゆるやかとなり，5回目では再び低下の程度が増加したと報告している[3]．なお，効果は，3〜6時間持続するとされている[4]．

●クロルヘキシジンシャワー/クロスの残留濃度の比較

4％クロルヘキシジンシャワーと2％クロルヘキシジンクロスによる清拭で皮膚のクロルヘキシジン残留濃度を比較したところ，手術前日夜の一度のシャワーでは 24.4 μg/mL，清拭では 436.1 μg/mL，（$p<0.001$），手術当日朝の一度のシャワーでは 79.2 μg/mL，清拭では 991.3 μg/mL，（$p<0.0001$），手術前日夜と手術当日朝のシャワーでは 126.4 μg/mL，清拭では 1,745.7 μg/mL（$p<0.0001$）で有意にクロスによる清拭で高値であったが[4]，シャワーと清拭は同等の効果があると考えられている[5]．2％クロルヘキシジンクロスによる術前除菌プロトコルは，入院後と術当日用い

る報告や，手術前に1回，2回，手術直前のみなど，さまざまな方法が検討され，標準化されたものはないが，十分な濃度に達するために複数回の実施を主張しているものが多い．なお，日本では現在のところクロルヘキシジンクロスは販売されていない．

クロルヘキシジンシャワー/清拭は感染対策に有用か

人工関節置換術の患者に対し，術前に2%クロルヘキシジンクロスによる清拭非実施例727人と，実施例737人の手術部位感染の発生率は，非実施例では3.19%であったのに対し，実施例は1.59%へ減少したと報告されている[6]ほか，2回のシャワーを行った800例の脂肪吸引法後に手術部位感染は生じなかったとの報告などもある[6]．MRSAよる手術部位感染に注目した研究では，5日間のクロルヘキシジンクロスによる清拭とムピロシン軟膏の鼻腔内塗布により，整形外科領域，心臓血管外科領域，脳神経外科領域の9,976例で，2006年には0.39件/100手術の術後創感染が，2007年にはMRSAの手術部位感染は0.2件/100手術，2008年では0.13件/100手術へ有意に減少し，MRSAによる手術部位感染対策としてムピロシンとの併用が有用であったと報告している[7,8]．

当院においても肝胆膵外科領域の手術予定の患者に対して，PCRにより鼻腔内のMRSA保菌チェックを行い，保菌者には5日間のクロルヘキシジンシャワーとムピロシンの鼻腔内塗布による除菌プロトコルを行った．この結果，MRSAによる術後感染は10.9%から6.5%に有意に減少した（$p<0.01$）[9]．

一方，17,932例におけるメタアナリシスでは，クロルヘキシジンシャワー/清拭を行った症例の6.8%に手術部位感染を生じたのに対し，非実施群は7.2%であり有意な差は認められない（$p=0.19$）としている[10]．

クロルヘキシジンシャワーを行う患者

一般に人工関節置換などの整形外科的手術，心臓血管外科領域の手術，MRSA保菌患者，他院から転院してきた患者や長期入院者の手術では実施が考慮されるが，MRSA保菌に関しては，どのようにチェックを行うかの問題が残される．また，ICUでのカテーテル関連血流感染予防を目的に，2%クロルヘキシジンクロスで毎日清拭を行ったところ，カテーテル関連血流感染が減少した報告もあるため[11,12]，CDC（Centers for Disease Control and Prevention）ガイドラインではICUにおける中心静脈カテーテル関連感染の予防に，クロルヘキシジンクロスによる清拭を推奨している．

当院の取り組み

当院では，手術日までに1日1回，5日間，クロルヘキシジンシャワーを行う．まず，普段使用している石けんやボディソープで全身を洗浄してから，クロルヘキシジン含有石けん（ヒビスクラブ®）で首から下のみ洗浄している．特に手術部位や陰部の洗浄を入念に行うようにしている．当院で首から上の洗浄を行っていないのは，日本ではクロルヘキシジンに対するアレルギーの問題があり，眼など粘膜面への曝露を避けるためである．頭頸部のシャワーを行う際には十分なインフォームドコンセントが必要である．あらかじめ石けんなどで洗浄しているのは，クロルヘキシジン含有石けんのみでは十分な泡立ちが得られないためである．また，鼻腔などにMRSAを保菌している場合は，ムピロシンを1日2回，5日間の鼻腔内塗布を併用している．

（中嶋一彦，竹末芳生）

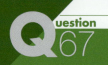

患者の血液培養を行ったところ，MRSAが検出されました．全例に心エコー検査を行うべきでしょうか

血液培養でMRSAが検出されても全例で心エコー検査を行う必要はありません．感染性心内膜炎のリスクの高い患者（心雑音，呼吸困難，塞栓症など心内膜炎特有の症状を有する患者），血液透析や中心静脈カテーテル挿入患者，血液培養でMRSAを繰り返し検出するが感染源や侵入門戸が不明な場合，抗MRSA薬を投与しても菌血症が持続する場合は心エコー検査が必要です．人工弁の患者では経食道心エコー検査が推奨されます．

血液培養でメチシリン耐性黄色ブドウ球菌（MRSA）が検出された場合に，感染性心内膜炎の合併を考えるべき状態について，2つのガイドライン[1,2]に沿って述べる．

MRSA敗血症で疑うべき合併症

血液培養でMRSAが検出され，抗MRSA薬を投与中にもかかわらず，菌血症が持続する場合は，感染性心内膜炎，感染性動脈瘤，大動脈壁や静脈内の血栓の感染，膿瘍形成，骨軟部組織感染症，人工デバイス感染などを疑い，適切な画像検査を行う必要がある．また，感染源や侵入門戸が不明な場合も感染性心内膜炎や感染性動脈瘤を疑う必要がある．

●感染性心内膜炎

感染性心内膜炎は，弁膜や心内膜，大血管内膜に細菌の集簇を含む疣腫を形成し，菌血症，血管塞栓，心障害など多彩な臨床症状を呈する全身性敗血症性疾患である．頻度こそ低いが致死率の高い疾患であり，的確な診断のもと，適切な治療が必要である．

感染性心内膜炎の診断は，一般にDuke診断基準[2]に基づいて行われる．この基準は，①心内膜炎に特有な血液培養陽性，②心内膜が侵されている所見が心エコー検査で示されることを大基準とし，この大基準2つを満たすことで診断できる．また，①素因となる心疾患または静注薬物常用，②発熱，③血管現象（主要血管塞栓，敗血症性梗塞，感染性動脈瘤，頭蓋内出血，眼球結膜出血，Janeway発疹〈末梢塞栓によるとされる手掌や足底の無痛性紅斑〉），④免疫学的現象（糸球体腎炎，Osler結節〈手足の指先の有痛性の結節〉，Roth斑〈眼底の出血性梗塞で中心が白色で周囲が赤色〉，リウマチ因子），⑤微生物学的所見（大基準の1と異なる菌の検出），以上5つを小基準とし，大基準1つと小基準3つ，または小基準5つで診断できる．

MRSAを含むブドウ球菌は欧米では最も多い起因菌であり，日本でも増加している．MRSAが血液培養で陽性となればすでに大基準1つを満たしているため，何らかの感染性心内膜炎のリスクを有する場合には心エコー検査は必須といえる．

心エコー検査を行うにあたって

Duke診断基準の大基準の心内膜侵襲の証拠とされる新たな弁逆流，または典型的なエコー像としては，動揺性疣贅，膿瘍，弁穿孔，人工弁の新たな弁輪部裂開があげられる．起因菌がMRSAである場合（死亡率30〜70%）と人工弁感染は重要な予後悪化因子であることに留意しなくてはい

けない．また，感染性心内膜炎を疑う患者では経過中に繰り返し検査を行う必要性も生じる．

経胸壁心エコーは，疣腫の診断において非侵襲的で特異度の高い（98％）検査であるが，検出感度は十分とはいえない（60％前後）．肥満や慢性の肺疾患患者では死角が生じるために診断に有効な画像が得られないことがある．また，人工弁感染においては，アーチファクトのため経胸壁心エコーのみで感染性心内膜炎を除外することはできない．

一方，経食道心エコーは食道内にプローブを挿入して施行するため半侵襲的であるが，胸壁に妨げられることがなく感度・特異度はきわめて高い．

治療経過中の留意点

MRSAによる感染性心内膜炎の診断後は，直ちに第一選択薬であるダプトマイシンまたはバンコマイシン（テイコプラニンとアルベカシンは第二選択薬）で治療を開始する．治療開始後は，血液培養により菌の陰性化を確認する必要がある．

MRSAによる感染性心内膜炎の内科的治療の成績は芳しいものではないため，早期に手術適応について評価する必要がある．特に人工弁感染であれば外科治療を優先させる．内科的治療の経過中も，心不全の出現，肺高血圧を伴う急性弁逆流，弁輪部膿瘍や仮性動脈瘤形成，房室伝導障害の出現，持続的菌血症を認める場合も手術適応である．また，10 mm以上の疣腫を認める場合，塞栓症の既往も外科治療を考慮すべきである．これらの評価にも心エコー検査が有用である．

（浮村　聡）

再確認！ 経食道心エコーの有用性

経食道心エコー図は，高分解能の画像を得ることができ，感度・特異度ともに高い．適応は，臨床的に感染性心内膜炎が疑われ，①経胸壁心エコーでは十分な画像が得られない場合，②経胸壁心エコーでは陰性の場合，③人工弁置換術後に感染性心内膜炎が疑われる場合，④適切な抗菌薬治療がされているが持続あるいは進行する感染徴候がみられ弁輪部膿瘍・短絡などの合併症が疑われる場合，とされる．

経胸壁心エコーを施行して所見がなくても感染性心内膜炎は否定ができない．❶に経食道心エコーのみで疣贅を認めた例を示す（❶右，矢印）．経食道・経胸壁心エコーがともに陰性の場合は，陰性診断予測率は95％となる．経食道心エコー施行なしに心内膜炎を除外すべきではない．

（神崎裕美子，浮村　聡）

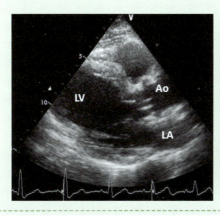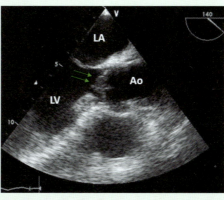

❶ 経胸壁心エコー像（左）と経食道心エコー像（右）

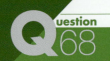

複数の入院患者からMDRPが検出（喀痰，蓄尿1例ずつ）されました．今後の対応はどのようにしたらいいでしょうか．ほかの患者も調べるべきでしょうか．その際，検体は何を調べたらいいですか

MDRPが検出された患者に対しては，標準予防策に加えて接触予防策を行うことが重要です．さらに同室の患者に対して，喀痰や尿を対象にMDRPの保菌を調べます．喀痰吸引や蓄尿などの処置を行っている場合は，同室患者以外も調べます．緑膿菌は汚物室を介して伝播する可能性が高いことに注意する必要があります．

MDRP検出のリスク因子

筆者らの施設で経験した多剤耐性緑膿菌（multidrug-resistant *Pseudomonas aeruginosa*：MDRP）新規検出167例に対して，外部調査委員を交えた最終報告書では以下のように結論づけられた[1]．

●リスク因子

男性であること，MDRP症例との同病棟・同病室歴，抗菌薬の使用，看護度（生活の自由度）I度（常に寝たまま）などが示唆された．

尿からの検出では尿道留置カテーテルの使用，痰からの検出では人工呼吸器の使用，気管内吸引などが考えられた．

●伝播経路

主な伝播経路は，不十分な標準予防策，接触予防策のもとで実施された医療処置（特に尿道留置カテーテルの使用や，気管内吸引処置）であった可能性が高いと考えられた．

基本的なMDRP対策

MDRPの多くはカテーテル尿や中間尿および便から検出されているため，それら汚物の処理および病棟における汚物室の管理が，伝播を防ぐために最も重要である．

●汚物の管理

おむつはベッドサイドで必ず一つずつビニール袋に入れ，環境の汚染を防ぐ．

尿からの伝播を防ぐためには，診療上不必要な蓄尿や尿量測定を行わないことも重要である．蓄尿や尿量測定が必要な場合もできる限り短期間とする．

●尿量測定用のカップの取り扱い

患者が使用する尿量測定用のカップは菌の温床となるため，患者個人用とせず，施設で管理する．ベッドパンウォッシャーなどで洗浄・消毒し，カップを必ず上向きにして金属棚に配置する．患者はどれでも自由にカップを取り，尿量測定を行った後は備え付けのバケツの中にカップを入れる．看護師は一定の時間でバケツの中の使用済みカップを洗浄・消毒する．

●汚物室での作業時の注意

汚物室は不潔環境であるため，汚物室の中で作業をする際は必ずガウン，手袋，マスクなどの個人防護具（personal protective equipment：PPE）を着用する．汚物室内の流しでは手洗いを行わず，汚物室の入口と出口に速乾性擦式アルコール製剤を配置し，手指消毒を実施する．その際，目に見える手指の汚染があった場合は，手洗いができる流しで流水と液体石けんを用いて手洗いを

MDRP検出患者発生時の当院の対応[2]

●発生時の対応

　MDRPが検出された際は，検出患者の情報が細菌検査部より直ちに院内感染対策室に伝達される．その情報をもとに院内感染対策室の医師と感染対策専任看護師が現場に赴き，患者情報とともに感染対策に対する具体的な指導を行う．検出患者に関しては原則的に個室管理あるいはコホート管理の指示を行う．同時に検出患者の疫学的な情報を収集し，伝播経路を推定する．発生情報は直ちに病院長に報告され，病院全体での情報の共有を図る．

●アウトブレイク時の対応

　MDRP検出患者の多発事例（いわゆるアウトブレイク）ではより迅速な対応が必要となる．検出された患者はすべて個室管理とし，個室に限界がある場合にはMDRPが検出された患者をすべて同じ病室に集めるコホート管理が必要となる．その際には感染症病棟などの個室でトイレが独立した環境が望ましい．

●短期間で同病棟から複数検出された場合の対応

　短期間に同じ病棟で複数の患者からMDRPが検出されたときには，必要に応じて環境調査を行う．しかし，環境からMDRPが検出されても最終的に患者に伝播するには医療従事者の手指を介するため，環境ばかりにとらわれてはいけない．環境調査としてはトイレや流しなどの水回りを中心に，患者周囲環境や器材・器具に使用される水なども確認する．同時に医師，看護師を中心とした医療従事者に対して標準予防策と接触予防策を再確認し，その実施を徹底させる．具体的にはPPEの配備およびその適正な使用，手洗い状況の自己チェックとともに，ICT（infection control team）などによる手洗い実施状況の確認を行うことが重要である．

　　　　　　　　　　　　　　　　　　（山口敏行）

再確認！ MDRP検出の臨床的意義

　細菌検査でMDRPが検出された場合，MDRPが感染症の原因菌か定着菌かの判断が必要となるため，以下の5つの項目を確認する．まず細菌検査結果から，①培養時の菌量，②グラム染色における菌の貪食像，次いで患者の状態から，③熱やC反応性蛋白（CRP）など全身の炎症反応，④膿性喀痰や膿尿など局所の炎症反応，⑤患者の全身状態，である．

　これらを総合的に判断することになるが，検出された菌が感染症の原因菌である割合はわずか10％ほどと考えられる[1]．

　　　　　　　　　　　　　　　　　　（山口敏行）

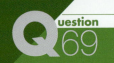

カルバペネム系薬とキノロン系薬耐性（いわゆる2剤耐性）の緑膿菌が患者の喀痰から検出されました．どのような対策が必要でしょうか

2剤耐性緑膿菌への対応は，3剤耐性であるMDRPの検出状況によって異なります．MDRPが多く検出されている施設ではMDRPほど厳重な接触予防策は必要ないと考えますが，MDRPがほとんど検出されていない施設ではMDRPに準じた接触予防策を行ってもよいでしょう．2剤耐性緑膿菌に対しては，患者が保有するリスクに応じた対策をとることが現実的です．

耐性菌が検出される意味

　一般的に耐性菌とは抗菌薬が効かない細菌のことなので，耐性菌が検出されたときにまず考えることは治療薬をどのように選択するかということであろう．ところが，数多く存在する耐性菌のなかで，治療薬が本当に存在しない耐性菌というのはごくまれであり，ほとんどは何らかの抗菌薬が有効である．さらに，個々の症例で抗菌薬治療を必要とする病態かどうかを判断した際，耐性菌が検出された症例のうち約90％は定着[1]であることを考えると，耐性菌が検出されることと抗菌薬治療に難渋が予想されることは同義ではない．つまり，耐性菌の検出が意味することは，抗菌薬選択ではない別のことである．

マーカーとしての耐性菌

　現代の医療環境においては，さまざまな要因による易感染性宿主の増加に伴い，院内では抗菌薬投与を行っている患者が多く存在する．抗菌薬を使用することにより一定の割合で耐性菌が選択され，接触予防策を行わない限りそれは自然に拡散するものである．特に広域抗菌薬を使っている患者では耐性菌が選択されやすいため，医療現場では耐性菌が普通に存在すると思ったほうがよい．耐性菌が検出されるのは，広域抗菌薬を使っている患者と，その周囲環境にいる患者である．

　こうした現状では，「耐性菌とは目に見えない細菌の動きが見えるようになったマーカーである」ととらえるほうが有用ではないだろうか．何らかの理由で耐性機構をもつようになった耐性菌は，数多く存在する感性菌に比べて"目立つ"ため，検出されることにより他の細菌から浮かび上がって見える効果をもつ．さらに，特定の耐性菌の数と広がりを把握することは，院内における細菌の動きを可視化しているといえる．したがって，特定の耐性菌をマーカーに接触予防策の評価を行うことが可能になっている．耐性菌自体を恐れるのではなく，耐性菌が広がるような行為を行っていないか確認する材料と認識すべきである．

耐性緑膿菌の関係

　緑膿菌は抗菌薬に対して自然耐性となりやすいため，抗緑膿菌作用を有する抗菌薬は限られている．優れた抗緑膿菌作用を有する抗菌薬としてカルバペネム系薬，アミノグリコシド系薬，フルオロキノロン系（ニューキノロン系）薬があげられるが，近年増加が懸念され話題となっている多剤耐性緑膿菌（multidrug-resistant *Pseudomonas*

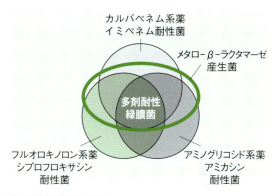

❶ 耐性緑膿菌の関係

aeruginosa：MDRP）には大きく2種類あり，一つはカルバペネム系薬を分解する酵素を有するメタロ-β-ラクタマーゼ産生緑膿菌，もう一つはカルバペネム系薬，アミノグリコシド系薬，フルオロキノロン系薬の3系統の薬剤すべてに高度耐性を示す MDRP である[1]（❶）．

今回問題となっている2剤耐性緑膿菌は3剤耐性である MDRP ほどの多剤耐性は示していないが，カルバペネム系薬耐性であることからメタロ-β-ラクタマーゼ産生菌である可能性がある．メタロ-β-ラクタマーゼは，その遺伝子が伝達性のプラスミドを介して他の菌株に伝播しうるため，一般論としては接触予防策をとることが望ましいが，現実的には MDRP の検出数と比較して考えたほうがよい．耐性菌をマーカーとしてとらえた場合，MDRP が一定数検出されている施設においては MDRP のみを，MDRP がほとんど検出されない施設においては2剤耐性緑膿菌を MDRP に準じた存在とみなして接触予防策の評価に活用するとよい．

2剤耐性緑膿菌への当院の対策

当院における具体的な対策を紹介する．当院では MDRP の新規検出は年間5件以下なので，MDRP を接触予防策評価のマーカーとして用いることはできない．したがって，2剤耐性緑膿菌が検出された際は MDRP に準じた対策をとるが，MDRP ほど厳密に行ってはいない．MDRP 対策は **Q68** を参照いただきたいが，相違点は以下の通りである．

①同室の患者に対する保菌は調べていない．
②喀痰や尿から検出された際には喀痰吸引や蓄尿・尿道留置カテーテルなどの処置を行っているか否かを確認する．処置を行っている場合は病棟で同様の処置を行っている患者の保菌を調べるが，処置を行っていない場合は標準予防策のみとする．
③耐性菌を伝播させるリスクが高いと判断される場合を除き，原則的に個室管理は行わない．

（山口敏行）

再確認！ MDRPの耐性機構

MDRP の主な耐性機構として，メタロ-β-ラクタマーゼ産生のほか，薬剤排出系ポンプである MexAB-OprM の亢進や薬剤流入系の OprD 欠損などが明らかとなっている．このなかでメタロ-β-ラクタマーゼは抗緑膿菌効果が強いカルバペネム系薬さえも分解する酵素として注目されており，カルバペネム系薬の使用頻度の多い日本において多く検出されている．メタロ-β-ラクタマーゼを産生する菌はグラム陰性菌に広く分布するが，緑膿菌から検出される頻度が最も高い[2]．

（山口敏行）

Question 70

入院患者の尿からVREが検出されました．特に下痢はしていないので，標準予防策の対応だけでもいいでしょうか．また，ほかの患者のスクリーニングが必要であれば，その方法も教えてください

腸球菌はすでに多くの抗菌薬に自然耐性であるため，VREは多剤耐性菌として扱います．日本におけるVREの分離率は低く，保菌者であっても積極的な隔離対策が必要です．VREに感染しても多くの場合は無症状（保菌者）であるため，感染症を発症した一人から検出された時点でアウトブレイク発生ととらえ，周囲のスクリーニングを実施します．

VRE

●伝播経路

バンコマイシン耐性腸球菌（vancomycin-resistant enterococcus：VRE）は腸管内に存在し，便とともに排泄されている．元来病原性は低く，無症状で経過し通常の便培養では検出されないため，保菌状態に気づかれにくい．そのため，環境清掃や手指衛生が不十分な状況下では，患者自身の手や医療従事者の手技により容易に伝播していく（糞口感染）．高齢者や易感染患者において，尿路感染症，胆道感染症，菌血症，手術部位感染症などを発症してはじめて，VRE保菌者であることが判明する場合が多い．

●分類

VREにはvan遺伝子タイプによりVanA，VanB，VanC，VanD，VanE，VanG，VanL，VanM，VanNの9つの表現型があり，なかでも耐性度が高くかつ伝播力が強いため感染対策上問題となるのがVanA型，VanB型である．van遺伝子の受け渡しがメチシリン耐性黄色ブドウ球菌（MRSA）に起こった場合にはバンコマイシン耐性黄色ブドウ球菌（VRSA）が発生する可能性がある．

●分離率と報告率

厚生労働省院内感染対策サーベイランス事業（JANIS）の2014年の公開情報[1]では，VREの分離率/報告医療機関割合は0.02%/8.8%と，MRSAの6.93%/100%，多剤耐性緑膿菌（MDRP）の0.09%/44.1%と比べ非常に低い．近年，報告が増加傾向にあるとはいえ，まだ日本でのVREの分離率はまれであり，MRSAのようなまん延を防がなければならない耐性菌といえる．

VREに対する感染対策

基本は「標準予防策＋接触予防策」であるが，VREはまん延を防ぐべき耐性菌であるため，保菌であっても積極的に隔離対策を実施する．具体的には，個室またはコホート隔離を行い，トイレは専用化する．浴室もできるだけ専用化する．シャワーは絶えず洗い流しているため，汚染物が停留せず共用しても伝播リスクは低い．医療機器や看護用具などもできる限り専用化し，専用化ができない場合は，使用後に洗浄消毒または消毒薬含有の洗浄クロスなどを使用して清掃する．

患者や汚染環境に接触する可能性があれば，医療従事者や介護者は手袋およびビニールエプロンを使用する．おむつ交換時には長袖のガウンを使用する．患者の清潔保持を行い，患者の周辺環境は消毒薬含有の洗浄剤を使用し頻回に清掃する．医療従事者もできるだけ専任とし，兼任する場合は易感染患者やMRSA保菌者を受け持つことは

❶ VREスクリーニング対象者の例
①同じ病棟に現在入院中の患者全員
②VRE陽性者と同室だったが転棟して他病棟に現在入院中の患者（①，②は同時に実施する）
③①，②の対象者から新たなVRE陽性者が確認された場合は，より対象範囲を広げてスクリーニングを追加する
④場合により，全病棟患者の一斉スクリーニングも検討する

避ける．

VREスクリーニング

● VREスクリーニングの意義

　VREを保菌しても無症状のため，発症者が一人出た時点で周囲に保菌者がいる可能性が高い．VRE保菌者の状況を正確に把握しなければ，感染は見えないまま拡大していく．感染対策の効果を高めるためにも，院内伝播の有無を確認するスクリーニングを直ちに実施する．スクリーニングの実施時期が遅れれば遅れるほど感染は拡大し，感染対策も長期化していく．また，患者のスクリーニングを実施する前にスクリーニング実施部署の入院制限を行い，スクリーニング対象者の増加を抑え，新たな陽性者のための個室確保を図る．

　VREスクリーニングの対象者を❶にあげる．

● 環境スクリーニング

　VREは伝播力が強く，環境にも1週間程度生息できる．効果的な感染対策を立案するためには，汚染された環境を特定する必要があり，陽性者から直接または間接的に汚染を受けたと考えられる環境をスクリーニングする．VREは便や尿から排出されているため，洋式トイレやトイレのドアノブ，汚物室，おむつ交換車，廊下の手すりなどを重点的に行う．また，過去に消化管の内視鏡カメラから検出された事例があり，VRE陽性者が検査や処置などで利用した器具や場所にも環境スクリーニングを実施するとよい．

● スクリーニング検査の方法

　スクリーニングを実施する前に，新規入院患者の入院制限を行い，感染患者の増加を避ける措置を講じる．患者スクリーニングは，尿や便の採取または直腸粘膜を直接スワブでぬぐう方法がある．できるだけ早く伝播状況を確認するためには，排泄のタイミングを考慮する必要のない直腸スワブでのスクリーニングが有効で，同じスワブで直接VRE選択培地に塗布することができるため検査技師の手間も少ない．検査実施においては，患者へのインフォームドコンセントが必須である．検査は外部検査会社に委託してもよい．

　環境スクリーニングは，生理食塩水で湿らせたスワブで環境表面を何度かぬぐう．採取場所のリストや写真を準備し，陽性結果が判明した場合には汚染場所がすぐに特定できるようにする．

〈柴原美也子，佐藤厚夫〉

再確認！ VRE選択培地にコロニーを確認したときの対応

　VRE選択培地にコロニーの発育がみられた場合，同定できるまではそこから2日前後かかるため，その間に水平感染が拡大する可能性がある．そのため，グラム染色でグラム陽性球菌と確認した場合はVREの可能性が高いものと考え，該当患者を隔離のうえVRE陽性者に準じた感染対策を開始するとよい．しかし，VREではない可能性もあるため，VRE陽性者とは物品やトイレが交差しないように気をつける必要がある．

　VRE陽性者が多数検出され，経路探索の一つとして職員のスクリーニングを実施する場合は，陽性となった職員の業務制限について十分検討し，職員に説明を行ったうえで実施する．

〈柴原美也子，佐藤厚夫〉

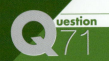

尿，便からVREが検出された患者に対して，予防策の解除の基準はありますか

明確な解除基準はありませんが，3回程度連続してVREが検出されないことを確認したうえで，接触予防策や隔離対策を解除してもよいでしょう．ただし，3回連続陰性となっても，菌量が検査感度以下のため検出されない場合があります．一度陽性となった患者は特別に監視して，予防策を解除した後も定期的なスクリーニング検査を行う必要があります．

VRE対策の解除基準

バンコマイシン耐性腸球菌（vancomycin-resistant enterococcus：VRE）は腸管内や便中に保菌されるため，直腸スワブや便検体でスクリーニングを行う．VRE陽性者に対するフォローの検査で1回陰性であっても，検出感度以下の菌量でVRE保菌が続いている可能性があり，少なくとも3回程度連続して陰性を確認した場合に「VRE陰性化」として隔離対策を解除する．また，尿からVREを検出した患者で，尿からの検出がなくなった場合でも，直腸スワブもしくは便の検査でVRE陰性であることを確認するまでは対策を解除しない．

VREの陰性化とは

VRE保菌者は，抗菌薬の投与下で腸球菌が突然変異によってバンコマイシン耐性を獲得してVREが発生したのではなく，他のVRE陽性者から何らかの経路で水平感染しVREを保菌する場合が多い．VREを保菌していても腸内環境が良好で正常な腸球菌が多く存在していれば，VREが検出感度以下の菌量にとどまり，また自然淘汰されることもある．しかし，抗菌薬の使用や絶食，消化器系の疾患などで腸内細菌叢が乱れ，正常な腸球菌が減少すると菌交代現象の結果VREが増殖して検出感度以上となる．VREを保菌しているだけの場合は，抗菌薬での治療は行わず，自然経過でVREが陰性化するのを待つ．陰性化を促すためには不要な抗菌薬の使用中止やde-escalationの実施など，抗菌薬適正使用が重要となる．そのほか，正常な腸内環境に戻すために整腸薬や食事の開始などを検討する．

● VRE陰性化確認の時期

VREが尿路感染症や菌血症などの感染症の起因菌となっている場合は，有効な抗菌薬治療を行い，抗菌薬の有効性を評価する．VREが検出されなくなっても便中にはまだ保菌していることが多いため，VREの陰性化確認は便や直腸スワブでの検査結果で判断する．陽性者に対するフォローの検査は2週間程度の間隔で行う．VREの保菌は治療を行わず，腸内環境の改善による自然淘汰を待つ状況のため，すぐには陰性になりにくい．特に腸内細菌叢が乱れている状況があれば，抗菌薬の中止後や食事を開始した後に検査を行うことも検討する．陰性となりにくい状況で検査を繰り返すことは，患者の精神的および身体的負担を増強させる．陽性者が多数いる場合は，検査にかかるマンパワーやコスト面も考慮し，施設ごとに検査の基準を設定する．1回目の陰性を確認した後は，

3日以上あけた間隔で検査を繰り返す．

● VRE 再陽性化

VRE「陰性」は菌量が検査感度以下のため検出されないだけのこともあり，3回連続陰性を確認した後でも，抗菌薬の使用や絶食などで腸内細菌叢が乱れると，再度VREが「陽性」となることがある．このため，感染対策を解除した患者でも入院中は少なくとも2週間に1回程度，抗菌薬を使用している場合は1週間に1回の頻度でVRE検査を行い，再陽性化を早期に発見するよう努める．

患者への対応

● VRE 陽性歴のある患者の再入院時の対応

患者が入院治療を必要とする場合，体調不良で食事が摂取できない，外来で抗菌薬治療を受けているなど，腸内細菌叢が乱れVRE再陽性となっている可能性が高い．そのため，入院時のVRE検査の結果が陰性と確認されるまで，陽性者に準じた隔離対策を行う．しかしこの場合は，VRE陽性者とのコホートは行わないようにする．定時入院であれば，入院1～2週間前にVRE検査を行うことで，不要な隔離対策を避けられる．

● 陰性化が確認できず退院した患者の対応

入院中に3回連続陰性が確認できず退院した患者は，外来通院の機会に合わせてフォローの検査を行う．退院した患者は，治療などで腸内環境に及ぼすリスクが少ないため，陰性化の促進が期待できる．フォローの検査で1回でも陰性結果を得ていれば，再入院に際して隔離対策を必要とする期間を短縮できる可能性があり，特にVRE陽性者が多い場合に個室の調整が容易となる．

〈柴原美也子，佐藤厚夫〉

再確認！ 早期発見のための継続したVREスクリーニングの実施

VRE陽性者が発見された時点で，過去のどの時点からVRE保菌者が入院していたかを推定することは容易でない．過去に自施設の入院歴がある患者に対しVREの水平感染を受けた可能性が高いと推測することは可能だが，転院などによる地域での伝播をすべて把握することは困難である．VRE陽性者を確認した施設は，地域での伝播が少なからず存在すると想定したうえで，VRE陽性者をできるだけ早期に発見し，自施設での2回目のアウトブレイクを防ぐことが重要となる．

効果的なVREスクリーニングの例を以下にあげる．

・特殊抗菌薬連続（5日以上）使用患者のスクリーニング
・定期的な全病棟スクリーニング
・VRE陽性歴のある入院患者の定期的継続スクリーニング
・VRE保菌ハイリスク患者（既応者を含む）の入院時スクリーニング
・VRE陽性者入院病棟の定期的スクリーニング
・便検体提出時の受動的スクリーニング

〈柴原美也子，佐藤厚夫〉

Question 72

人工呼吸管理中の患者からMDRABが検出されました．今後の感染対策はどうしたらいいでしょうか．ほかの患者を調べる際には，どの検体を調べればいいでしょうか

A MDRABが検出されたら，接触予防策を実施し，できるだけ個室管理とします．患者に使用する器材や器具は専用とし，共有する機器は熱水洗浄か清拭消毒を行います．ほかの患者の保菌調査のため，鼻咽頭，腋窩または鼠径の皮膚，直腸，創部，気管吸引物，カテーテル尿の培養を患者のリスクに合わせて実施する必要があります．

MDRAB検出後の感染対策

患者にかかわるすべての人が標準予防策と接触予防策を実施する．

●個室隔離

患者を個室に移すか，個室がない場合は多剤耐性アシネトバクター・バウマニ（multiple drug-regisitant *Acinetobacter baumannii*：MDRAB）保菌者とコホーティング（集団隔離）する．いずれも困難な場合は，MDRABに感染するリスクが少ない患者として，創傷や褥瘡がない，人工呼吸器など侵襲的な器具を使用していない，免疫不全がない，ADLが自立している患者の病室に配置する[1]．

●接触予防

患者が検査やリハビリテーションなどで出床する場合は，出床先と事前に打ち合わせを行い，接触予防策と使用後の環境消毒の準備を行う（❶）．患者や家族に説明し，手指衛生の協力と職員がエプロンやガウンを使用することの同意を得る．職員の手指衛生のタイミング（患者接触前，清潔操作前，体液曝露のリスク後，患者接触後，患者周囲の環境に触れた後）と手技を確認する．病棟内の医師や看護師，助手だけでなく，X線撮影を行う放射線技師や呼吸器の確認を行う臨床工学技士，往診医，理学療法士，事務員，清掃員などを対象に，業務に合わせた手指衛生のタイミングを確認し，可能であれば手指衛生や接触予防策の遵守率を確認する．リマインダーとして，個人防護具の着脱の手順や手指衛生のタイミングを掲示する．

●環境清掃

アシネトバクター属は乾燥した環境でも5か月間生存が可能であり，清掃しやすい環境を整えることが大切である．病室に入るときは個人の所持品（腕時計，手帳，筆記用具，はさみ，PHS，スマートフォンなど）は持ち込まない．吸引や接触予防策に必要な衛生材料は1日に必要な量とし，在庫を増やさない．不必要な物は直ちに片づける．床面や排水口から検出された事例もあるた

❶ MDRAB保菌者が出床する際の準備

病棟の準備	・患者の手指消毒指導 ・挿管チューブのカフ上や口腔内の吸引 ・排泄を済ませる，尿道留置カテーテルバッグを空にする ・創部があれば被覆する ・病衣や寝具は清潔なものに交換する ・患者用のバッグバルブマスクを持参する
出床先の準備	・環境清掃の時間を確保する（混雑する時間帯を避ける） ・個人防護具の着脱方法と廃棄物の管理方法を確認する ・手指衛生のタイミングを確認する

め，不用意に床に物を置かず，床に落ちたものを消毒せず使用しない．その他，カーテン，換気扇，吸引装置，マットレス，手洗いシンク，ポータブル放射線撮影装置などは，かなりの長期間，菌の定着が認められる[2]ため，使用後の清拭消毒や手洗いシンクや手指の高頻度接触部位の清掃回数を増やすことを検討する．

清掃チェックリストを掲示し，清掃員が行う清掃場所と医療スタッフが行う清掃場所（呼吸器のタッチパネル，輸液ポンプなど）を明確にし，実施記録をとることで清掃の漏れを予防する．

耐熱器具は熱水洗浄機で洗浄消毒する．環境表面の消毒にはアルコール，界面活性剤，塩化ベンザルコニウム，次亜塩素酸ナトリウムを用いる．

保菌調査

●対象者

ICUや救命センターでは，同時期の入院患者の保菌調査を行う．一般病棟では，同室者と呼吸器を使用する患者や吸引や口腔ケアの介助が必要な患者，長期入院患者を優先して調査する．MDRAB陽性者と入院期間が重なり，すでに転院や病棟を移った患者の保菌調査も必要である．

●方法

検査室と相談し，MDRAB選択分離培地の準備や検査材料の選定を行う．呼吸器使用患者から検出されているため，気管吸引物，カテーテル尿，褥瘡を含めた創部の培養は必要である．コストや検査部のマンパワーが必要であるが，アウトブレイク発生時や収束しない場合は，保菌者を見逃さないため，検査材料を増やすことを検討する．

Marchaimらは咽頭，鼻腔，皮膚（腋窩，鼠径），気管吸引物，直腸，創部の6か所から採取した場合でも検出感度は低かった（55％）とし，咽頭1か所では23％と非常に感度が低いとしている．また，最初の検出から20か月の長期保菌が認められたと報告している[3]．

環境培養

環境培養を実施する場合は，その目的（特定の環境や機器が伝播の要因と考えられ，消毒や単回使用を検討するためや，退院後の環境清掃や消毒の評価のためなど）を明確にして，採取場所や採取時期を検討する．環境から検査検体を採集する場合は，スワブ法よりも滅菌ガーゼパッドやスポンジを使用することでアシネトバクターの回収率が最大となる[1]．

当院でも滅菌スポンジを使用し検体採取を行い，消毒後のシャワーヘッドや流しからMDRABが検出された．シャワーヘッドは清拭から浸漬消毒に，流しは水分を拭き取った後に次亜塩素酸ナトリウムによる清拭に変更後，陰性化した．

おわりに

MDRABは長期間の保菌となり，患者の個室管理も長期にわたることがある．個室管理による患者のストレスや疎外感がないよう，訪室し話をすることや気分転換が図れるよう工夫することは重要である．また，隔離予防策によりリハビリテーションやADLの拡大が妨げられないよう，診療計画と感染予防を両立するため，関係者とカンファレンスを行う必要がある．

薬剤耐性菌は医療者の手指や医療器具，環境を介して伝播するため，患者にかかわる人々が手指衛生と個人防護具の使用，環境消毒を適切に実施することで予防可能であり，患者に不利益が生じないよう感染対策を進めることが大切である．

（中根香織）

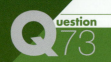

尿からESBL産生菌が検出された患者は，無症状でも個室隔離での対応が必要でしょうか

尿からESBL産生菌が検出された患者に個室隔離の対応をするか否かについては，おむつの使用や尿カテーテル挿入など，排泄状況による伝播リスクを考慮して決めます．

感染症と保菌

病原微生物（病原体）を保有しているが感染症症状を呈していない場合を保菌という．多剤耐性菌管理のためのCDC (Centers for Disease Control and Prevention) ガイドライン2006では，「対象となる多剤耐性菌を保菌または感染しているすべての患者に，日常的に接触予防策を実施する（勧告カテゴリー：IA）」[1]とあり，感染症と保菌での感染対策実施の区別はされていない．

個室隔離の有効性

患者の配置については，隔離予防策のためのCDCガイドライン2007では，「患者の収容について決定する際は，感染性病原体の伝播の可能性を考慮すること．他者への伝播のリスクをもたらす患者は，できれば個室に収容すること（勧告カテゴリー：IB）」[2]と書かれている．また，医療環境における多剤耐性菌管理のためのCDCガイドライン2006では，患者の配置について，「個室が利用できる場合は，多剤耐性菌の保菌または感染が判明しているか疑われる患者に，それらの病室を優先的に割り当てる．伝播を促進するかもしれない状況のある患者は最優先とする（勧告カテゴリー：IB）」[1]と書かれている．

多剤耐性アシネトバクター，多剤耐性緑膿菌，バンコマイシン耐性腸球菌などの疫学的に重要な多剤耐性菌は個室隔離を必須としていても，基質特異性拡張型 β-ラクタマーゼ（extended spctrum β-lactamase：ESBL）産生菌については個室隔離するか否か明確な基準はなく，それぞれの施設で取り決めをしていることが多い．個室の数が少なく，重症患者へ優先的に個室を使用するなど，個室隔離をしたくても現実的にできない施設も多いのではないだろうか．また，個室隔離をした場合の解除基準についても，施設によって異なっているのが現状である．

多床室では，患者の処置中に別の同室患者から呼ばれ急いで対応することがあるなど，患者間の手指衛生が徹底できないことがあるが，個室では，入退室時の手指衛生を行う機会が増えるという利点がある．手指衛生をはじめとする基本的な感染対策が徹底できなければ，たとえ個室であっても医療者の手指によって微生物が伝播する．すなわち，個室隔離を行うだけでは伝播防止にはつながらないので，個室隔離の有無に限らず，感染対策を実践することが重要である．

感染対策

　ESBL産生菌の伝播経路は接触感染である．接触感染とは，体位変換や入浴介助などによる患者との直接接触や，汚染された医療器具を介した間接接触によって起こる感染である．おむつ交換の場面を例にあげると，医療者が手袋をせずに一人目の患者のおむつ交換を行い，尿に触れた手を手指衛生せずに，続けて二人目の患者のおむつ交換をした際に，尿に含まれる微生物が医療者の手指によって運ばれて患者から患者へ伝播すること，これが直接接触である．また，一人目のおむつ交換の際に使用した陰部洗浄ボトルを適切に洗浄・消毒せずに，二人目の患者に続けて使用した際に，陰部洗浄ボトルに付着した微生物が一人目の患者から二人目の患者へ伝播すること，これが間接接触である．接触感染による伝播を防止するには，手指衛生の遵守と使用した医療器具の適切な管理がポイントとなる．

　ESBL産生菌は，ESBL産生遺伝子がプラスミド上にあるため，菌種間に伝播するという特徴がある．患者間の伝播だけでなく，一人の患者に対して「一行為一手指衛生」を実施して患者内の伝播防止に努めることが重要である．感染対策がしっかり実践されていることが確認できれば，必ずしも個室隔離が必要ではないと考える．

●おむつ使用患者の感染対策のポイント

- おむつ交換前に手指衛生を行い，ディスポーザブル手袋とエプロンを着用する．
- 新しいおむつに触れる前に手袋交換と手指衛生を行う．
- 汚れたおむつはビニール袋などに密封して廃棄物容器へすぐに廃棄する．
- 2人で行うときは，汚れたおむつに触れたり陰部洗浄を行う不潔操作と，新しいおむつをあてる清潔操作の二者に作業を分担する．
- 1患者ごとにディスポーザブル手袋とエプロンを外し，石けんと流水による手洗いを行う．
- 陰部洗浄ボトルは1患者ごとに交換し，適切に洗浄・消毒・乾燥させる．
- おむつ交換用カートは，清潔な物品と汚れたおむつを置く場所を分け，使用後は手で触れた場所を清拭する．

●尿カテーテル挿入患者の感染対策のポイント

- ディスポーザブル手袋とエプロンを着用し，1患者の尿回収ごとに交換する．
- 尿の廃棄物容器は1患者ごとに交換し，適切に洗浄・消毒・乾燥させる．
- 尿バッグの排液口を廃棄物容器に接触させない．

〈佐藤香理奈〉

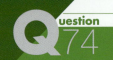

ESBL産生菌による感染症治療では，カルバペネム系薬が第一選択として推奨されていますが，ほかの薬剤を使用してはいけないのでしょうか

血流感染症などの重症感染例では，カルバペネム系薬が推奨されますが，薬剤感受性検査で感性と判定される薬剤はほかにも存在します．軽症〜中等症例においては，カルバペネム系薬以外の薬剤も選択肢に入れてよいでしょう．ただし，十分なエビデンスがないため慎重に使用します．

ESBL産生菌の種類

　基質特異性拡張型β-ラクタマーゼ（extended-spectrum β-lactamase：ESBL）を産生するのは大腸菌（*Escherichia coli*），クレブシエラ（*Klebsiella*）属菌，プロテウス（*Proteus*）属菌，エンテロバクター（*Enterobacter*）属菌，シトロバクター（*Citrobacter*）属菌などの腸内細菌科細菌であり，米国臨床検査標準委員会（Clinical and Laboratory Standards Institute：CLSI）が検査対象としてあげているのは大腸菌，クレブシエラ属菌，プロテウス・ミラビリス（*P. mirabilis*）である．日本においてはTEM型，SHV型，CTX-M型のESBLが検出されるが，なかでもCTX-M型が大部分を占める．

ESBL産生菌による感染症

　ESBLは主に腸内細菌科細菌が産生するため，尿路感染症などではESBL産生菌の関与を考える必要がある．近年では，健常者におけるESBL産生菌の保菌率が上がっているため，各地域，各施設におけるESBL産生菌の検出状況を把握することが望ましい．ESBL産生菌が臨床検体から分離された場合，ESBL産生菌が感染起因菌であるか否かを十分に検討したうえで，治療抗菌薬を選択すべきである．重症例においてはカルバペネム系薬が最も信頼できるが，軽症〜中等症例においては，カルバペネム系薬以外の抗菌薬でも効果は期待できる．

ESBL産生菌による感染症の治療 ①

　重症例においてはカルバペネム系薬の使用が望ましい．軽症〜中等症例においては，セフメタゾールやオキサセフェム系薬，ピペラシリン・タゾバクタムなどを選択肢に入れてもよいかもしれない．感染症の重症度と施設ごとの菌株の特徴を考慮し，適切な抗菌薬を選択すべきである．

●ペニシリン系薬およびセファロスポリン系薬

　ESBLは本来ペニシリン系薬のみを分解していたβ-ラクタマーゼのなかで第三世代，第四世代セファロスポリン（以下，セフェム系薬）も分解する能力を獲得した酵素である．ペニシリンをはじめ，セフトリアキソン，セフタジジム，セフポドキシム，セフェピムなどに耐性を示すため，基本的にはペニシリン系薬および第二世代，第三世代セフェム系薬は，ESBL産生菌感染症の治療薬として用いない．薬剤感受性検査では，セフタジジムや第四世代セフェム系薬に感性を示すCTX-M型ESBL産生菌を検出することがあるが，実際の

❶ 薬剤感受性検査で感性と判定されることのある主要抗菌薬

第三世代セフェム系	セフォタキシム，セフトリアキソン，セフポドキシム，セフタジジム
第四世代セフェム系	セフェピム
セファマイシン系	セフメタゾール
オキサセフェム系	フロモキセフ，ラタモキセフ
β-ラクタム系/β-ラクタマーゼ阻害薬	ピペラシリン・タゾバクタム
カルバペネム系	イミペネム，メロペネム
フルオロキノロン系	シプロフロキサシン
アミノグリコシド系	アミカシン

治療効果についてはカルバペネム系薬を使用したほうが治療に失敗しないという報告が多い．

● セファマイシン系薬

セフメタゾールは薬剤感受性検査において感性と判定されることが多く，カルバペネム系薬以外の治療薬として期待されている薬剤の一つである．セフォキシチンは血行動態から耐性誘導が危惧され，使用は推奨されない．フロモキセフやラタモキセフなどのオキサセフェム系薬もESBLに安定であり，カルバペネム系薬と同等の効果が得られるという報告もある．いずれもエビデンスが十分でなく使用は慎重に行うべきである．

● β-ラクタム系/β-ラクタマーゼ阻害薬

一般的に，第三世代セフェム系薬に耐性を示し，β-ラクタマーゼ阻害薬で阻害効果があるものをESBL産生菌と判定する．よって，薬剤感受性検査においてESBL産生菌はβ-ラクタム系/β-ラクタマーゼ阻害薬に感性を示すことが多い．治療効果が期待されるが，β-ラクタム系/β-ラクタマーゼ阻害薬もエビデンスが十分でなく，血行動態なども考慮すべきであり，使用は慎重に行うべきである．参考になる情報としては，日本において多く検出されるCTX-M型ESBLに対する阻害能は「タゾバクタム＞クラブラン酸＞スルバクタム」の順で高いことが知られている．このことから考えると，注射用β-ラクタム系/β-ラクタマーゼ阻害薬のなかでもピペラシリン・タゾバクタムが最も期待できる．

● カルバペネム系薬

カルバペネム系薬は，ESBL産生菌による重症感染症に対して選択されるべき薬剤と考えられている．重症感染例におけるカルバペネム系薬治療の優れた臨床効果と治療結果を示す複数の報告が存在する[1-3]．

● キノロン系薬

CTX-M型ESBL産生腸内細菌科細菌の中でフルオロキノロン耐性菌の割合が高くなってきており，問題となっている．感受性が良好であることを確認できた場合は選択肢の一つである．

● アミノグリコシド系薬

ESBLをコードする遺伝子はプラスミド上に位置しており，β-ラクタム系以外の薬剤に対する耐性遺伝子を併せもつことも少なくない．アミノグリコシド系薬耐性菌も多く検出される．

（山口哲央）

Question 75

カルバペネム系薬が効かない腸内細菌とはどのようなものでしょうか

Answer メロペネムやイミペネムなどのカルバペネム系抗菌薬に耐性となった腸内細菌科細菌で，CREと呼びます．CREはさまざまな酵素を産生する株が多く，KPCやメタロ-β-ラクタマーゼを産生し，ほぼすべてのβ-ラクタム系抗菌薬を加水分解します．

CREは5類感染症

　カルバペネム耐性腸内細菌科細菌（carbapenem-resistant Enterobacteriaceae：CRE）による感染症は，2014（平成26）年9月19日から5類感染症全数把握疾患に加えられた．届け出の検査所見を❶に示す．カルバペネム系抗菌薬のブレイクポイントとして，CLSI（Clinical and Laboratory Standards Institute）のM100-S19以前の判定基準ではMIC（最小発育阻止濃度）値4 g/mL以下が感性である．そのため，旧基準を用いて検査している施設では追加検査が必要な可能性がある．CREを見逃さないためにも，微生物検査室ではCLSI M100-S20以降の判定基準を用いて検査し，早急に報告する必要がある．

❶ 届け出に必要な検査所見

①メロペネムのMIC値が≧2 μg/mL.
　感受性ディスク法（KB）の阻止円の直径が≦22 mm
②イミペネムのMIC値が≧2 μg/mL.
　感受性ディスク法（KB）の阻止円の直径が≦22 mm
③セフメタゾールのMIC値が≧64 μg/mL.
　感受性ディスク法（KB）の阻止円直径が≦12 mm

①を満たす．または②と③のいずれも満たす場合
MIC：最小発育阻止濃度，KB：Kirby-Bauer法

KPC型β-ラクタマーゼ

　KPC（*Klebsiella pneumoniae* carbapenemase）は，カルバペネム系抗菌薬を加水分解するカルバペネマーゼで，広域セフェム系薬やアズトレオナム（AZT）などすべてのβ-ラクタム系抗菌薬に耐性を示す．米国では2000年以降急速に増加し，各地でアウトブレイクを引き起こしている．また，ギリシャやイスラエルの医療施設でもKPC産生株が検出され，問題となっている．日本での検出状況は7例（2013年7月現在）[1]で，多くが米国やインドに渡航歴のある患者から検出されている．

　KPCは基質特異性拡張型β-ラクタマーゼ（ESBL）と同様Ambler分類のクラスAに属するが，カルバペネム系抗菌薬とβ-ラクタマーゼ阻害薬（クラブラン酸など）を加水分解する点が異なる．最初はクレブシエラ・ニューモニエ（*K. pneumoniae*，肺炎桿菌）で検出されたが，その後，各種腸内細菌科でもKPC産生株が検出されている．感受性を示す抗菌薬は，現在チゲサイクリンとコリスチンである．アミノグリコシド系抗菌薬は感受性の株も存在する．

　カルバペネム系抗菌薬に耐性の肺炎桿菌または大腸菌を分離した際には，KPCを含むカルバペ

ネマーゼの産生を疑う必要がある．検査方法はCLSIが推奨している改良Hodgeテストにより検査する．KPC産生肺炎桿菌では陽性となるが，その他の腸内細菌では偽陽性や偽陰性となることがあるので，最終的には遺伝子検査等で精査する必要がある[2]．

NDM-1

NDM-1（ニューデリー・メタロ-β-ラクタマーゼ-1）は，活性中心に亜鉛を有し，Ambler分類のクラスBに属するメタロ-β-ラクタマーゼで，カルバペネム系抗菌薬を加水分解する．β-ラクタム系抗菌薬以外にも，アミノグリコシドやニューキノロン系抗菌薬などにも耐性を示し，多剤耐性の傾向を示す．2009年に初めてその存在が報告されて以来，急速に伝播している．日本での最初の症例は，インドで医療行為を受けた54歳男性例である[3]．2009年3月にニューデリーの病院に入院し，帰国後，血液培養からカルバペネム耐性の大腸菌が検出された．日本ではNDM-1同様，クラスBに属するIMP型メタロ-β-ラクタマーゼが多く，NDM-1の検出状況は7例（2013年7月現在）[1]と少ない．

NDM-1の耐性遺伝子はプラスミド上に存在する．また，大腸菌や肺炎桿菌で多く検出されていることから，菌種間を超えてサルモネラ（*Salmonella*）や赤痢菌属（*Shigella*）への伝播が危惧されている．KPC同様，感受性を示す抗菌薬は現在チゲサイクリンとコリスチンである．

カルバペネム耐性の腸内細菌が検出された場合には，NDM-1を疑い，SMA（メルカプト酢酸ナトリウム）法や遺伝子検査でIMP型メタロ-β-ラクタマーゼを調べる．SMA法が陽性でIMP型陰性の場合はNDM-1を疑い，遺伝子検査などで精査する必要がある．NDM-1は2009年の報告以降世界中で検出されており，今後国内に持ち込まれる可能性もあるため注意する必要がある．

まだある耐性菌―OXA-48型カルバペネマーゼ

OXA-48型カルバペネマーゼは，ヨーロッパを中心に拡大しており，Ambler分類のクラスDに属するβ-ラクタマーゼである．カルバペネム系抗菌薬に加え，ニューキノロン系やアミノグリコシド系抗菌薬にも耐性を示す．カルバペネム系抗菌薬に対する分解活性は低いか中程度で，広域スペクトラムセフェム系薬に対する分解活性はほとんどみられない．日本での報告は3例（2013年7月現在）[1]とまれな耐性菌である．

OXA-48型カルバペネマーゼでは広域スペクトラムセフェム系薬に感性であるため，日常検査での検出は困難と考えられるが，タゾバクタム・ピペラシリン耐性かつ改良Hodgeテスト陽性が検出の指標として有用であるとの報告がある[4]．

（渡辺典之）

Question 76

カルバペネム系薬耐性の肺炎桿菌が患者の尿から検出されました．無症状なので，標準予防策での対応でいいでしょうか

一般に尿から薬剤耐性菌が検出された場合，定着であっても周囲の環境を汚染しそうな症例（尿路カテーテル留置，おむつなどで尿失禁状態など）では，標準予防策に接触予防策を付加する必要があります．薬剤耐性菌の明確な定義はありませんが，本事例もその対象になるでしょう．ただし，現在日本で検出されるカルバペネム系薬耐性肺炎桿菌の多くは，欧米で問題化しているような多剤耐性菌ではないと思われます．

腸内細菌科細菌の薬剤耐性化

腸内細菌科細菌は，正常な人の腸内に常在する細菌で，芽胞を形成しない通性嫌気性（通性）のグラム陰性桿菌であるといった共通の特徴を有する一連の菌群である．大腸菌（*Escherichia coli*）が代表的な菌種であるが，ほかにクレブシエラ・ニューモニエ（*Klebsiella pneumoniae*，肺炎桿菌），肺炎桿菌の仲間であるクレブシエラ・オキシトカ（*K. oxytoca*），点滴の汚染で問題となることがあるセラチア（*Serratia*）属，さらにエンテロバクター（*Enterobacter*）属，シトロバクター（*Citrobacter*）属，プロテウス（*Proteus*）属などが含まれる．また，病原性が強いことで知られている赤痢菌（*Shigella*）や，食中毒やチフスの原因になるサルモネラ（*Salmonella*）属も腸内細菌科細菌である．これらの腸内細菌科細菌に対しては，一般にβ-ラクタム系薬と呼ばれる抗菌薬が有効であるが，一部の菌はβ-ラクタム系薬を分解するβ-ラクタマーゼを産生することで薬剤耐性化する．近年，大腸菌をはじめ腸内細菌科細菌で，多くのβ-ラクタム系薬を分解する基質特異性拡張型β-ラクタマーゼ（extended-spectrum β-lactamase（ESBL）産生菌が増加している．カルバペネム系薬はβ-ラクタム系薬の一つであるが，ESBLに対しても有効な薬剤の一つで，その抗菌スペクトルの広さから薬剤耐性菌感染症や重症感染症に対して切り札的に用いられる．ところが，近年このカルバペネム系薬にも耐性を示す細菌が出現し，大きな問題になっている．腸内細菌科細菌ではないが，日本でも時に問題になることがある多剤耐性緑膿菌（multidrug-resistant *Pseudomonas aeruginosa*：MDRP）や多剤耐性アシネトバクター属（multiple drug-resistant *Acinetobacter*：MDRA）も，それらに含まれる．同様にカルバペネム耐性腸内細菌科細菌（carbapenem-resistant Enterobacteriaceae：CRE）も，欧米を中心に大きな問題になっている．

CREの感染事例

CREは，IMP型，VIM型，NDM型などのメタロ-β-ラクタマーゼ，それ以外にKPC型，OXA-48型など，さまざまなカルバペネムを分解するβ-ラクタマーゼを産生する菌である．2013年3月に，米国疾病予防管理センター（Centers for Disease Control and Prevention：CDC）が明らかにしたところによると，腸内細菌科細菌におけるCREの比率は，2011年時点で4.2%と10年前の1.2%から増え，特にクレブシエラ属では10.4%で，10年前の1.6%から約8倍の増加を示

した[1]．また，イタリア，ギリシャを中心にヨーロッパ諸国でも，CREによる医療関連感染の事例の増加が問題になっている[2]．これらの流行は，主にKPC型のβ-ラクタマーゼを産生するクレブシエラ属であるが，それとは別に2010年にインド，パキスタン，イギリスにおけるNDM-1型のβ-ラクタマーゼを産生する腸内細菌科細菌のまん延が報告されて話題になった[3]．この報告によると，インド，パキスタン，イギリスの3国で118例のNDM-1産生菌が検出され，多くは大腸菌（36例）と肺炎桿菌（111例）であったが，これらの菌はチゲサイクリンとコリスチンを除くほとんどの抗菌薬に耐性を示した．また，その後の報告で，インドの水たまりと水道水から，同様の菌が検出され，しかも赤痢菌やコレラ菌も含まれていたことがわかり，医療関係者に衝撃を与えた[4]．

一方，日本では，このような多剤耐性のCREの感染症例は，いくつかの集団感染事例を除いて，現状ではあまり大きな問題になっていない．しかし，上述のように国際的には分離頻度が急激に増加していることから，厚生労働省は2014年に，カルバペネム耐性腸内細菌科細菌感染症を5類感染症全数把握対象疾患にした．全数対象なので，届出基準（❶）に当てはまる菌による感染症例が発生した場合，すべての医療機関の医師は，発生後7日以内に保健所を通じて都道府県知事に届け出なくてはいけない．

（竹村　弘）

❶ カルバペネム耐性腸内細菌科細菌感染症の感染症法に基づく届出基準

1. 以下の（1）または（2）の条件を満たす腸内細菌科細菌が血液，腹水，胸水，髄液その他の通常無菌的であるべき検体から分離された場合
2. 以下の（1）または（2）の条件を満たす腸内細菌科細菌が喀痰，膿，尿その他の通常無菌的ではない検体から分離され，かつ分離菌が感染症の起因菌と判定された場合
   - （1）メロペネムのMIC値が2 μg/mL以上であること，またはメロペネムの感受性ディスクの阻止円の直径が22 mm以下であること
   - （2）次のいずれにも該当すること
     1）イミペネムのMIC値が2 μg/mL以上であること，またはイミペネムの感受性ディスクの阻止円の直径が22 mm以下であること
     2）セフメタゾールのMIC値が64 μg/mL以上であること，またはセフメタゾールの感受性ディスクの阻止円の直径が12 mm以下であること

MIC：最小発育阻止濃度

日本におけるカルバペネム耐性腸内細菌科細菌感染症

2014年9月19日からカルバペネム耐性腸内細菌科細菌感染症が，5類感染症全数把握対象疾患に指定された．今回の感染症法の基準で対象となる菌は，カルバペネム分解酵素産生菌に限らず，必ずしも欧米で問題になっているような多剤耐性のCREだけが対象にはならない．本文に書いたように，日本でKPC型やNDM型のβ-ラクタマーゼを産生する菌が検出されることはまれであるが，感染症法の届出基準を満たす菌は，しばしば検出される．

当院の過去3年間の臨床分離菌を調べたところ，感染症法の基準でメロペネム（MEPM）耐性の株はほとんどなかったが，イミペネム（IPM）のMIC値が≧2 μg/mL，セフメタゾールのMIC値が≧64 μg/mLを満たす菌は，毎年20〜40株ぐらい検出されていた．その約95％はエンテロバクター属で，そのほとんどがIPMのMIC値が2 μg/mLで，MEPMには感性であった．これらの菌は欧米で問題になっている多剤耐性のCREとは異なり，多くの菌はペニシリン系薬，第三世代セフェム系薬，ニューキノロン系薬に感性で，感染症例であっても治療に難渋することは少ないと思われる．

（竹村　弘）

参考文献

Q1

1) 医療法施行規則（昭和 23 年 11 月 5 日 厚生省令第 50 号）最終改正：平成 27 年 9 月 30 日 厚生労働省令第 151 号. http://law.e-gov.go.jp/htmldate/S23/S23F03601000050.html
2) 厚生労働省. 医療機関における院内感染対策について. 厚生労働省医政局地域医療計画課長通知. 医政地発 1219 第 1 号. 平成 26 年 12 月 19 日. http://wwwhourei.mhlw.go.jp/cgibin/t_docframe.cgi?MODE=tsuchi&DMODE=CONTENTS&SMODE=NORMAL&KEYWORD=&EFSNO=1213

Q3

- 日本環境感染学会多剤耐性菌感染制御委員会編. 多剤耐性アシネトバクター・バウマニ（multiple drug-resistant *Acinetobacter baumannii*）等を中心とした多剤耐性グラム陰性菌感染制御のためのポジションペーパー 第 1 版. 環境感染誌 2011；26 Suppl：S11-3.
- 日本医療機器学会. 医療現場における滅菌保証のガイドライン 2010. 2010. http://www.jsmi.gr.jp/guidelinenew010.pdf
- 吉原みき子. 部署別ラウンドターゲットと実践手順 1）一般病棟. 感染対策 ICT ジャーナル 2011；6：242-7.
- CDC. Guideline for Isolation Precautions：Preventing Transmission of Infectious Agents in Healthcare Settings. 2007.

Q4

1) サラヤ Hygiene Shop. 環境衛生について. http://shop.saraya.com/hygiene/category/kankyoeisei.html
2) 日本環境感染学会多剤耐性菌感染制御委員会編. 多剤耐性アシネトバクター・バウマニ（multiple drug-resistant *Acinetobacter baumannii*）等を中心とした多剤耐性グラム陰性菌感染制御のためのポジションペーパー 第 1 版. 環境感染誌 2011；26 Suppl：S11-3.
- 土佐理恵子ほか. 患者ベッドサイド周辺器材の処理・廃棄 DO NOT & エビデンス 20. インフェクションコントロール 2014；23：638-59.
- 満田年弘訳・著. 隔離予防策のための CDC ガイドライン—医療環境における感染性病原体の伝播予防 2007. 東京：ヴァンメディカル；2007.
- 国公立大学附属病院感染対策協議会編. 病院感染対策ガイドライン 改訂版. 東京：じほう；2012. p.20.
- 廣瀬千也子監. 感染管理 QUESTION BOX 1—洗浄・消毒・滅菌と病院環境の整備. 東京：中山書店；2005. p.2-7.

Q5

1) 厚生労働省. 医療機関における院内感染対策について. 厚生労働省医政局地域医療計画課長通知. 医政地発 1219 第 1 号. 平成 26 年 12 月 19 日. http://wwwhourei.mhlw.go.jp/cgibin/t_docframe.cgi?MODE=tsuchi&DMODE=CONTENTS&SMODE=NORMAL&KEYWORD=&EFSNO=1213
- Kumarasamy KK, et al. Emergence of a new antibiotic resistance mechanism in India, Pakistan, and the UK: a molecular, biological, and epidemiological study. Lancet Infect Dis 2010；10：597-602.

Q6

1) Society for Healthcare Epidemiology of America, et al. Policy Statement on antimicrobial stewardship by the Society for Healthcare Epidemiology of America (SHEA), the Infectious Diseases Society of America (IDSA), and the Pediatric Infectious Diseases Society (PIDS). Infect Control Hosp Epidemiol 2014；33：322-7.
2) Wagner B, et al. Antimicrobial stewardship programs in inpatient hospital settings：a systematic review. Infect Control Hosp Epidemiol 2014；35：1209-28.
3) 賀来満夫. 感染症治療において薬剤師に期待するもの. 薬学雑誌 2011；131：1403-5.
4) 日本化学療法学会抗菌薬 TDM ガイドライン作成委員会・日本 TDM 学会 TDM ガイドライン策定委員会—抗菌薬領域編. 抗菌薬 TDM ガイドライン. 日本化学療法学会；2012.
5) Polk RE, et al. Measurement of adult antibacterial drug use in 130 US hospitals：comparison of defined daily dose and days of therapy. Clin Infect Dis 2007；44：664-70.
6) WHO Collaborating Centre for Drug Statistics Methodology. ATC/DDD Index 2014. http://www.whocc.no/atc_ddd_index/
7) 私立医科大学病院感染対策協議会/薬剤師専門職部会編. 感染対策に携わる薬剤師のための ICT ラウンドガイド. 2014. http://www.idaikyo.or.jp/pdf/ict.pdf
8) 日本化学療法学会. 抗菌化学療法認定薬剤師制度について. http://www.chemotherapy.or.jp/qualification/pharmacist_about.html

9）日本病院薬剤師会．専門薬剤師制度，感染制御専門薬剤師部門．http://www.jshp.or.jp/senmon/senmon2.html
10）ICD制度協議会．http://www.icdjc.jp/

Q7

1) Vonberg RP, Gastmeier P. Nosocomial aspergillosis in outbreak settings. J Hosp Infect 2006；63：246-54.
2) Segal BH. Aspergillosis. N Engl J Med 2009；360：1870-84.
3) Pagano L, et al. Invasive Aspergillosis in patients with acute leukemia：update on morbidity and mortality—SEIFEM-C Report. Clin Infect Dis 2007；44：1524-5.
4) American Society for Healthcare Engineering. Infection Control Risk Assessment Matrix of Precautions for Construction & Renovation. http://www.ashe.org/resources/tools.shtml

Q8

1）環境省大臣官房 廃棄物・リサイクル対策部．廃棄物処理法に基づく感染性廃棄物処理マニュアル．2012．

Q9

1）笹原鉄平ほか．病院タオルの*Bacillus cereus*汚染を測定する方法の比較検討．環境感染誌 2009；24：312-8．
・ 矢野晴美．感染症まるごとこの一冊．東京：南山堂；2011．p.66-9．

Q10

1）厚生労働省．単回使用医療機器（医療用具）の取り扱い等の再周知について．医政発0619第2号．厚生労働省医政局長通知．2014．http://www.mhlw.go.jp/file/05-Shingikai-11121000-Iyakushokuhinkyoku-Soumuka/0000053027.pdf
2）厚生労働省．単回使用医療用具に関する取り扱いについて．医政発第0209003号．厚生労働省医政局長通知．2004．
3）厚生労働省．医療機器に係る安全管理のための体制確保に係る運用上の留意点について．医政指発第0330001号・医政研発第0330018号．厚生労働省医政局指導課長・研究開発振興課長連名通知．2007．
4）小林寛伊ほか．シングルユース（単回使用）器材の再滅菌使用に関する課題—第5回の調査に基づいて．医療機器学 2014；84：420-36．
5）厚生労働省．医療機器の添付文書の記載要領について．薬食発第0310003号．厚生労働省医薬食品局長．薬食安発第0310001号．厚生労働省医薬食品局安全対策課長通知．2005．
6）日本手術医学会．手術医療の実践ガイドライン（改訂版）．手術医学 2013；34 Suppl：s71，85．
7) Joint Commission International. JCI Accreditation Standards for Hospital. 5th ed. Oakbrook Terrace：Joint Commission Resources；2014. p.155.

Q11

1) Cavaliere M, Iemma M. Guidelines for reprocessing nonlumened heat-sensitive ear/nose/throat endoscopes. Laryngoscope 2012；122：1708-18.
2）日本泌尿器科学会 泌尿器科領域における感染制御ガイドライン作成委員会．泌尿器科領域における感染制御ガイドライン．日泌尿会誌 2009；100：1-27．
https://www.urol.or.jp/info/data/200905-1.pdf
3）藤原啓次ほか．耳鼻咽喉科における内視鏡の洗浄・消毒方法の検討．耳鼻臨床 2010；103：873-9．
4）消化器内視鏡の感染制御に関するマルチソサエティ実践ガイド作成委員会．消化器内視鏡の感染制御に関するマルチソサエティ実践ガイド 改訂版．環境感染誌 2013；28（Suppl）：S1-27．

Q12

1) Oie S, Kamiya A. Contamination and survival of Pseudomonas aeruginosa in hospital used sponges. Microbios 2001；105：175-81.
2）廣瀬千也子監．感染管理QUESTION BOX 1 洗浄・消毒・滅菌と病院環境の整備．東京：中山書店；2005．p.100-2．
3）尾家重治監．感染対策Q&A（3）病院環境の整備1．大阪：サラヤ株式会社．
4）尾家重治監．感染対策Q&A（2）医療器材の洗浄・消毒・滅菌1．大阪：サラヤ株式会社．
5）小林寛伊編．新版 消毒と滅菌のガイドライン．東京：へるす出版；2011．
6）菅原えりさほか．洗浄用スポンジによる医療機器器材洗浄．医療関連感染 2008；1：70-2．
・ 小林寛伊ほか編．エビデンスに基づいた感染制御 第1集 基礎編．東京：メヂカルフレンド社；2003．p.62-3．

Q13

1) Weber DJ, et al. Outbreaks associated with contaminated antiseptics and disinfectants. Antimicrob Agents Chemother 2007；51：4217-24.
2）サラヤ株式会社．アセサイド®6%消毒液．http://med.saraya.com/products/acecide/
3）丸石製薬株式会社．ステリハイド®．http://www.maruishi-pharm.co.jp/med2/files/item/135/other/detail.pdf?1321412601

参考文献

4) ジョンソン・エンド・ジョンソン株式会社．ディスオーパ®．http://www.jjasp.jp/products/disinfection/disopa/
5) 消化器内視鏡の感染制御に関するマルチソサエティ実践ガイド作成委員会．消化器内視鏡の感染制御に関するマルチソサエティ実践ガイド 改訂版．2013．http://www.kankyokansen.org/other/syoukaki_guide.pdf
6) 弥山秀芳ほか．消毒用アルコール綿におけるアルコール濃度の経時的変化．日病薬誌 2001；37：917-20．
7) 吉田製薬株式会社．ポビヨドン® 10％ 綿球．http://www.yoshida-pharm.jp/item/index.php
8) 田中昌代ほか．院内製剤ポピドンヨード希釈液の有効期限の設定と容器選択．日病薬誌 2000；36：1103-6．
9) 内田昌希ほか．希釈調製した0.5％ ポビドンヨード液の安定性および各種ポビドンヨード製剤の比較．医療薬学 2014；40：109-16．
10) 今村理佐ほか．富山県における次亜塩素酸ナトリウム製剤の使用実態およびその安定性に関する検討．日病薬誌 2009；45：89-92．
11) Rutala WA, et al. Stability and bactericidal activity of chlorine solutions. Infect Control Hosp Epidemiol 1998；19：323-7.
12) 大日本住友製薬株式会社．5％ ヒビテン®液．https://ds-pharma.jp/product/hibitane_con/
13) 小林寬伊．新版 消毒と滅菌のガイドライン．東京：へるす出版，2011．p.18．
14) 海野良夫，砂田洋司．主要な消毒薬の特徴と使い方—逆性石鹸．臨床と微生物 2002；29：385-8．
15) 影向範昭．塩化ベンザルコニウムの綿製品への吸着．歯薬療法 1986；5：105-8．
・ 尾家重治．プラクティカル滅菌・消毒Q&A．大阪：メディカ出版；2001．
・ 尾家重治．シチュエーションに応じた消毒薬の選び方・使い方．東京：じほう；2014．

Q14

1) 坂本史衣．感染予防のためのサーベイランスQ & A．東京：日本看護協会出版会；2010．p.11-91．
・ 森兼啓太訳．急性期医療環境における，CDC/NHSN の医療関連感染に対するサーベイランスの定義と，感染の特異的種類に対する判定基準．http://www.medica.co.jp/up/cms/news/1618_1_20130710113329.pdf

Q15

1) 西内由香里．デバイスに関連する病院感染—CLABSI サーベイランス．インフェクションコントロール 2013；22：962-7．
2) 坂本史衣．感染予防のためのサーベイランスQ&A．東京：日本看護協会出版会；2010．p.11-91．

Q16

1) Boyce JM, et al. Environmental contamination due to methicillin-resistant Staphylococcus aureus：possible infection control implications. Infect Control Hosp Epidemiol 1997；18：622-7.
2) Huang SS, et al. Impact of routine intensive care unit surveillance cultures and resultant barrier precautions on hospital-wide methicillin-resistant Staphylococcus aureus bacteremia. Clin Infect Dis 2006；43：971-8.
3) Pofahl WE, et al. Active surveillance screening of MRSA and eradication of the carrier state decreases surgical-site infections caused by MRSA. J Am Coll Surg 2009；208：981-6.
4) Jain R, et al. Veterans Affairs initiative to prevent methicillin-resistant Staphylococcus aureus infections. N Engl J Med 2011；364：1419-30.
5) Huskins WC, et al. Intervention to reduce transmission of resistant bacteria in intensive care. N Engl J Med 2011；364：1407-18.

Q17

1) 坂本史衣．基礎から学ぶ医療関連感染対策—標準予防策からサーベイランスまで．改訂第2版．東京：南江堂；2012．
2) Mermel LA, et al. Clinical practice guidelines for the diagnosis and management of intravascular catheter-related infection：2009 Update by the Infectious Diseases Society of America. Clin Infect Dis 2009；49：1-45.
3) 森兼啓太訳，小林寬伊監訳．サーベイランスのためのCDC ガイドライン—NHSN マニュアル（2011 年版）より 改訂5版．大阪：メディカ出版；2012．p.31-50．
4) Centers for Disease Control and Prevention. National Healthcare Safety Network (NHSN). About NHSN. http://www.cdc.gov/nhsn/about.html
5) Dudeck MA, et al. National Healthcare Safety Network (NHSN) report, data summary for 2012, Device-associated module. Am J Infect Control 2013；41：1148-66.
6) Centers for Disease Control and Prevention. Ventilator-Associated Event (VAE) For use in adult locations only-2016. http://www.cdc.gov/nhsn/PDFs/pscManual/10-VAE_FINAL.pdf
7) 日本環境感染学会 JHAIS 委員会．委員会報告 医療器具関連感染サーベイランス部門．http://www.kankyokansen.org/modules/iinkai/index.php?content_id=6
8) 厚生労働省院内感染対策サーベイランス事業．集中治療室（ICU）部門．ICU 部門感染症判定基準．http://www.nih-janis.jp/section/standard/standard_icu_ver1.3_20110622.pdf
・ 坂本史衣．感染予防のためのサーベイランスQ & A．東京：日本看護協会出版会；2010．p.30, 63-4．

Q18

- 森兼啓太訳, 小林寛伊監訳. サーベイランスのためのCDCガイドライン—NHSNマニュアル（2011年版）より 改訂5版. 大阪：メディカ出版；2012. p.31-50, 57-87.
- 坂本史衣. 基礎から学ぶ医療関連感染対策—標準予防策からサーベイランスまで. 改訂第2版. 東京：南江堂；2012.

Q19

1) Bell DM. Occupational risk of human immunodeficiency virus infection in healthcare workers：an overview. Am J Med 1997；102（5B）：9-15.
2) US Public Health Service Working Group. Updated US Public Health Service guidelines for the management of occupational exposures to human immunodeficiency virus and recommendations for postexposure prophylaxis. Infect Control Hosp Epidemiol 2013；34：875-92.
3) 国立国際医療研究センター エイズ治療・研究開発センター. 血液・体液曝露事故（針刺し事故）発生時の対応. http://www.acc.go.jp/doctor/eventSupport.html

Q20

1) Centers for Disease Control and Prevention. Updated U.S. Public Health Service Guidelines for the Management of Occupational Exposures to HBV, HCV, and HIV and Recommendations for Postexposure Prophylaxis. MMWR 2001；50：RR-11. http://www.cdc.gov/mmwr/PDF/rr/rr5011.pdf
矢野邦夫訳. HBV，HCV，HIVの職業上曝露への対応と曝露後予防のためのCDCガイドライン. 大阪：メディカ出版；2001.
2) 国公立大学附属病院感染対策協議会編. 病院感染対策ガイドライン 改訂第2版. 東京：じほう；2015. p.200-8.
3) US Public Health Service Working Group. Updated US Public Health Service guidelines for the management of occupational exposures to human immunodeficiency virus and recommendations for postexposure prophylaxis. Infect Control Hosp Epidemiol 2013；34：875-92. http://www.jstor.org/stable/pdfplus/10.1086/672271

Q21

1) Centers for Disease Control and Prevention. Updated U.S. Public Health Service Guidelines for the Management of Occupational Exposures to HBV, HCV, and HIV and Recommendations for Postexposure Prophylaxis. MMWR 2001；50：RR-11. http://www.cdc.gov/mmwr/PDF/rr/rr5011.pdf
矢野邦夫訳. HBV，HCV，HIVの職業上曝露への対応と曝露後予防のためのCDCガイドライン. 大阪：メディカ出版；2001.
2) 厚生労働省. 肝炎総合対策推進国民運動事業. 知って，肝炎. http://kan-en.org/
3) Tanaka J, et al. Sex- and age-specific carriers of hepatitis B and C viruses in Japan estimated by the prevalence in the 3,485,648 first-time blood donors during 1995-2000. Intervirology 2004；47：32-40.
4) 国公立大学附属病院感染対策協議会編. 病院感染対策ガイドライン 改訂第2版. 東京：じほう；2015. p.200-8.
5) Krikorian R, et al. Standardization of needlestick injury and evaluation of a novel virus-inhibiting protective glove. J Hosp Infect 2007；66：339-45.

Q22

- 国公立大学附属病院感染対策協議会編. 病院感染対策ガイドライン 改訂第2版. 東京：じほう；2015.

Q23

1) 針刺し切創全国サーベイランス（JES2013）事務局エピネット日本版サーベイランスワーキンググループ（JESWG）. 1. エピネット日本版サーベイランス〈JES2013〉速報（吉川）. エピネット日本版サーベイ2013結果概要報告. 2014. http://jrgoicp.umin.ac.jp/index_jes2013.html
2) 森兼啓太. 手術室における針刺し切創・血液体液曝露対策. 感染対策ICTジャーナル 2013；8：14-8.
3) 吉川 徹. 職業感染防止—針刺し防止対策. 臨看 2009；35：1819-26.
4) 阿部幸恵. 医療者を取り巻く環境の変化. 阿部幸恵編著. 臨床実践力を育てる！看護のためのシミュレーション教育. 東京：医学書院；2013. p.3-5.
- 満田年宏監訳. 針刺し損傷防止プログラムの計画，実施，評価に関するCDCワークブック. 東京：国際医学出版；2005.
- 病院等における災害対策研修ハンドブック—針刺し切創防止版. 地方公務員災害補償基金；2010.

Q24

1) 日本結核病学会予防委員会・治療委員会. 潜在性結核感染症治療指針. 結核 2013；88：497-512.
2) 鈴木公典ほか. 医療従事者からの結核. 結核 1990；65：677-9.
3) 鈴木公典ほか. 第73回総会シンポジウム 産業衛生の観点からみた院内感染予防対策. 結核 1999；74：413-20.

4) 宍戸真司，森　亨．第73回総会シンポジウム　わが国の院内感染予防対策の現状と課題．結核　1999；74：405-11.
5) 井上武夫ほか．愛知県における看護師の結核発病．結核　2008；83：1-6.
6) 下内　昭ほか．大阪市における看護師結核患者発症状況の検討．結核　2007；82：697-703.
7) 大森正子ほか．職場の結核の疫学的動向―看護師の結核発病リスクの検討．結核　2007；82：85-93.
8) 伊　麗娜ほか．ベースライン第二世代クォンティフェロン®-TB陽性者における発病の危険についての検討．結核　2012；87：697-9.

Q25

1) 日本環境感染学会．医療関係者のためのワクチンガイドライン　第2版．環境感染誌　2014；29：S1-14.
http://www.kankyokansen.org/modules/publication/index.php?content_id=17

Q26

1) National Communicable Disease Center. Isolation Techniques for Use in Hospitals. 1st ed. Washington, DC：US Government Printing Office, PHS publication no 2054；1970.
2) Garner JS, Simmons BP. Guideline for isolation precautions in hospitals. Infect Control 1983；4 (4 Suppl)：245-325.
3) CDC. Recommendations for preventing transmission of infection with human T-lymphotropic virus type Ⅲ/lymphadenopathy-associated virus in the workplace. http://www.cdc.gov/mmwr/preview/mmwrhtml/00033093.htm
4) Lynch P, et al. Rethinking the role of isolation practices in the prevention of nosocomial infections. Ann Intern Med 1987；107：243-6.
5) Garner JS. Guideline for isolation precautions in hospitals. The Hospital Infection Control Practices Advisory Committee. Infect Control Hosp Epidemiol 1996；17：53-80.
6) CDC. 2007 Guideline for isolation precautions：Preventing transmission of infectious agents in healthcare settings.
http://www.cdc.gov/hicpac/pdf/isolation/Isolation2007.pdf
7) Chen YC, et al. SARS in hospital emergency room. Emerg Infect Dis 2004；10：782-8.
8) CDC. Transmission of hepatitis B and C viruses in outpatient settings―New York, Oklahoma, and Nebraska, 2000-2002. MMWR 2003；52：901-6.

Q27

・CDC. Management of Multidrug-Resistant Organisms In Healthcare Settings, 2006.
http://www.cdc.gov/hicpac/pdf/MDRO/MDROGuideline2006.pdf
・日本環境感染学会多剤耐性菌感染制御委員会編．多剤耐性アシネトバクター・バウマニ（multiple drug-resistant *Acinetobacter baumannii*）等を中心とした多剤耐性グラム陰性菌感染制御のためのポジションペーパー　第1版．環境感染誌　2011；26 Suppl：S11-3.
・Wendt C, et al. Survival of vancomycin-resistant and vancomycin-susceptible enterococci on dry surfaces. J Clin Microbiol 1998；36：3734-6.
・Jawad A, et al. Survival of Acinetobacter baumannii on dry surface：comparison of outbreak and sporadic isolates. J Clin Microbiol 1998；36：1938-41.
・Kramer A, et al. How long do nosocomial pathogens persist on inanimate surfaces? A systematic review. BMC Infect Dis 2006；130：792-8.

Q28

・矢野邦夫訳・編．CDC最新ガイドラインエッセンス集2．大阪：メディカ出版；2002．p.14-71.
・WHO Guidelines on hand hygiene in health care.
http://whqlibdoc.who.int/publications/2009/9789241597906_eng.pdf

Q29

・厚生労働省院内感染対策サーベイランス事業．厚生労働省院内感染対策サーベイランス薬剤耐性菌判定基準（Ver. 2.1）．2012.
http://www.nih-janis.jp/section/standard/drugresistancestandard_ver2.1_20120608.pdf

Q30

1) APIC. Guide to the Elimination of Orthopedic Surgical site Infections. An APIC Guide. 2010.
2) 丸石製薬株式会社．手術時手洗いの種類と特徴．
http://www.maruishi-pharm.co.jp/med/main_product/wellup/disinfect.php
・吉田理香ほか．日本における手術時手洗いの現状．Journal of Healthcare-associated Infection 2009；2：66-70.
・ヨシダ製薬株式会社．Y's Square．消毒対象物による消毒薬の選択（3）手術時手洗い（surgical handwashing）．
http://www.yoshida-pharm.com/2012/text03_01_02/#anc_08
・小林由香ほか．手術時手洗いにおける従来法とツーステージ・サージカルスクラブ法，ウォーターレス法の比較につ

いて.岡山医学会雑誌 2010；122：225-9.

Q32

- 鈴木幹三ほか.飛沫感染予防策.感染制御 2009；5：547-9.
- サラヤ株式会社.Medical SARAYA.個人防護具（PPE）のススメ.http://med.saraya.com/tool.html
- 新型インフルエンザ専門家会議.新型インフルエンザ流行時の日常生活におけるマスク使用の考え方.平成20年9月22日.http://www.mhlw.go.jp/shingi/2008/09/dl/s0922-7b.pdf

Q33

1) 石川信克ほか.感染症法に基づく結核の接触者健康診断の手引き 改訂第5版.平成25年度厚生労働科学研究費補助金 新型インフルエンザ等新興・再興感染症研究事業 地域における効果的な結核対策の強化に関する研究.2014.
2) 日本結核病学会治療・予防・社会保険合同委員会.結核の入院と退院の基準に関する見解.結核 2005；80：389-90.
3) Cholongitas E, Ilonidis G. Transmission of varicella-zoster virus originating from a patient with localized herpes zoster：implications for infection control? Am J Infect Control 2010；38：669-70.
4) 日本医療福祉設備協会.病院設備設計ガイドライン 空調設備編（HEAS-02-2013）.2013.

Q34

1) 厚生労働省.防じんマスクの選択，使用等について.基発第0207006号.厚生労働省労働基準局長通知.2005.
2) 満田年宏監.医療従事者のためのN95マスク適正使用ガイド.東京：職業感染制御研究会；2012. http://jrgoicp.umin.ac.jp/related/N95_respirators_users_guide_for_HP_pub1.pdf
- 和田耕治，吉川 徹著.呼吸用保護具フィットテスト・トレーニングブック.神奈川：労働科学研究所出版部；2010.
- 廣瀬千也子監.感染管理QUESTION BOX 2 標準予防策と感染経路別予防策職業感染対策.東京：中山書店；2005. p.42-3.
- Occupational Safety and Health Administration（OSHA）regulation. 29 CFR part 1910. 2003. 134. https://www.osha.gov/pls/oshaweb/owadisp.show_document?P_table=STANDARDS&p_id=12716
- CDC. NIOSH-Approved N95 Particulate Filtering Facepiece Respirators. http://www.cde.gov/niosh/npptl/topics/respirators/disp_part/n95list1.html
- 日本感染管理ネットワーク（ICNJ）編.感染対策ズバッと問題解決ベストアンサー171.大阪：メディカ出版；2011.

Q35

1) O'Grady NP, et al. Guidelines for the prevention of intravascular catheter-related infections. Am J Infect Control 2011；39（4 Suppl 1）：S1-34.
2) 森兼啓太.「米国CDC：血管内カテーテル関連感染防止ガイドライン2011」改訂のポイント.インフェクションコントロール 2011；20：1228-31.
3) Raad II, et al. Prevention of central venous catheter-related infections by using maximal sterile barrier precautions during insertion. Infect Control Hosp Epidemiol 1994；15：231-8.
4) 前原美代子，遠藤和郎.中心静脈カテーテル挿入時におけるマキシマル・バリア・プリコーション施行サーベイランスとその効果について.環境感染 2003；18：425-9.
5) 中根香織ほか.救命救急センターにおける前向き血流感染サーベイランス.環境感染 2006；21：30-3.
6) 本田順一ほか.当院における中心静脈カテーテル関連血流感染サーベイランス—CDCガイドラインとの整合性.環境感染 2004；19：462-5.
7) 岩永秀子，有田清子.中心静脈カテーテルに関する感染予防対策の実態調査.東海大学健康科学部紀要 2005；11：1-9.
8) 山本栄司，森本泰介.中心静脈カテーテル留置手技の安全管理—実施申告制導入から3年を経て.医療マネジメント会誌 2013；14：63-7.
9) Costello JM, et al. Systematic intervention to reduce central line-associated bloodstream infection rates in a pediatric cardiac intensive care unit. Pediatrics 2008；121：915-23.
10) 坂木晴世.ルーチンワークを徹底分析！NICU感染対策最強セオリー＆最新テクニック—中心静脈カテーテル関連血流感染とカテーテル挿入時の防護は？ネオネイタルケア 2014；27：86-92.
11) 大久保 憲ほか.国，自治体を含めた院内感染対策全体の制度設計に関する緊急特別研究「医療施設における院内感染（病院感染）の防止について」平成15年度厚生労働科学研究費補助金分担研究報告書. http://www.mhlw.go.jp/topics/2005/02/tp0202-1a.html

Q36

1) Crnich CJ, Maki DG. The promise of novel technology for the prevention of intravascular device-related bloodstream infection. I. Pathogenesis and short-term devices. Clin Infect Dis 2002；34：1232-42.
2) O'Grady NP, et al. Guidelines for the prevention of intravascular catheter-related infections. Am J Infect Control 2011；39（4 Suppl 1）：S1-34.

3) Chaiyakunapruk N, et al. Chlorhexidine compared with povidone-iodine solution for vascular catheter-site care：a meta-analysis. Ann Intern Med 2002；136：792-801.
4) 西原　豊ほか．カテーテル関連血流感染予防に向けた皮膚消毒薬としての1w/v％クロルヘキシジン（CHG）エタノールの有効性と安全性．環境感染誌 2013；28：131-7.
5) O'Grady NP, et al. Guidelines for the prevention of intravascular catheter-related infections. Centers for Disease Control and Prevention. MMWR Recomm Rep 2002；51（RR-10）：1-29.
6) 平松玉江．中心静脈ライン挿入患者のラウンド．インフェクションコントロール 2012；21：48-55.
7) Webster J, et al. Gauze and tape and transparent polyurethane dressings for central venous catheters. Cochrane Database Syst Rev 2011；9：CD003827.

Q37

1) Snydman DR, et al. Intravenous tubing containing burettes can be safely changed at 72 hour intervals. Infect Control 1987；8：113-6.
2) Josephson A, et al. The relationship between intravenous fluid contamination and the frequency of tubing replacement. Infect Control 1985；6：367-70.
3) Maki DG, et al. Prospective study of replacing administration sets for intravenous therapy at 48- vs 72-hour intervals. 72 hours is safe and cost-effective. JAMA 1987；258：1777-81.
4) Raad I, et al. Optimal frequency of changing intravenous administration sets：is it safe to prolong use beyond 72 hours? Infect Control Hosp Epidemiol 2001；22：136-9.
5) Gillies D, et al. Optimal timing for intravenous administration set replacement. Cochrane Database Syst Rev 2005；19：CD003588.
6) CDC. Guidelines for the Prevention of Intravascular Catheter-Related Infections, 2011.
   http://www.cdc.gov/hicpac/pdf/guidelines/bsi-guidelines-2011.pdf
・国公立大学附属病院感染対策協議会編．病院感染対策ガイドライン改訂第2版．東京：じほう；2015. p.141-69.

Q38

1) Salzman MB, et al. Use of disinfectants to reduce microbial contamination of hubs of vascular catheters. J Clin Microbiol 1993；31：475-9.
2) CDC. Guidelines for the Prevention of Intravascular Catheter-Related Infections, 2011.
   http://www.cdc.gov/hicpac/pdf/guidelines/bsi-guidelines-2011.pdf
3) 国公立大学附属病院感染対策協議会編．病院感染対策ガイドライン改訂第2版．東京：じほう；2015. p.141-69.

Q39

1) CDC. Guidelines for the Prevention of Intravascular Catheter-Related Infections, 2011.
   http://www.cdc.gov/hicpac/pdf/guidelines/bsi-guidelines-2011.pdf
2) 郡司聖子ほか．入院患者における末梢静脈カテーテルの閉塞に対するヘパリンロックの効果．医療薬 2006；32：87-95.
3) 南谷佐知子ほか．ヘパリンロックから生理食塩水によるフラッシュロックに変更して．インフェクションコントロール 2002；11：808-10.
4) Lederle FA, et al. The idle intravenous catheter. Ann Intern Med 1992；116：737-8.

Q40

1) Vandecasteele SJ, et al. Staphylococcus aureus infections in hemodialysis：what a nephrologist should know. Clin J Am Soc Nephrol 2009；4：1388-400.
2) Parker MG, Doebbeling BN. The challenge of methicillin-resistant Staphylococcus aureus prevention in hemodialysis therapy. Semin Dial 2012；25：42-9.
3) 日本透析医学会．2011年版 慢性血液透析用バスキュラーアクセスの作製および修復に関するガイドライン．透析会誌 2011；44：855-937.
4) CDC. Guidelines for the Prevention of Intravascular Catheter-Related Infections, 2011.
   http://www.cdc.gov/hicpac/pdf/guidelines/bsi-guidelines-2011.pdf
・秋葉　隆ほか．透析医療における標準的な透析操作と院内感染予防に関するマニュアル 三訂版．平成19年度厚生労働科学研究費補助金 肝炎等克服緊急対策研究事業「透析施設におけるC型肝炎院内感染の状況・予後・予防に関する研究」．2008.

Q41

1) 河口行雄．24時間蓄尿装置．Med Technol 2006；34：1512-5.
2) 平潟洋一．MDRPアウトブレイクの発生原因とリスク因子—事例②．感染対策ICTジャーナル 2007；2：57-61.

Q42

1) 平潟洋一．MDRP アウトブレイクの発生原因とリスク因子―事例②．感染対策 ICT ジャーナル 2007；2：57-61．
2) 小林寛伊．消毒・滅菌の基本．小林寛伊編．新版増補版 消毒と滅菌のガイドライン．東京：へるす出版；2015．p.8-43．
3) 大久保 憲監．消毒薬テキスト第4版 エビデンスに基づいた感染対策の立場から．吉田製薬 2012；57-9．
4) 小林寛伊．対象疾患別消毒法．小林寛伊編．新版増補版 消毒と滅菌のガイドライン．東京：へるす出版；2015．p.44-120．

Q43

1) 日本集中治療医学会 ICU 機能評価委員会．人工呼吸関連肺炎予防バンドル 2010 改訂版．

Q44

1) JAID/JSC 感染症治療ガイド・ガイドライン作成委員会編．JAID/JSC 感染症治療ガイド 2014．日本感染症学会・日本化学療法学会；2014．
2) Classen DC, et al. The timing of prophylactic administration of antibiotics and the risk of surgical-wound infection. N Engl J Med 1992；326：281-6.
3) Bratzler DW, et al. Clinical practice guidelines for antimicrobial prophylaxis in surgery. Am J Health Syst Pharm 2013；70：195-283.
4) Harbarth S, et al. Prolonged antibiotic prophylaxis after cardiovascular surgery and its effect on surgical site infections and antimicrobial resistance. Circulation 2000；101：2916-21.
5) Wilcox MH, et al. Use of perioperative mupirocin to prevent methicillin-resistant Staphylococcus aureus (MRSA) orthopaedic surgical site infections. J Hosp Infect 2003；54：196-201.
6) Perl TM, et al. Intranasal mupirocin to prevent postoperative Staphylococcus aureus infections. N Engl J Med 2002；346：1871-7.

Q45

1) 国立がん研究センター中央病院 12B 病棟編．同種造血幹細胞移植療法を受けた方へ―退院後の生活．2014．p.16-31．http://www.ncc.go.jp/jp/ncch/clinic/pdf/Patient_Discharge.pdf

Q47

1) 日本感染症学会・インフルエンザ委員会．日本感染症学会提言 2012「インフルエンザ病院内感染対策の考え方について（高齢者施設を含めて）」．日本感染症学会；2012．http://kansensho.or.jp/influenza/pdf/1208_teigen.pdf

Q48

- 日本感染症学会インフルエンザ委員会．日本感染症学会提言 2012「インフルエンザ病院内感染対策の考え方について（高齢者施設を含めて）」．日本感染症学会；2012．http://www.kansensho.or.jp/influenza/pdf/1208_teigen.pdf
- 厚生労働省健康局結核感染症課，日本医師会感染症危機管理対策室．インフルエンザ施設内感染予防の手引き．平成25 年 11 月改訂．2013．http://www.mhlw.go.jp/bunya/kenkou/kekkaku-kansenshou01/dl/tebiki25.pdf
- 松井泰子．施設特性からみるインフルエンザ予防策・伝播対策①外来と一般病棟．感染対策 ICT ジャーナル 2014；9：26-33．
- 吉田 敦，奥住捷子．抗インフルエンザ薬の予防投与―施設内発生時における感染予防策としての考え方．感染対策 ICT ジャーナル 2014；9：50-5．
- 砂川智子ほか．インフルエンザ院内感染対策における予防投与の意義．日病薬誌 2012；48：1483-8．
- 濱邊秋芳ほか．インフルエンザ感染予防を目的としたオセルタミビル投与の効果と安全性．日病薬誌 2007；43：954-7．

Q49

1) 日本環境感染学会ワクチンに関するガイドライン改訂委員会．医療関係者のためのワクチンガイドライン．第2版．環境感染誌 2014；29（Suppl Ⅲ）．
- 米国小児科学会編，岡部信彦監．最新感染症ガイド R-Book 2012．東京：日本小児医事出版社；2013．
- 森内浩幸．水痘を中心としたウイルス感染症の院内感染制御．小児感染免疫 2010；22：181-6．

Q50

- Pickering LK, et al. RED BOOK：2012 Report of the Committee on Infectious Diseases. 29th ed. American Academy of Pediatrics；2012.
- Damani N. Manual of Infection Prevention and Control. 3rd ed. Oxford University Press；2012.

参考文献

Q51

- Pickering LK, et al. RED BOOK：2012 Report of the Committee on Infectious Diseases. 29th ed. American Academy of Pediatrics；2012.
- Blanken MO, et al. Respiratory syncytial virus and recurrent wheeze in healthy preterm infants. N Engl J Med 2013；368：1791-9.

Q52

1) Matsuda S, et al. Characteristics of human metapneumovirus infection prevailing in hospital wards housing patients with severe disabilities. Jpn J Infect Dis 2013；66：195-200.
2) Omura T, et al. Detection of human metapneumovirus genomes during an outbreak of bronchitis and pneumonia in a geriatric care home in Shimane, Japan, in autumn 2009. Jpn J Infect Dis 2011；64：85-7.
3) Yang Z, et al. Outbreak of human metapneumovirus infection in a severe motor-and-intellectual disabilities ward in Japan. Jpn J Infect Dis 2014；67：318-21.
4) Honda H, et al. Outbreak of human metapneumovirus infection in elderly inpatients in Japan. J Am Geriatr Soc 2006；54：177-80.
5) Hamada N, et al. Performance of a rapid human metapneumovirus antigen test during an outbreak in a long-term care facility. Epidemiol Infect 2014；142：424-7.
6) Abiko C, et al. Outbreak of human metapneumovirus detected by use of the Vero E6 cell line in isolates collected in Yamagata, Japan, in 2004 and 2005. J Clin Microbiol 2007；45：1912-9.
7) 髙尾信一ほか．本邦において初めて流行が確認された小児の human metapneumovirus 感染症の臨床的，疫学的解析．感染症誌 2004；78：129-37.
8) van den Hoogen BG, et al. A newly discovered human pneumovirus isolated from young children with respiratory tract disease. Nat Med 2001；7：719-24.
9) 菊田英明．ヒト・メタニューモウイルス．ウイルス 2006；56：173-81.

Q53

- 国公立大学附属病院感染対策協議会．国立大学医学部附属病院感染対策協議会 病院感染対策ガイドライン 第2版．2003. http://kansen.med.nagoya-u.ac.jp/general/gl2/2_4.pdf
- 日本眼科学会．ウイルス性血膜炎．http://www.nichigan.or.jp/public/disease/ketsumaku_virus.jsp
- 国立感染症研究所感染症情報センター．IDWR．感染症の話．流行性角結膜炎．2002. http://idsc.nih.go.jp/idwr/kansen/k02_g2/k02_29/k02_29.html

Q54

1) 京都市．高齢者介護施設における感染症対策のすすめ方―集団感染をおこさないために 第2版．京都市保健福祉局保健衛生推進室保健医療課；2012. p.27.
2) 井内律子．ノロウイルス流行期に対する備え―日頃の警戒ポイント，情報収集のポイント．感染対策 ICT ジャーナル 2014；9：303-9.

Q55

1) 山崎謙治．衛生研究所・保健所におけるノロウイルス迅速診断検査法の導入とその評価．大同生命厚生事業団．http://www.daido-life-welfare.or.jp/research_papers/21/welfare_29.pdf
2) 中澤武司，石和久．ノロウイルス．臨床と微生物 2007；34（増刊）：583-5.
3) 国立感染症研究所．ウイルス性下痢症検査マニュアル 第3版．2003. http://www0.nih.go.jp/niid/reference/diarrhea-check.pdf
4) 髙橋伸方ほか．NICU におけるノロウイルスの pseudo-outbreak―新生児便検体におけるノロウイルス迅速診断キットの高頻度の偽陽性．小児感染免疫 2010；22：223-6.
5) 杉枝正明ほか．Norovirus 感染により排泄されるウイルス量について．臨床とウイルス 2004；32：189-94.

Q56

1) Mori T, Leung CC. Tuberculosis in the global aging population. Infect Dis Clin North Am 2010；24：751-68.
2) 鈴木公典ほか．高齢者における QuantiFERON-TB 第二世代の検討．結核 2004；79：200.
3) Mori T, et al. Waning of the specific interferon-gamma response after years of tuberculosis infection. Int J Tuberc Lung Dis 2007；11：1021-5.
4) Hirokawa K, et al. Immunity and aging. In：Pathy MSJ, et al. editors. Principles and Practice of Geriatric Medicine. 2nd ed. New York：Wiley-Liss；1991. p.19-36.
5) 原田登之．QFT からみた結核感染免疫の動態．結核 2011；86：743-9.
6) 瀬戸順次ほか．結核低蔓延地域における網羅的な結核菌反復配列多型（VNTR）分析の有用性．結核 2013；88：535-42.

7）瀬戸順次，阿彦忠之．接触者健康診断における高齢者に対するインターフェロン-γ遊離試験の有用性．結核 2014；89：503-8.
8）阿彦忠之編，石川信克監．感染症法に基づく結核の接触者健康診断の手引きとその解説 平成26年改訂版．結核予防会；2014.

Q60

1) Sepkowitz KA. Opportunistic infections in patients with and patients without Acquired Immunodeficiency Syndrome. Clin Infect Dis 2002；34：1098-107.
2) 田中良哉ほか．免疫疾患の既存治療法の評価とその合併症に関する研究（H17-免疫-一般-012），厚生労働科学研究費補助金 免疫アレルギー疾患等予防・治療研究事業．2008.
3) Harigai M, et al. Pneumocystis pneumonia associated with infliximab in Japan. N Engl J Med 2007；357：1874-6.
4) Morris A, et al. Epidemiology and clinical significance of pneumocystis colonization. J Infect Dis 2008；197：10-7.
5) Yazaki H, et al. Outbreak of Pneumocystis jiroveci pneumonia in renal transplant recipients：P. jiroveci is contagious to the susceptible host. Transplantation 2009；88：380-5.
6) Le Gal S, et al. A cluster of Pneumocystis infections among renal transplant recipients：molecular evidence of colonized patients as potential infectious sources of Pneumocystis jirovecii. Clin Infect Dis 2012；54：e62-71.
7) Choukri F, et al. Quantification and spread of Pneumocystis jirovecii in the surrounding air of patients with Pneumocystis pneumonia. Clin Infect Dis 2010；51：259-65.

Q63

・国立大学医学部附属病院感染対策協議会．病院感染対策ガイドライン 第2版．2003.
　http://kansen.med.nagoya-u.ac.jp/general/gl2/1.pdf
・MRSA感染症の治療ガイドライン作成委員会編．MRSA感染症の治療ガイドライン 改訂版2014．2014.
　http://www.kansensho.or.jp/guidelines/pdf/guideline_mrsa_2014.pdf

Q64

1) Kollef MH, et al. Health care-associated pneumonia (HCAP)：a critical appraisal to improve identification, management, and outcomes—proceedings of the HCAP Summit. Clin Infect Dis 2008；46 (Suppl 4)：S296-334；quiz 5-8.
2) Kollef MH, et al. Epidemiology and outcomes of health-care-associated pneumonia：results from a large US database of culture-positive pneumonia. Chest 2005；128：3854-62.
3) Centers for Disease Control and Prevention (CDC). Vital signs：carbapenem-resistant Enterobacteriaceae. MMWR Morb Mortal Wkly Rep 2013；62：165-70.
4) Centers for Disease Control and Prevention (CDC). Management of Multidrug-Resistant Organisms In Healthcare Settings. 2006. http://www.cdc.gov/hicpac/pdf/MDRO/Pages1_3MDROGuideline2006.pdf
5) 平成24年度厚生労働省老人保健事業推進費等補助金（老人保健健康増進等事業分）介護施設の重度化に対応したケアのあり方に関する研究事業．高齢者介護施設における感染対策マニュアル．2013.

Q65

1) Muto CA, et al. SHEA Guideline for preventing nosocomial transmission of multidrug-resistant strains of Staphylococcus aureus and enterococcus. Infect Control Hosp Epidemiol 2003；24：362-86.
2) Nijssen S, et al. Are active microbiological surveillance and subsequent isolation needed to prevent the spread of methicillin-resistant Staphylococcus aureus? Clin Infect Dis 2005；40：405-9.
3) Harbarth S, et al. Universal screening for methicillin-resistant Staphylococcus aureus at hospital admission and nosocomial infection in surgical patients. JAMA 2008；299：1149-57.
4) Robiscsek A, et al. Universal surveillance for methicillin-resistant Staphylococcus aureus in 3 affiliated hospitals. Ann Intern Med 2008；148：409-18.
5) Huskins WC, et al. Intervention to reduce transmission of resistant bacteria in intensive care. N Engl J Med 2011；364：1407-18.
6) Jain R, et al. Veterans Affairs initiative to prevent methicillin-resistant Staphylococcus aureus infections. N Engl J Med 2011；364：1419-30.
7) Platt R. Time for a culture change? N Engl J Med 2011；364：1464-5.
8) Safdr N, Bradley EA. The risk of infection after nasal colonization of Staphylococcus aureus. Am J Med 2008；121：310-5.
9) Beyersmann J, et al. Transmission-associated nosocomial infections：prolongation of intensive care unit stay and risk factor analysis using multistate models. Am J Infect Control 2008；36：98-103.
10) Grundmann H, et al. How many infections are caused by patient-to-patient transmission in intensive care units? Crit Care Med 2005；33：946-51.
11) Reilly S, et al. Universal screening for meticillin-resistant Staphylococcus aureus：interim results from the NHS Scot-

land pathfinder project. J Hosp Infect 2010 ; 74 : 35-41.
12) Stelfox HT, et al. Safety of patients isolated for infection control. JAMA 2003 ; 290 : 1899-905.
13) Pittet D, et al. Effectiveness of a hospital-wide programme to improve compliance with hand hygiene. Infection Control Programme. Lancet 2000 ; 356 : 1307-12.
14) 青柳順ほか．当院NICUにおける速乾性擦式消毒剤個人携帯とmupirocin非選択的全例塗布によるMRSA保菌抑制の試み．日周産期・新生児会誌 2008 ; 44 : 1147-51.
15) Köser CU, et al. Rapid whole-genome sequencing for investigation of a neonatal MRSA outbreak. N Engl J Med 2012 ; 366 : 2267-75.

Q66

1) Garibaldi RA. Prevention of intraoperative wound contamination with chlorhexidine shower and scrub. J Hosp Infect 1988 ; 11 Suppl B : 5-9.
2) Byrne DJ, et al. Effects of whole body disinfection on skin flora in patients undergoing elective surgery. J Hosp Infect 1991 ; 17 : 217-22.
3) Byrne DJ, et al. Rationalizing whole body disinfection. J Hosp Infect 1990 ; 15 : 183-7.
4) Paulson DS. Efficacy evaluation of a 4% chlorhexidine gluconate as a full-body shower wash. Am J Infect Control 1993 ; 21 : 205-9.
5) Eiselt D. Presurgical skin preparation with a novel 2% chlorhexidine gluconate cloth reduces rates of surgical site infection in orthopaedic surgical patients. Orthop Nurs 2009 ; 28 : 141-5.
6) Zandi I. Preparing liposuction patients at home preoperatively by scrub-showering. Plast Reconstr Surg 2000 ; 106 : 219-20.
7) Thompson P, Houston S. Decreasing methicillin-resistant Staphylococcus aureus surgical site infections with chlorhexidine and mupirocin. Am J Infect Control 2013 ; 41 : 629-33.
8) Chen AF, et al. Preoperative decolonization effective at reducing staphylococcal colonization in total joint arthroplasty patients. J Arthroplasty. 2013 ; 28 (8 Suppl) : 18-20.
9) Takahashi Y, et al. Value of pre- and postoperative meticillin-resistant Staphylococcus aureus screening in patients undergoing gastroenterological surgery. J Hosp Infect 2014 ; 87 : 92-7.
10) Chlebicki MP, et al. Preoperative chlorhexidine shower or bath for prevention of surgical site infection : a meta-analysis. Am J Infect Control 2013 ; 41 : 167-73.
11) Popovich KJ, et al. Effectiveness of routine patient cleansing with chlorhexidine gluconate for infection prevention in the medical intensive care unit. Infect Control Hosp Epidemiol 2009 ; 30 : 959-63.
12) Bleasdale SC, et al. Effectiveness of chlorhexidine bathing to reduce catheter-associated bloodstream infections in medical intensive care unit patients. Arch Intern Med 2007 ; 167 : 2073-9.

Q67

1) MRSA感染症の治療ガイドライン作成委員会編．MRSA感染症の治療ガイドライン．日本化学療法学会，日本感染症学会；2013.
2) 日本循環器学会，日本胸部外科学会，日本小児循環器学会，日本心臓病学会　合同研究班（班長：宮武邦夫）．感染性心内膜炎の予防と治療に関するガイドライン 2008年改訂版．2008.

Q68

1) 山口敏行，前﨑繁文．多剤耐性緑膿菌のリスクマネージメント．呼吸 2008 ; 27 : 173-9.
2) 前﨑繁文．薬剤耐性緑膿菌（MDRP）感染の予防と多発時の対処．日外会誌 2007 ; 108 : 274-8.

Q69

1) 山口敏行，前﨑繁文．多剤耐性緑膿菌のリスクマネージメント．呼吸 2008 ; 27 : 173-9.
2) Hirakata Y, et al. Clinical and bacteriological characteristics of IMP-type metallo-beta-lactamase-producing Pseudomonas aeruginosa. Clin Infect Dis 2003 ; 37 : 26-32.

Q70

1) 厚生労働省院内感染対策サーベイランス事業（JANIS）．公開情報2014年年報．院内感染対策サーベイランス検査部門．
http://www.nih-janis.jp/report/open_report/2014/3/1/ken_Open_Report_201400.pdf
・京都VRE調査班．京都におけるVRE感染対策指針．2007.
http://www.kuhp.kyoto-u.ac.jp/%7Eict/ict/inf_practice/inf_ict/shishin.pdf
・小林寛伊ほか編．エビデンスに基づいた感染制御．東京：メヂカルフレンド社；2002. p.82-3.
・藤田直久．VRE（バンコマイシン耐性腸球菌）．インフェクションコントロール編集部．感染対策らくらく完全図解マニュアル．インフェクション・コントロール春季増刊．大阪：メディカ出版；2009. p.160-1.
・松本千秋．プロの真価が問われるコンサル手順冒頭10分（第14回）VREの場合．インフェクションコントロール

2009 ; 18 : 1068-76.
- 藤沢市民病院 VRE 対策会議・感染対策チーム編．藤沢市民病院バンコマイシン耐性腸球菌（VRE）院内感染アウトブレイクに関する報告書．
 2012．http://www.city.fujisawa.kanagawa.jp/hospital/news/documents/20120518_vrereport.pdf

Q71

- 京都 VRE 調査班．京都における VRE 感染対策指針．2007．
 http://www.kuhp.kyoto-u.ac.jp/~ict/ict/inf_practice/inf_ict/shishin.pdf
- 藤田直久．VRE（バンコマイシン耐性腸球菌）．インフェクションコントロール編集室．感染対策らくらく完全図解マニュアル．インフェクションコントロール春季増刊．大阪：メディカ出版；2009．p.160-1.
- 藤沢市民病院 VRE 対策会議・感染対策チーム編．藤沢市民病院バンコマイシン耐性腸球菌（VRE）院内感染アウトブレイクに関する報告書．2012．
 http://www.city.fujisawa.kanagawa.jp/hospital/news/documents/20120518_vrereport.pdf

Q72

1) APIC ガイド 2010．医療環境における多剤耐性アシネトバクター・バウマニ（*Acinetobacter baumannii*）伝播阻止のためのガイド．2010．
 http://www.apic.org/Resource_/TinyMceFileManager/Practice_Guidance/APIC-AB-Guide-Japanese.pdf
2) 日本環境感染学会多剤耐性菌感染制御委員会編．多剤耐性アシネトバクター・バウマニ（multiple drug-registant *Acinetobacter baumannii*）等を中心とした多剤耐性グラム陰性菌感染制御のためのポジションペーパー 第1版．環境感染誌 2011 ; 26 Suppl : S11-3.
3) Marchaim D, et al. Surveillance cultures and duration of carriage of multidrug-resistant Acinetobacter baumannii. J Clin Microbiol 2007 ; 45 : 1551-5.

Q73

1) CDC. Management of Multidrug-Resistant Organisms in Healthcare Settings. 2006.
2) CDC. Guideline for Isolation Precautions : Preventing Transmission of Infectious Agents in Healthcare Settings. 2007.

Q74

1) Paterson DL. Recommendation for treatment of severe infections caused by Enterobacteriaceae producing extended-spectrum beta-lactamases (ESBLs). Clin Microbiol Infect 2000 ; 6 : 460-3.
2) Paterson DL, et al. Antibiotic therapy for Klebsiella pneumoniae bacteremia : implications of production of extended-spectrum beta-lactamases. Clin Infect Dis 2004 ; 39 : 31-7.
3) Endimiani A, et al. Bacteremia due to Klebsiella pneumoniae isolates producing the TEM-52 extended-spectrum beta-lactamase : treatment outcome of patients receiving imipenem or ciprofloxacin. Clin Infect Dis 2004 ; 38 : 243-51.

Q75

1) 鈴木里和ほか．わが国における NDM 型，KPC 型および OXA-48 型カルバペネマーゼ産生菌分離状況．2013 年 7 月現在．病原微生物検出情報（IASR）2013 ; 34 : 238-9.
2) 土井洋平．話題の耐性菌—KPC 産生株．臨床と微生物 2013 ; 40 : 207-11.
3) Chihara S, et al. First case of New Delhi metallo-β-lactamase 1-producing Escherichia coli infection in Japan. Clin infect Dis 2011 ; 52 : 153-4.
4) 長野則之ほか．話題の薬剤耐性菌—新型カルバペネマーゼ OXA-48 型産生 Enterobacteriaceae の出現．日本臨床微生物学雑誌 2013 ; 23 : 175-85.

Q76

1) Centers for Disease Control and Prevention (CDC). Vital signs : carbapenem-resistant Enterobacteriaceae. MMWR Morb Mortal Wkly Rep 2013 ; 62 : 165-70.
2) Djahmi N, et al. Epidemiology of carbapenemase-producing Enterobacteriaceae and Acinetobacter baumannii in Mediterranean countries. Biomed Res Int 2014 ; 2014 : 305784.
3) Kumarasamy KK, et al. Emergence of a new antibiotic resistance mechanism in India, Pakistan, and the UK : a molecular, biological, and epidemiological study. Lancet Infect Dis 2010 ; 10 : 597-602.
4) Walsh TR, et al. Dissemination of NDM-1 positive bacteria in the New Delhi environment and its implications for human health : an environmental point prevalence study. Lancet Infect Dis 2011 ; 11 : 355-62.

索引

数字
23価肺炎球菌ワクチン　127

欧文
CRE　196，198
ESBL産生菌　192，194
HCV　62
Hibワクチン　127
HIV　58，160
ICRAマトリックス　16
ICT　2
ICU　175
IGRA　70，71，152
JANIS　51
JCI　29
JHAIS　51
KPC型βラクタマーゼ　196
MDRAB　190
MDRP　182，184
MDRPアウトブレイク　86
MRSA　48，86，122，166，170，172，175，178，180
N95マスク　90，91，96，115
NDM-1　11，197
NHSN　51，52
PDCAサイクル　45
PEPガイドライン　58
RSウイルス　140
Spauldingの分類　8
VRE　186，188
VREスクリーニング　187
β-ラクタマーゼ阻害薬　195

あ
アウトブレイク　9，10，45
悪性腫瘍　160
アクティブサーベイランス　48
アスペルギルス　158
アミノグリコシド系薬　195
アルコール　36

い
移植　124，127，160
胃腸炎　146
医療機関における院内感染対策について　11
陰圧室　94

インターフェロンγ遊離試験　152
院内感染対策委員会　2，5
インフルエンザ　132，134，168
インフルエンザ対策　92

う
ウォーターレス法　88

え
エプロン　90

お
黄色ブドウ球菌　112
オセルタミビル　132
汚物処理室　6
おむつ　139，193，198

か
介護施設　172
疥癬　154
ガウン　90
角化型疥癬　154，156
過酢酸　36
カテーテル　107
カルバペネム系薬　184，195，196，198
カンジダ　158
患者配置　80，170
感染経路別予防策　4
感染制御専門薬剤師　15
感染制御担当者　3
感染制御認定薬剤師　15
感染制御部　2
感染性心内膜炎　180
感染性廃棄物の分類　24
感染性廃棄物容器　7
感染リスクの評価　60

き
キノロン系薬　184，195
偽膜性腸炎　146

く
グルタラール　36
クロルヘキシジン　37，178

け
血圧計　8
結核　70，94，152

血流感染症　194

こ
抗インフルエンザ薬の予防投与　132
抗菌化学療法認定薬剤師　15
高水準消毒薬　36
抗体価の考え方　73
抗体検査法　73
ゴーグル　90
個室管理（隔離）　170，192
個人防護具（PPE）　90
コホート隔離　134

さ
サージカルマスク　90，93，134
サーベイランス　42，43，45，47，50，53

し
次亜塩素酸ナトリウム　36
自己免疫疾患　160
自動蓄尿装置　114
耳鼻科領域のスコープ　30
周術期感染症　120
周術期の予防的抗菌薬　120
手指衛生　82，86
手指衛生教育　83
手術室　66
手術室における新人教育　68
手術時手洗い　88
術前感染症検査　64
小児ICU　167
小児病棟　136，138，140
心エコー検査　180
人工呼吸管理　190
人工呼吸器関連肺炎　118
人工鼻　119

す
水痘　72，95，136
髄膜炎菌ワクチン　127
スポンジ　34，38

せ
咳エチケット　79，93
積極的監視検査　175
積極的監視培養　48，175
接触予防策　80，175

接触予防策における環境管理のポイント　80
セファマイシン系薬　195
セファロスポリン系薬　194
セレウス菌　26
潜在性結核感染症　70

た
体温計　8
耐性菌新規発生率　86
耐性緑膿菌　184
第四級アンモニウム塩　37
多床室　170
単回使用医療機器　28

ち
注射手技　79
中心静脈カテーテル　104，106，110
中水準消毒薬　36
聴診器　8
治療薬物モニタリング　13

つ
ツーステージ・サージカル・スクラブ法　88

て
手洗い専用シンク　6
低水準消毒薬　37
ディスポーザブル製品　28
手袋　90，166
点滴調製台　6

と
透析患者　112
ドレッシング材　105

な
内視鏡の乾燥・保管　33

に
ニューモシスチス肺炎　160
尿カップ　116，182
尿カテーテル　193
尿路カテーテル　198

の
ノルウェー疥癬　154，156
ノロウイルス　87，146，150，168

は
肺炎桿菌　198
廃棄物の定義　24
排泄物の取り扱い　148
針刺し　60
針刺し・切創の防止策　66

ひ
微生物検査室　15, 169
ヒゼンダニ　157
脾臓摘出後重症感染症　126
ヒト・メタニューモウイルス　142
泌尿器科領域のスコープ　32
ヒュールブリンガー変法　88
標準予防策　78, 79, 80

ふ
フィードバック　46
フィットチェック　97
風疹　72
フェイスシールド　90
フタラール　36
ブラッドアクセスカテーテル　112

へ
ベッドパンウォッシャー　116
ペニシリン系薬　194
ベンチマーキング　45

ほ
ポジティブ・フィードバック　47
ポビドンヨード　36

ま
マキシマルバリアプリコーション　102

麻疹　72, 95, 136
マスク　92
末梢静脈カテーテル　106, 110

む
ムピロシン　122, 113
ムンプス　72

や
薬剤師の資格　14
薬剤耐性アシネトバクター　10
薬剤耐性菌　10
薬剤耐性菌の特徴　173
薬剤耐性菌保菌者　7
薬品用冷蔵庫　6

ゆ
輸液ルート　106

ら
ラウンド　7

り
リネン　26
流行性角結膜炎　144, 168
流行性耳下腺炎　72
両性界面活性剤　37

ろ
ロタウイルス　138

わ
ワクチンガイドライン　72

●編集

前﨑　繁文	埼玉医科大学感染症科・感染制御科
光武耕太郎	埼玉医科大学国際医療センター感染症科・感染制御科

●執筆者一覧（執筆順）

松永　直久	帝京大学医学部附属病院 感染制御部		宮脇　康至	大阪大学医学部附属病院 薬剤部
吉原みき子	埼玉医科大学病院 院内感染対策室		関　　雅文	東北薬科大学病院 呼吸器内科・感染管理対策室
三田由美子	聖マリアンナ医科大学病院 感染制御部		黒澤　彩子	国立がん研究センター中央病院 造血幹細胞移植科
加來　浩器	防衛医科大学校防衛医学研究センター		山本　有夏	国立がん研究センター中央病院 看護部
吉田眞紀子	東北大学病院 検査部		水上由美子	自治医科大学附属さいたま医療センター 感染制御室
坂本　史衣	聖路加国際大学聖路加国際病院 QIセンター		高野八百子	慶應義塾大学病院 感染制御センター
渡辺美智代	自治医科大学附属病院 臨床感染症センター 感染制御部		荘司　貴代	静岡県立こども病院 総合診療科/ 小児感染症科・ICT
小野　和代	東京医科歯科大学医学部附属病院 看護部		宮良　高維	関西医科大学附属枚方病院 感染制御部
松本　千秋	埼玉医科大学国際医療センター感染対策室		高橋　正美	東北大学病院
新屋　夏希	埼玉医科大学国際医療センター薬剤部		井内　律子	音羽病院 感染防止対策室
西内由香里	京都府立医科大学附属病院 看護部		神谷　　亨	音羽病院 総合診療科感染症科
森兼　啓太	山形大学医学部附属病院 検査部		澤　　佳奈	大阪警察病院 臨床検査科 微生物検査室・感染管理センター
金子　真也	仙台市立病院 経営管理部医療安全管理課 感染対策室		水谷　　哲	大阪警察病院 臨床検査科・感染管理センター
照屋　勝治	国立国際医療研究センター病院 エイズ治療・開発センター		佐々木結花	複十字病院 呼吸器内科
網中眞由美	国立看護大学校感染管理看護学		和田　康夫	赤穂市民病院 皮膚科
萱場　広之	弘前大学医学部附属病院 検査部		渡辺　　哲	千葉大学真菌医学研究センター臨床感染症分野
木村　将和	中電病院 感染対策室		亀井　克彦	千葉大学真菌医学研究センター臨床感染症分野
有田　道典	中電病院 感染対策室		前﨑　繁文	埼玉医科大学感染症科・感染制御科
末永麻由美	結核予防会結核研究所 対策支援部		渡邉　珠代	岐阜大学医学部附属病院 生体支援センター
御手洗　聡	結核予防会結核研究所 抗酸菌部		森澤　雄司	自治医科大学附属病院 感染制御部
栗原慎太郎	長崎大学病院 感染制御教育センター		中嶋　一彦	兵庫医科大学病院 感染制御部
矢野　邦夫	浜松医療センター 感染症内科		竹末　芳生	兵庫医科大学感染制御学
橋本　丈代	福岡大学病院 感染制御部		浮村　　聡	大阪医科大学内科学総合診療科
橋本　明子	京都大学医学部附属病院 感染制御部		神崎裕美子	大阪医科大学循環器内科
池田　知子	埼玉医科大学総合医療センター感染制御室		山口　敏行	埼玉医科大学病院 院内感染対策室
宮澤千恵子	埼玉医科大学国際医療センター感染対策室		柴原美也子	藤沢市民病院 医療安全対策室
長谷　貴子	聖マリアンナ医科大学病院 感染制御部		佐藤　厚夫	横浜労災病院こどもセンター 小児科
宮里　明子	埼玉医科大学国際医療センター感染対策室		中根　香織	昭和大学病院 感染管理室
平松　玉江	国立がん研究センター中央病院 看護部		佐藤香理奈	がん・感染症センター都立駒込病院 院内感染対策室/看護科
鍋谷　佳子	大阪大学医学部附属病院 感染制御部		山口　哲央	東邦大学医学部微生物・感染症学講座
高見澤一穂	防衛医科大学校病院 感染対策室		渡辺　典之	埼玉医科大学国際医療センター中央検査部
川上　健司	国立病院機構長崎川棚医療センター 呼吸器内科		竹村　　弘	聖マリアンナ医科大学病院 感染制御部

中山書店の出版物に関する情報は,小社サポートページを御覧ください.
http://www.nakayamashoten.co.jp/bookss/define/support/support.html

---

ここが知りたい　院内感染対策Q&A

2016年5月10日　初版第1刷発行 ©　　〔検印省略〕

編集	前﨑繁文,光武耕太郎
発行者	平田　直
発行所	株式会社 中山書店
	〒112-0006　東京都文京区小日向4-2-6
	TEL 03-3813-1100(代表)　振替 00130-5-196565
	http://www.nakayamashoten.co.jp/
本文デザイン	臼井弘志(公和図書デザイン室)
装丁	臼井弘志(公和図書デザイン室)
印刷・製本	三報社印刷株式会社

Published by Nakayama Shoten Co., Ltd.　　　　Printed in Japan
ISBN 978-4-521-74369-1
落丁・乱丁の場合はお取り替え致します

本書の複製権・上映権・譲渡権・公衆送信権(送信可能化権を含む)
は株式会社中山書店が保有します.

JCOPY 〈㈳出版者著作権管理機構　委託出版物〉
本書の無断複写は著作権法上での例外を除き禁じられています.
複写される場合は,そのつど事前に,㈳出版者著作権管理機構
(電話 03-3513-6969,FAX 03-3513-6979,info@jcopy.or.jp)の承諾を得てください.

本書をスキャン・デジタルデータ化するなどの複製を無許諾で行う行為は,著作権法上での限られた例外(「私的使用のための複製」など)を除き著作権法違反となります.なお,大学・病院・企業などにおいて,内部的に業務上使用する目的で上記の行為を行うことは,私的使用には該当せず違法です.また私的使用のためであっても,代行業者等の第三者に依頼して使用する本人以外の者が上記の行為を行うことは違法です.